Zur Orthologie und Pathologie der Rückenmarksdurchblutung

Von

Kurt Jellinger

Wien

Mit 50 Textabbildungen

1966

Springer-Verlag

Wien · New York

ISBN 978-3-7091-3365-1   ISBN 978-3-7091-3364-4 (eBook)
DOI 10.1007/978-3-7091-3364-4

Titel-Nr. 9203

Meinem verehrten Lehrer

Herrn Prof. Dr. F. Seitelberger

in Dankbarkeit gewidmet

Vorwort

Unter den Erkrankungen des Rückenmarks nehmen die durch Gefäß- und Durchblutungsstörungen bedingten einen bedeutenden Rang ein. Nach einer längeren Zeit, in der sich das Tagesinteresse der Neurologie anderen Problemen zuwandte, erleben wir heute die erneute und verstärkte Zuwendung des Interesses der Kliniker und Physiologen zu diesem Gebiet, nachdem neue morphologische Analysen etwa seit 1950 den Boden für eine umfassende Neubearbeitung vorbereiteten. Der Rückenmarksanteil des ZNS verhält sich in wichtigen Stücken seiner Zirkulation anders als der Gehirnanteil des ZNS. Die Vaskularisation in ihrer Beziehung zu den großen Körpergefäßen, die pathophysiologischen Muster in ihrer Abhängigkeit von den funktionell-anatomischen Gegebenheiten (Endstromgebiete, Grenzzonen) und nicht zuletzt die Reaktionen der Gefäße selbst sind von denen des Gehirns in gewisser Hinsicht verschieden und erfordern daher eine besondere Betrachtung. Die Definition der verschiedenen Läsionsqualitäten bei gefäßbedingten Störungen und ihrer pathogenetischen Konstellationen würde aber nicht nur eine wichtige Bereicherung der Zirkulationspathologie bedeuten, sondern könnte zugleich den gegenwärtigen klinischen Bestrebungen in Richtung auf eine fundierte Differentialdiagnose der Rückenmarkserkrankungen eine Grundlage geben. Ansätze zu dieser Entwicklung, hinter der die Aussicht auf eine rationale Therapie bestimmter Störungen steht, sind bereits vorhanden.

Jellinger hat es unternommen, das vielschichtige Gebiet der Rückenmarkszirkulation unter diesen Aspekten systematisch zu bearbeiten. Dazu genügte nicht allein das Studium der großen Sammlung einschlägigen Materials des Neurologischen Institutes auch mit Hinblick auf die klinisch-anatomische Korrelation sowie vergleichend-anatomische Untersuchungen, sondern es waren auch Experimente erforderlich, um noch ungeklärten Problemen der Rückenmarkszirkulation näherzukommen und um bei Tieren mit verschiedenen Eigenheiten der Rückenmarksgefäßverteilung und -versorgung einige Zirkulationsfaktoren vergleichend zu kontrollieren.

In der vorliegenden Monographie legt Jellinger diejenigen Ergebnisse seiner Untersuchungen vor, die als Grundlagen für die Ordnung und das Verständnis der speziellen pathologischen Phänomene und Syndrome dienen: die Anatomie der Gefäßversorgung des Rückenmarks, die funktionell-anatomischen Prinzipien sowie die allgemeine Charakteristik der Läsionen und Reaktionsmuster. Besonders eingehend sind das vieldiskutierte Konzept der „letzten Wiese" der Rückenmarksdurchblutung und die Problematik der stiftförmigen Rückenmarksnekrosen behandelt. Die Ausführungen über die Formalgenese der für die „vaskuläre Myelopathie" charakteristischen Läsionen der grauen Substanz sowie die kritische Untersuchung der venösen Störungskomponente im Bild der gefäßbedingten Rückenmarksschädigungen stellen wichtige Beiträge zu den vorhandenen Kenntnissen und Überlegungen dar. Die Studie, die in der deutschen Literatur kein vergleichbares Gegenstück besitzt, demonstriert eindringlich, welchen Wert pathomorphologische Untersuchungen, die gestützt auf die klassischen Methoden der Neuropathologie experimentelle Untersuchungen zur Aufklärung pathogenetischer Konstellationen gezielt anwenden, gerade in der heutigen Stiuation der Neurologie besitzen, wo die erreichbaren Fortschritte einzig auf tieferen Einsichten in das Wesen krankhafter Störungen beruhen. Der geraffte Bericht über die Arteriosklerose der Rückenmarksgefäße läßt diese Dimension erkennen und weckt die Erwartung auf die vom Autor geplante Fortsetzung dieser Studie mit der Darstellung der speziellen Pathologie der Rückenmarkszirkulation.

Wien, im August 1966   Franz SEITELBERGER

Inhaltsverzeichnis

Inhaltsverzeichnis

I. Einleitung

Die Rückenmarkszirkulation kann bei Krankheitsprozessen verschiedener Art Störungen erleiden, die mit spinalen Funktions- und Strukturausfällen einhergehen. Anatomische und hämodynamische Gegebenheiten bestimmen die Qualität, Lokalisation und Ausdehnung kreislaufbedingter Rückenmarksläsionen und ihre klinische Symptomatik. „Theoretisch sollten das Rückenmark und seine Hüllen den gleichen pathologischen Gefäßläsionen ausgesetzt sein wie das Gehirn", postulierte WILSON (1940), fügte aber gemäß allgemeiner Erfahrung hinzu, daß vaskuläre Zwischenfälle am Rückenmark wegen der Besonderheiten seiner Blutversorgung unverhältnismäßig selten seien. Das bestätigte sich zunächst auch aus der Sicht des Pathologen, indem BLACKWOOD (1958) im Sektionsgut des National Hospital for Nervous Diseases, London, in 50 Jahren unter 3737 Fällen nur 9 Gefäßsyndrome des Rückenmarks fand. Das 20jährige Sammlungsmaterial der Neuropathologischen Abteilung Oxford umfaßt 28 einschlägige autoptische Beobachtungen (HUGHES 1965/66), während GRUNER u. LAPRESLE (1962) über 58 verifizierte Myelopathien vaskulärer Genese referierten, die in 12 Jahren an den neuropathologischen Laboratorien der Universitäten Paris und Strasbourg zur Untersuchung gekommen waren. Wir konnten an anderer Stelle über 90 morphologische Beobachtungen kreislaufbedingter Rückenmarksschäden im weiteren Sinne aus einem etwa gleichen Zeitraum berichten (JELLINGER 1962 a, b, 1964 a). Statistische Angaben über die Häufigkeit spinaler Durchblutungsstörungen liegen außer wenigen Vergleichsziffern mit cerebrovaskulären Zwischenfällen nicht vor. KESCHNER u. DAVISON (1933) sahen unter 200 Cerebralsklerosen nur zwei vaskuläre Myelopathien. Im 300 Autopsien umfassenden geriatrischen Material von MANNEN (1963 a, b) standen 80 % cerebralen Gefäßsyndromen 9 % spinale Kreislaufschäden, teils ohne klinische Ausfälle, gegenüber, während NUNES VICENTE (1964) unter 200 fortlaufenden Sektionen 2 % Spinalinfarkte bei 9,5 % cerebrovaskulären Syndromen beobachtete. Anderseits wurde vor allem von klinischer Seite wiederholt darauf hingewiesen, daß kreislaufbedingte Rückenmarksschäden häufiger seien, als bisher angenommen wurde (PENNYBAKER 1958, GARCIN et al. 1962 u. a.).

Im Vergleich zum Hirnkreislauf sind unsere Kenntnisse über die Rückenmarkszirkulation unter physiologischen und pathologischen Bedingungen noch lückenhaft. Die vorliegende Studie, der Ergebnisse eigener human- und vergleichend-anatomischer sowie experimenteller Untersuchungen über die spinale Blutversorgung sowie Erfahrungen an einem größeren humanpathologischen Erfahrungsgut von gefäß- und kreislaufbedingten Rückenmarksläsionen zugrunde liegen, soll Bekanntes kritisch ergänzen und abrunden sowie zu offenen Fragen Stellung nehmen. Auf eine umfassende Darstellung der Anatomie, Physiologie, Pathologie und Klinik der Rückenmarkszirkulation muß verzichtet werden, da eine solche heute bereits Handbuchformat annehmen müßte. Es sei auf jüngere monographische Darstellungen und Übersichten von BODECHTEL u. SCHRADER (1953), LAZORTHES et al. (1957, 1958, 1962), GILLILAN (1958, 1962), SARTESCHI u. GIANNINI (1960), CLEMENS u. v. QUAST (1960), CLEMENS (1961 b), CORBIN (1961), NUNES VICENTE (1964), GOUAZE et al. (1964), HETZEL (1965) sowie HUGHES (1966) verwiesen.

Im ersten Abschnitt wird die *Anatomie der spinalen Zirkulationssysteme* unter Berücksichtigung vergleichend morphologischer Daten skizziert und zugleich der Versuch einer statistischen Erfassung allgemeiner Gesetzmäßigkeiten als Grundlage funktioneller Besonderheiten der spinalen Blutversorgung unternommen. Im zweiten Teil sollen Probleme der *Physiologie und Pathophysiologie der Rückenmarksdurchblutung* vom funktionell-anatomischen Standpunkt erörtert und durch experimentelle Befunde zur Frage der arteriellen Versorgungsgebiete begründete Vorstellungen mit den herrschenden pathophysiologischen Thesen kritisch konfrontiert werden. Im letzten Abschnitt wird abrißweise auf die *Pathologie der Rückenmarksdurchblutung* unter Berücksichtigung pathogenetischer Fragen eingegangen und eine auf den erarbeiteten morphologischen und funktionellen Erkenntnissen beruhende Übersicht der gefäß- und kreislaufbedingten Rückenmarksschäden gegeben.

Aus Gründen der Übersichtlichkeit werden die Ergebnisse eigener Untersuchungen im allgemeinen in die Gesamtdarstellung eingebaut und gemeinsam mit früheren Befunden diskutiert, um daraus Störungsmechanismen abzuleiten, die möglichst vielen bekannten Fakten Rechnung tragen.

II. Anatomische Grundlagen

Die Blutversorgung des Rückenmarks erfolgt nach einem entwicklungsgeschichtlich wie morphologisch-funktionell begründeten Bauplan, der enge
Beziehungen zwischen der Entwicklung des Rückenmarks und seiner Vaskularisation erkennen läßt. Innerhalb der Vertebratenreihe bestehen auffallende
Übereinstimmungen in der ontogenetischen Entwicklung sowie in Verlauf und
Anordnung der Spinalgefäße bei den verschiedenen Species, insbesondere bei
den Mammalia (His 1887, Torr 1957 a, b). Sie sind durch das einheitliche
phylo- und ontogenetische Prinzip der progressiven Desegmentation der spinalen Gefäßversorgung (Tanon 1908, Lazorthes et al. 1962) gekennzeichnet,
das vorzugsweise die arteriellen Zuflüsse betrifft und mit einer Zunahme der
longitudinalen Gefäßanastomosen einhergeht (Gouaze et al. 1964). Der Organisationswandel des Rückenmarks innerhalb der aufsteigenden Vertebratenreihe (Bildung der Hals- und Lendenanschwellung mit der Extremitätenent-
wicklung) bedingt daneben eine phylo- und ontogenetische Änderung und
Zunahme der intramedullären Vaskularisation mit Bevorzugung der grauen
Substanz (Hoche 1899, Sterzi 1904, Fazio 1938, Craigie 1938, Shishova
1964 u. a.). Damit unterliegt der Grundbauplan des spinalen Gefäßsystems in
seinen peripheren Abschnitten erheblichen speciesabhängigen und individuellen
Unterschieden. Sie sind bei der vergleichend-anatomischen Betrachtung und —
neben funktionellen Faktoren — bei Übertragung tierexperimenteller Befunde
auf die Verhältnisse der Rückenmarkszirkulation des Menschen kritisch zu
berücksichtigen.

A. Allgemeiner Bauplan des spinalen Gefäßsystems

Der *arterielle* Zufluß zum Rückenmark erfolgt über eine Anzahl von Seitenästen großer extramedullär gelegener Segmentarterien aus zwei großen
Zirkulationskreisen (Abb. 1): der *A. subclavia* über die Spinaläste der A. vertebralis und mehrere proximal abgehende Subclaviaäste sowie den viszeralen
Ästen der *Aorta thoraco-abdominalis* über die Rr. spinales der Aa. intercostales et lumbales, ferner über die *Aa. iliacae internae* über die Aa. iliolum-
bales bzw. die A. lumbalis ima und evtl. die Aa. sacrales mediales et laterales.

Die extramedullären Segmentarterien teilen sich vor dem Eintritt in das
Foramen intervertebrale in einen R. ventralis et dorsalis und dieser wieder in
einen R. parietalis für die Rumpfwand (R. musculocutaneus) und einen R. spinalis[1]. Dieser tritt mit 3 Ästen in den Wirbelkanal ein. Während der R. ante-

---

[1] Eine Nomenklaturübersicht der Rückenmarksgefäße findet sich bei Clemens
et al. (1957) bzw. Roll (1958) — Arterien —, Clemens u. v. Quast (1960) — Venen
— sowie bei Nunes Vicente (1964). Hier verwendete Bezeichnungen folgen im
allgemeinen der Nomenklatur von Clemens et al.

1*

rior et posterior zu Wirbelbogen und -körpern führen, läuft der mittlere Ast als
A. nervomedullaris KADYI etwas ventral und kaudal vom Spinalnerv und
-ganglion, durchbohrt die Dura und teilt sich nach kurzem Verlauf in einen
Vorder- und Hinterast — A. radicularis anterior et posterior —, die entlang
der Spinalwurzeln in variabler Höhe an das Rückenmark herantreten und sich
in auf- und absteigende Äste teilen.

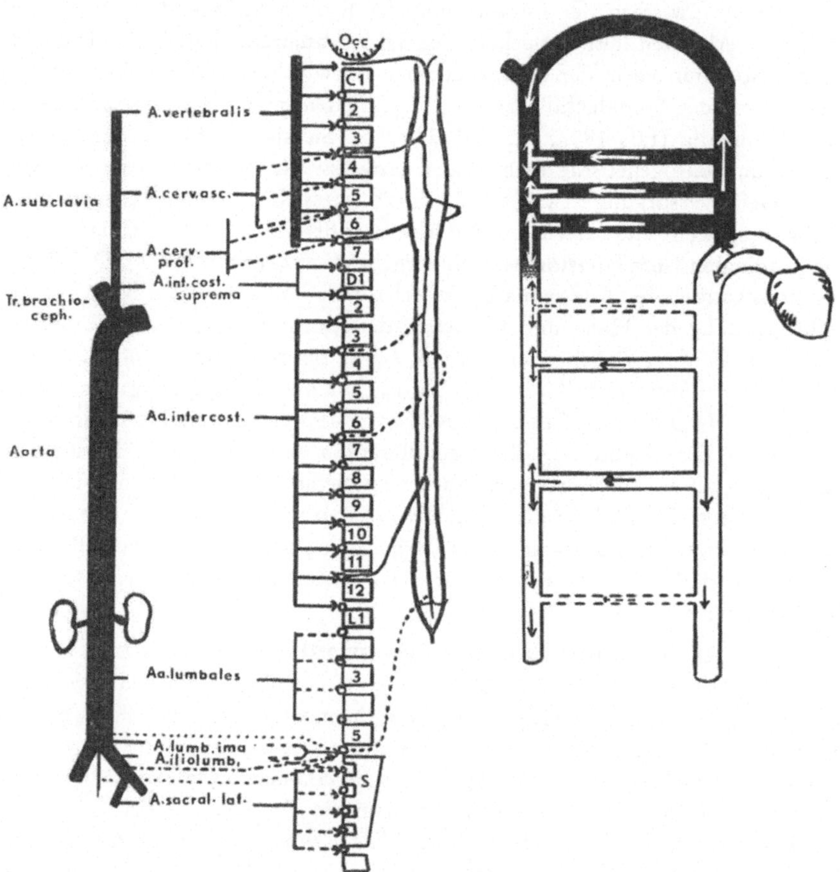

Abb. 1. Schematische Darstellung der arteriellen Versorgungsquellen des Rückenmarks. Links:
anatomische; rechts: hydromechanische Situation.

Das arterielle *Verteilungssystem* an der Rückenmarksoberfläche besteht aus
3 durch deren Anastomosen gebildeten Längsketten, die als unpaare *A. spinalis
anterior* und paarige Aa. spinales posterolaterales in oro-kaudaler Richtung verlaufen und mit drei kleineren Vertikalanstomosen durch Querverbindungen zu
einem perimedullären Arteriennetz verbunden sind.

Die eigentlichen *Rückenmarksarterien* stellen die als Seitenäste aus den Längsketten abgehenden *Aa. sulci* (Aa. centrales) und Aa. fissurales sowie die vom perimedullären Netz entbundenen Marginaläste (*Vasocorona* ADAMKIEWICZ) dar, deren Horizontal- und Radiäräste das *intramedulläre* Arteriensystem bilden. Es gliedert sich in einen zentralen Abschnitt aus den Zweigen der Sulcusarterien und das periphere System der penetrierenden Marginaläste, die Querschnittsgebiete mit verschiedener Kapillardichte versorgen.

Die *venöse Drainage* erfolgt durch radiär und horizontal verlaufende intramedulläre Venen, die zur Rückenmarksoberfläche ziehen und in extramedulläre Venen münden. Diese entleeren in 2 große Längsstämme — V. spinalis anterior et posterior —, die mit den durch Gabelung querverlaufender Seitenäste in auf- und absteigende Gefäße gebildeten 4 kleinen, oft inkompletten Längsanastomosen einen perimedullären Venenplexus bilden. Seine Entblutung erfolgt über die ventralen und dorsalen Wurzelvenen, die nach Durchtritt durch die Dura sich zu den inneren Wirbelvenenplexus verbinden und über die Vv. intervertebrales teils in die äußeren Wirbelvenenplexus münden, teils das Blut über die Vv. vertebrales, intercostales, lumbales et sacrales in die V. cava superior et inferior ergießen.

B. Fragestellung und Technik

Die meisten anatomischen Untersuchungen zur Gefäßversorgung des menschlichen Rückenmarks erfolgten an jeweils kleinem Material oder beschränkten sich auf einzelne Abschnitte des Spinalgefäßsystems[1] (vgl. Tab. 3). Umfassende Beobachtungen an statistisch verwertbaren Fallzahlen liegen bisher kaum vor, zumal die Befunde von MANNEN (1963 a, b) nur die Verteilung der Vorderwurzelarterien berücksichtigen. Ähnliches gilt für die vergleichendanatomischen Untersuchungen, die sich vorzugsweise auf das Verhalten der Spinalarterien und -kapillaren beschränken[2].

---

[1] Untersuchungen über die Vaskularisation des menschlichen Rückenmarks: erste Angaben von VIEUSSENS (1690), Beschreibung der großen Gefäße bei HALLER (1762), der Kapillaren durch EKKER (1853). Klassische Arbeiten: DURET (1873, 1874), ROSS (1880), MOXON (1881), ADAMKIEWICZ (1881, 1882), KADYI (1886, 1889), ZIEHEN (1899), PITZORNO (1903), STERZI (1904, 1911), TANON (1908), TESTUT (1911), ANSEROFF (1922), ADACHI (1924), DJUROP (1923), TROSTANETZKY (1924), MIYADI (1931), FAZIO (1938), TUREEN (1938), SUH u. ALEXANDER (1939), HERREN u. ALEXANDER (1939), BOLTON (1939), HARRIS (1941), METTLER (1948), LEVANTOVSKIJ (1950). Moderne *Arbeiten:* CLEMENS et al. (1957), TORR (1957 a—c, 1957/58), GILLILAN (1957/58, 1962), SBERNINI u. COCCHETTI (1955), LAZORTHES et al. (1957, 1958, 1961, 1962), ABDULLAH (1958), NOESKE (1958), ROLL (1958), PISANI u. CONTI (1958), WOOLLAM u. MILLEM (1958), PERESE u. FRACASSO (1959), LHERMITTE u. CORBIN (1960), CLEMENS u. v. QUAST (1960), BARTSCH (1960), CORBIN (1961), CRAIGIE (1961), v. QUAST (1961), CLEMENS (1961 b, 1966), MANNEN (1963 a, b), KEFELI (1963), HASSLER (1963), ROMANES (1964), FERRI u. FRUGONI (1964), JELLINGER (1964a), JELLINGER et al. (1964), HOUDART et al. (1965), BRENNER et al. (1965).

[2] Fußnote siehe S. 6.

1. Eigene Untersuchungen

Das Ziel eigener Untersuchungen war daher eine numerische Erfassung und statistische Auswertung der Verteilung der arteriellen Zu- und venösen Abflüsse an einer größeren Zahl menschlicher Medullae zwecks weiterer Aufklärung der innerhalb der individuellen Variationsbreiten anzunehmenden morphologischen Gesetzmäßigkeiten der spinalen Vaskularisation. Sie sind als Grundlagen einer tragfähigen Deutung funktioneller Besonderheiten der Blutversorgung des menschlichen Rückenmarks sowie als Voraussetzung für eine Analyse und formalgenetische Interpretation ihrer Störungen und deren Substrate unerläßlich. Darüber hinaus sollte durch Erstellung qualitativer und quantitativer vergleichend-anatomischer Befunde eine Diskussionsgrundlage für die Möglichkeiten und Grenzen der morphologisch fundierbaren Übertragbarkeit experimenteller Befunde auf die spinale Blutversorgung beim Menschen' geschaffen werden.

Untersucht wurden daher Verlauf, Zutrittshöhe und Verzweigungsmodalitäten der extramedullären intraduralen Zu- und Abflüsse sowie der Rückenmarksarterien des Menschen an einem für statistische Aussagen ausreichenden Material sowie an einigen gebräuchlichen Laboratoriumstieren. An einer beschränkten Zahl menschlicher und tierischer Medullae spinales wurden ferner Verlauf, Dichte und Verteilung der Sulcusarterien sowie die intramedullären Gefäßverhältnisse untersucht. Ausgewertet werden in diesem Rahmen nur die Ergebnisse am Menschen sowie vergleichende Befunde, soweit sie für die Gesamtbetrachtung erforderlich erscheinen. Ihre ausführliche Darstellung ist an anderer Stelle vorgesehen.

---

[2] Größere vergleichend-anatomische Untersuchungen: HOFMANN (1900), CRAIGIE (1931), GOUAZE et al. (1964); Übersicht: SISSON (1957), INNES u. SAUNDERS (1962). Untersuchungen nach Species geordnet:

Fische: HOFMANN (1900), SHISHOVA (1964); Amphibien: HOFMANN (1900), SHISHOVA (1964); SIMS (1961 — Xenopus laevis). Reptilien: HOFMANN; Aves-Gans: HOFMANN (1900); Huhn: KITO (1964).

Mammalia: 1. Insectivoren (Igel): HOFMANN (1900); 2. *Rodentia* — Maus und Spitzmaus: BRIGHTMAN (1956); Ratte: CRAIGIE (1920, 1931), BRIGHTMAN (1956), WOOLLAM u. MILLEM (1955); Meerschweinchen (Cavia): HOFMANN (1900), COIMBRA (1957), KNOX-MACAULAY et al. (1960), GOUAZE et al. (1964), Kaninchen: HOFMANN (1900), HOCHE (1899), GOUAZE et al. (1964), JELLINGER (1966 a); Opossum: VORIS (1928). 3. Edentia — Dasypus: HOFMANN (1900). 4. *Carnivoren:* Hauskatze: HOFMANN (1900), DUNNING u. WOLF (1937); BRIGHTMAN (1956), BRADSHAW (1958), ISHIKAWA (1959), SOUTOUL et al. (1964), GOUAZE et al. (1964), JELLINGER (1966 a). Hund: HOCHE (1899), HOFMANN (1900), SCHRÖDER (1955), TARAZI et al. (1956), WORTHMAN (1956), GOUAZE et al. (1964), WILSON u. LANDRY (1964). 5. Artiodactyla — Reh, Hirsch, Elch: HOFMANN (1900), Schaf: HOFMANN (1900), TORR (1957 b), Ziege: HOFMANN (1900), ANDERSON u. JEWELL (1956), Schwein: HOFMANN (1900), HOSKINS (1914), TORR (1957 b); Kalb: HOFMANN (1900). 6. Perissodactyla — Pferd: HOFMANN (1900). 7. *Primates* — Macaca mulatta: SAHS (1940), Orang-Utan, Gorilla: GOUAZE et al. (1964).

2. Material und Methoden

a) Aus dem laufenden neuropathologischen Sektionsgut wurden 318 menschliche Medullae spinales, davon 165 Männer und 143 Frauen sowie 10 Fälle unbekannten Geschlechts im Alter von 5 Wochen bis 89 Jahren untersucht.

In der Mehrzahl handelt es sich um in üblicher Weise entnommene, formolfixierte Medullae, deren Gefäße möglichst vor der weiteren Sektion nach Eröffnung der Dura und Entfernung der Arachnoidea unter der Binokularlupe im Auflicht (Vergrößerung 24mal) untersucht wurden. In den meisten Fällen erfolgte eine Außenkaliberbestimmung der wichtigsten Gefäße mittels Okularmikrometer.

In 10 Fällen erfolgte eine Darstellung der Spinalgefäße durch Injektion von eingefärbter LATEX-Lösung in situ[1]: Nach Thoraxeröffnung wurde ein Katheter in die Aorta ascendens knapp über der Herzkrone eingebunden und nach grober Durchspülung des Gefäßsystems sowie Unterbindung der übrigen großen Aortenäste einschließlich der Carotiden je 500—700 ml eingefärbter LATEX-Lösung[2] mittels Metallspritze händisch unter Druck injiziert. Füllungskontrolle an der Blasenwand oder am Mesenterium. Nach Härtung mittels 96 % Alkohol erfolgte die Entnahme der Wirbelsäule, in einigen Fällen samt Aorta, mehrtägige Fixierung in 10 % Formol, Entnahme des Rückenmarks samt Dura und Wurzeln, Nachfixierung sowie nach Duraeröffnung und Entfernung der Arachnoidea Untersuchung wie an den ungefüllten Medullae. Die Kaliberbestimmung erfolgte durch Messung der LATEX-Füllungssäule mittels Okularmikrometer. Daneben wurde eine Auszählung der Sulcusarterien durchgeführt.

In 5 Fällen erfolgte eine simultane Doppelfüllung der Rückenmarksgefäße in situ von der Aorta ascendens und descendens nach Klemmung knapp distal des Abganges der A. subclavia sin. durch händische, druckgleiche Injektion von je 300—400 ml verschieden eingefärbter LATEX-Lösung sowie Untersuchung wie oben.

Bestimmt wurden in jedem Fall Lage und Verlauf der extramedullären Längsgefäße sowie die Zahl, Verzweigung und Zutrittshöhe der Vorderwurzelarterien. Eine komplette Untersuchung und Auszählung sämtlicher Wurzeläste erfolgte nur an 95 Medullae; die Bestimmung der Vorderwurzelvenen zusätzlich in 135 Fällen. An einigen Medullae war aus technischen Gründen nur die Lage der großen kaudalen Abflußvenen zusätzlich bestimmbar.

b) *Vergleichend-anatomische* Untersuchungen erfolgten an: 15 erwachsenen *Katzen* (Felis domestica), davon 10 nach postmortaler LATEX-Füllung in situ nach einer modif. Methode von Bradshaw (1958) bzw. Doppelfüllung nach Klemmung der Aorta ascendens knapp distal der A. subclavia sin. Bei sämtlichen Tieren erfolgte Zählung sowie Verteilungs- und Kaliberbestimmung aller extramedullären Gefäße und Wurzeläste mittels Binokularlupe; bei 5 Tieren eine Auszählung der Sulcusarterien sowie an 2 Tieren mit Maximalfüllung eine histologische Kontrolle derselben an gestuften Sagittal-Gefrierschnittserien nach Zerlegung des Rückenmarks in 1 cm lange Blöcke sowie Anfertigung von mit H.-E.-gefärbten Kontrollschnitten zur Identifizierung der Gefäße. 21 *Kaninchen* (Lepus cuniculi), die in gleicher Weise bearbeitet und untersucht wurden. An 13 Tieren erfolgte eine Auszählung der Sulcus-

[1] Für die Genehmigung zur Durchführung der Füllungsversuche sind wir dem Vorstand des Path.-anat. Instituts der Univ. Wien, Herrn Prof. Dr. H. Chiari, zu Dank verpflichtet. Ihm sowie dem Vorstand der Prosektur des Krankenhauses Wien-Lainz, Prof. Dr. L. Haslhofer, und dem Vorstand des Instituts f. Gerichtl. Medizin der Univ. Wien, Herrn Prof. Dr. L. Breitenecker, sei auch für die Überlassung des Autopsiematerials aufrichtig gedankt.

[2] Die Überlassung von Versuchsmengen von LATEX 512 K 48 % erfolgte in dankenswerter Weise durch die DOW Chemical Internat. GmbH, Frankfurt a. M., von Einfärbungsstoffen durch die J. R. GEIGY, A.G., Basel.

arterien, die an zwei lückenlosen Sagittal-Gefrierserien an je 1 cm langen Blöcken kontrolliert wurde. Drei weitere Medullae spinales mit guter Füllung wurden nach Zerlegung in segmentale Horizontalblöcke in gestuften Serien an Gefrierschnitten aufgearbeitet und H.-E.-Kontrollpräparate angefertigt. 13 *Meerschweinchen* (Cavia porcellus) mit postmortaler Einfach- oder simultaner Doppelfüllung nach denselben Methoden, Gefäßuntersuchung und Kaliberbestimmung, dazu an 6 Tieren Auszählung der Zentralarterien. 10 weiße *Ratten* (Mus rattus alb.) nach der gleichen Methodik sowie Auszählung der Sulcusarterien an 6 Tieren.

C. Das arterielle Gefäßsystem

1. Quellgebiete der arteriellen Versorgung

Nach den beiden großen Quellgebieten der arteriellen Rückenmarksversorgung lassen sich — rein anatomisch — 2 große spinale Hauptstromgebiete unterscheiden:

a) Das orale *cerviko-dorsale Gebiet*, dessen Zuflüsse über die Spinaläste der Aa. vertebrales und proximaler Subclaviaäste erfolgen. Es umfaßt das gesamte Halsmark und die oralsten Brustsegmente: die oberen und mittleren Cervikalsegmente werden von der paarigen A. spinalis ant. aus dem oralen (intrakraniellen) Abschnitt der Vertebralarterien sowie von den Intervertebralästen des Halsabschnittes der A. vertebralis; die kaudalen Segmente von Spinalästen der A. cervicalis ascendens aus dem Tr. thyreocervicalis, der A. cervicalis profunda sowie der A. intercostalis suprema aus dem Tr. costocervicalis versorgt.

Die entwicklungsgeschichtliche Schwankungsbreite der Halsarterien bedingt eine erhebliche Variabilität ihrer Spinaläste. Die A. vertebralis umfaßt gewöhnlich die Segmentaläste bis zur 6. Cervikalarterie; die A. cervicalis profunda entspricht der 7. Cervikalarterie und ist kaudal von der A. intercostalis I gefolgt (ELZE u. a.). Nach NOESKE (1958) bestehen folgende Kombinationsmöglichkeiten der Intervertebralzuflüsse im Halsbereich (Abb. 1): Die beiden kranialen Rr. spinales der A. vertebralis treten selbständig von dorsal in den Wirbelkanal ein. Die durch die beiden folgenden Zwischenwirbellöcher ziehenden Vertebralisäste können durch Anastomosen aus der A. cervicalis ascendens ergänzt werden. Aus dieser stammen die durch das 5. bis 7. Intervertebralforamen laufenden Wurzeläste, die für jene der A. vertebralis eintreten oder ihrerseits durch Anastomosen aus denselben verstärkt werden können; der unterste evtl. auch aus der A. cervicalis profunda. Diese gibt einen R. spinalis zwischen 7. HWK und 1. BWK ab und stellt — wie eigene Untersuchungen bestätigen — häufig den Zufluß für die mit der 8. Cervikalwurzel verlaufenden Zuflüsse dar. Die durch die beiden folgenden Zwischenwirbellöcher tretende 1. und 2. Dorsalarterie stammen aus der A. intercostalis suprema.

b) Das kaudale *dorso-lumbo-sakrale* Gebiet wird von den Visceralästen der Aorta descendens gespeist und läßt sich nach deren Lokalisation und Bedeutung theoretisch in 2 Zonen gliedern: einen *oberen* Abschnitt entsprechend den Segmentalzuflüssen zwischen A. subclavia und A. renalis, denen in der Mehrzahl die Versorgungsäste des mittleren und kaudalen Rückenmarks entsprechen. Sie stammen aus den Intercostalarterien und der A. subcostalis aus der Brustaorta sowie den 4 Lumbalarterien aus der Bauchaorta. Im allgemeinen zeigen sie — mit seltenen Ausnahmen an den Intercostalgefäßen (FORSSMANN

1939) — eine regelmäßige Anordnung. Starke Variationen zeigen hingegen die Zuflüsse des *kaudalen* Abschnittes entsprechend den Segmentästen distal vom Abgang der A. renalis bzw. aus den Aa. iliacae internae, die üblicherweise aus der A. iliohypogastrica und den Aa. sacrales laterales stammen, aber nur selten wesentlichen Anteil an der Rückenmarksversorgung haben (KADYI 1889, ADAMS u. VAN GEERTRUYDEN 1956, JELLINGER et al. 1964).

Für die kaudalsten Segmentzuflüsse bestehen folgende Ursprungsmöglichkeiten (SARTESCHI u. GIANNINI 1960): Die A. lumbalis V. entspringt aus der A. iliolumbalis, seltener aus der A. iliaca communis oder direkt aus der Aorta bzw. der A. sacralis media. Die Sakralarterien zeigen wechselnden Abgang aus den Aa. sacrales laterales, wobei die A. sacralis I. gewöhnlich aus der A. sacralis lat. sup., einem Ast der A. hypogastrica, oder der A. sacralis media bzw. direkt aus der A. hypogastrica; die Aa. sacrales II.—IV. meist aus der A. sacralis lat. inf. entspringen.

Der von DESPROGES-GOTTERON (1955) sowie DE SEZE et al. (1957) beschriebene Ast aus der A. iliaca communis, der mit der Wurzel L 5 oder S 1 verlaufen soll, stellt eine seltene Variation dar, die nach eigenen Befunden nur in knapp 9 % aller Fälle vorliegt. Sie versorgt zwar die entsprechenden Caudawurzeln, dürfte aber nur ausnahmsweise (GARCIN et al. 1962, NUNES VICENTE 1964) oder überhaupt nicht an der Versorgung kaudaler Conusabschnitte beteiligt sein (SARTESCHI u. GIANNINI 1960, LAZORTHES et al. 1962).

2. Extramedulläre Zuflüsse

a) *Die Aa. nervomedullares*

Die eigentlichen Spinalzuflüsse stellen die mittleren Äste der Segmentarterien, die Aa. nervomedullares (Aa. nervi spinales) dar, von denen beim erwachsenen Menschen und höheren Vertebraten nur ein Teil das Rückenmark erreicht. Der Zustrom erfolgt über eine beschränkte Zahl größerer Gefäße in variabler Höhenverteilung.

Von den ursprünglich angelegten 31 Paaren metamerer Aortenäste verschwindet eine variable Zahl im Laufe bestimmter phylo- und ontogenetischer Entwicklungsstufen. Während bei Fischen und Amphibien eine reine Segmentalversorgung des Rückenmarkes besteht (HOFMANN 1900, SHISHOVA 1964), ist eine solche bei den höheren Vertebraten, insbesondere den Säugern, nur im frühen Embryonalalter nachweisbar und erfährt beim Menschen ab dem 4.—5. Embryonalmonat eine zunehmende Reduktion infolge Obliteration einzelner Äste (STRONG 1962 u. a.). Sie erreicht bereits im Spätfetalstadium ihren Abschluß, wobei ihr Ausmaß sowie die Anordnung der verbleibenden Zuflüsse speciesabhängigen und individuellen Schwankungen unterliegen. Diese Verwischung der vasalen Metamerie wird als Folge eines dem „Summationsprozeß" an den Arterien des Verdauungstraktes (TANDLER 1924) vergleichbaren Phänomens aufgefaßt (LAZORTHES et al. 1962) und steht in enger Korrelation zur phylo- und ontogenetischen Entwicklung von Rückenmark und Wirbelsäule (vgl. POPOVA-LATKINA 1964). Als Folge der zunehmenden kaudocephalen Regression des Conus betrifft das Phänomen der arteriellen Reduktion und Konzentration frühzeitig und am stärksten die kaudalen Rückenmarksabschnitte (GOUAZE et al. 1964).

Zahl der Wurzelarterien

Die arterielle Desegmentation ist bei Nagern und Haustieren relativ gering und erreicht ihren Höhepunkt bei Primaten und am Menschen, wo die Zufluß-

Tabelle 1. *Vergleich der Reduktion der Spinalwurzelarterien sowie der Beziehung von Ventral- und Dorsalwurzelarterien bei verschiedenen Species*

Species	Wurzelarterien $\overline{x}$ Reduktion %		% aller Wurzeläste		% aller Wurzelarterien			% aller Ventraläste		% aller Dorsaläste	
			Ventral-	Dorsal-	Ventral allein	VW+HW vereint	Dorsal allein	allein	mit Dorsalarterie	allein	mit Ventralarterie
Ratte n = 10	34	45,2	27	73	4,7	26,8	68,5	15	85	72	28
Cavia n = 12	35,4	43	39	61	14,8	39,3	43,9	27	73	54	46
Kaninchen n = 18	39,6	44	38,6	61,4	14	40	46	26,3	73,7	53,8	46,2
Katze n = 10	37,4	40	49	51	25,7	50	24,3	33,5	66,5	33	67
Homo n = 123	20	67	28,6	71,4	18,8	13,1	68,1	58	42	83,7	16,3

reduktion durchschnittlich 67 % beträgt und bis 75 % betragen kann. Mit Ausnahme der Katze betrifft sie stärker die Vorder- als die Hinterwurzelarterien (Tab. 1, 2). Beim Menschen zeigt die Zahl der an die Spinalversorgung beteiligten Wurzeläste (1.—3. Ordnung nach KADYI 1889) große Schwankungsbreite. Sie wird von KADYI mit 14—35 (Mittel 24), von CORBIN (1961) mit 25—30 angegeben und betrug im eigenen Material von 123 Medullae durchschnittlich 20 ± 4, wobei sich das Verhältnis von Vorder- zu Hinterwurzelästen wie 1 : 3,7 verhält, was mit allgemeinen Angaben über die Gefäßzahlen übereinstimmt (Tab. 1, 3). Ein analoges Verhältnis besteht bei der Ratte, während andere Species eine Verschiebung zugunsten der Ventraläste aufweisen.

Verzweigung der Wurzelarterien

Nach dem Grad der intrauterinen Rückbildung bestehen für die Aa. nervomedullares folgende Teilungsmöglichkeiten (NOESKE 1958):

α) regelmäßige Teilung in Vorder- und Hinterwurzelarterie,

β) Verlängerung zu einer Vorder- *oder* Hinterwurzelarterie,

γ) mangelnde Beteiligung an der Spinalversorgung durch Umwandlung in kleine Äste, die sich auf die Versorgung der Spinalwurzeln, -nerven und -ganglien beschränkten. Letztere erfolgt meist von den Hinterwurzelästen (BERGMANN u. ALEXANDER 1941).

Dem entspricht annähernd die funktionelle Gliederung der lumbo-sakralen Wurzelarterien von TANON (1908) in: α) Hauptarterien (Aa. radiculares medullares), die an der Spinalversorgung teilhaben; β) mittlere Äste (Aa. radiculo-piales), die das perimedulläre Gefäßnetz speisen und beschränkte Ausgleichsfunktionen ausüben; γ) dünne Äste (Aa. radiculares) als Relikte metamerer Arterien, die wir am Menschen mehrfach als verödete, lumenlose Stränge von Verlauf und Anordnung typischer Wurzeläste im Lumbosakralbereich antrafen.

Im *Verzweigungsmodus* der Aa. nervomedullares zeigt der Mensch gegenüber anderen Säugern selten eine regelrechte Teilung in Vorder- und Hinterwurzeläste. Im eigenen Material bestand sie nur bei 13 %, während bei 68 % getrennte Zuflüsse vorlagen (vgl. KADYI 1889, GILLILAN 1958). Phylogenetisch ergibt sich eine starke Zunahme der isoliert verlaufenden Vorderwurzeläste mit reziprokem Verhalten des gemeinsamen Verzweigungsmodus mit den Dorsalästen. Dieses Verhalten ist an den Hinterwurzelarterien des Menschen noch stärker ausgeprägt, läßt aber keine Gesetzmäßigkeiten in der Vertebratenreihe erkennen (Tab. 1). Von praktischer Bedeutung erscheint, daß regelrechte Teilung in einen Vorder- und Hinterwurzelast beim Menschen häufig und konstant im Halsmark (C 5 und C 6, seltener C 8) sowie im mittleren und unteren Brustmark (D 5, 7, 9, 10) und nur selten im Lumbalmark anzutreffen ist, wie am Verhalten der kaudalen Hauptgefäße noch gezeigt wird.

Der *Verlauf* der Wurzelgefäße liegt zwar meist nahe den Spinalwurzeln, doch erfolgt nach FERRI u. FRIGNANI (1964) oft ein davon unabhängiger Ein-

tritt durch eine eigene Gefäßöffnung der Dura, was 62 % der Vorder- und
54 % der Hinterwurzeläste zeigen sollen.

b) *Die Vorderwurzelarterien*

Sie übertreffen im allgemeinen kalibermäßig die Dorsaläste und stellen die
maßgeblichen Zuflüsse für die Blutversorgung großer Spinalabschnitte dar.
Nur in wenigen Segmenten erreichen sie die Rückenmarksoberfläche bzw. verzweigen sich zur Bildung der A. spinalis ant., während mit vielen Wurzeln
eine zarte A. spinalis propria verläuft, die sich nicht an der Spinalversorgung
beteiligt.

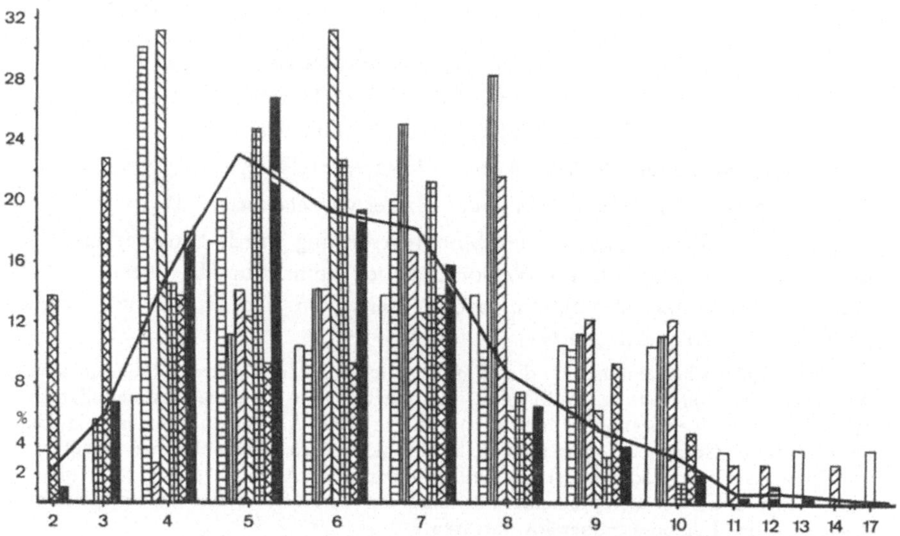

Abb. 2. Gesamtzahl der Vorderwurzelarterien am menschlichen Rückenmark.
————— mittlere Verteilung bei 685 Fällen:
Kadyi (29 Fälle) ☐, *Perese* u. *Fracasso* (28 Fälle) |||, *Corbin* (40 Fälle) ///, *Bartsch* (16 Fälle) \\\,
Noeske (10 Fälle) ≡, *Mannen* (235 Fälle) ⧣, *Romanes* (22 Fälle)✕✕, *Jellinger* (303 Fälle) ■.

Zahl und Verteilung

Die *Gesamtzahl* der großkalibrigen Ventralzuflüsse ist beim Menschen —
gegenüber anderen Säugern — gering (Tab. 2, 3) und zeigt große individuelle
Schwankungsbreite (Abb. 2). Sie beträgt zwischen 2—14 und zeigt nach Auswertung von 685 menschlichen Medullae ein Mittel von 6 Arterien pro Rückenmark. Die Variabilität der Verteilung gilt auch für die einzelnen Spinalabschnitte.

Für das *Halsmark* wird ihre Zahl mit 1—2 (ABDULLAH 1958, TAYLOR
1964) bis 3—5 (CLEMENS et al. 1957, NOESKE 1958, PERESE u. FRACASSO 1959)
angegeben. Sie schwankt nach eigener Übersicht zwischen 0 und 14, wobei am
durchschnittlich häufigsten 2—3 cervikale Ventraläste vorliegen (Abb. 3 a).

Tabelle 2 a. *Vergleich der Gefäßverhältnisse am Rückenmark*

Species	Medulla Segment-zahl	Autor	Vorderwurzel-arterien			Hinterwurzel-arterien			Vorderwurzel-venen			Hinterwurzel-venen			Sulcus-Aa pro cm RM	Zutritt A. rad. magna	Medulla n
			Min	Max	$\overline{x}$	Min	Max	$\overline{x}$	Min	Max	$\overline{x}$	Min	Max	$\overline{x}$			
Ratte	HM 8	WOOLLAM u. MILLEM (1955)			3—4										12	L 2—3 rechts	16
	BM 13				2—3										7		
	LM 6				1—2										17		
	HM	JELLINGER (1966)	2	6	5	8	11	10	3	9	5,5	5	11	7	11—15	L 1 (2) re = li	10
	BM		2	5	3,8	15	21	18	4	11	8	11	17	15,5	6—9		
	LM		—	5	2,5	2	6	4	—	1	1	—	3	2,5	14—18		
	Gesamt-Medulla		6	14	10	25	35	31	10	19	14	19	31	23	N~110		
Cavia	HM 8	COIMBRA (1957)			5—6												30
	BM 13				4—5												
	LM 6				2—3												
	HM	KNOX-MACAULAY et al. (1960)			2—5										—10	L 3—4	12
	BM				5—7										5		
	LM		3	4	2										20		
	HM	JELLINGER (1966)	2	7	4,7	6	11	9	4	9	5,5	4	11	7,5	9—15	L 3—5 L 4 re > li	13
	BM		8	13	11	11	19	15	8	12	10	11	19	15,4	6—10		
	LM		3	6	4	3	10	6	2	6	4	2	8	5,5	12—18		
	Gesamt-Medulla		16	22	19	19	37	30	17	28	19	22	35	28	N~145		
Kanin-chen	HM 8	GOUAZE et al. (1963)			5—6												24
	BM 13				8												
	LM 6				3—4												
	HM	JELLINGER (1966)	4	8	6,4	5	15	11	4	10	6	4	12	7,7	6—14	L 3—5 L 5 re = li	21
	BM		5	14	11	11	22	16	7	12	9	14	19	16	2—11		
	LM		3	7	4,5	4	9	7	2	7	4,5	4	8	5	7—17		
	Gesamt-Medulla		14	27	22	27	38	34	17	27	20	23	39	29	N~250		

Tabelle 2 b. *Vergleich der Gefäßverhältnisse am Rückenmark*

Species	Medulla Segment-zahl	Autor	Vorderwurzel-arterien			Hinterwurzel-arterien			Vorderwurzel-venen			Hinterwurzel-venen			Sulcus-Aa pro cm RM	Zutritt A. rad. magna	Medulla n
			Min	Max	x̄	Min	Max	x̄	Min	Max	x̄	Min	Max	x̄			
Katze	HM 8	Bradshaw (1958)	10	13													10
	BM 13		8	14													
	LM 6		3	5												L 4	
	HM	Soutoul et al. (1964)			9—11										6—8		
	BM				12										2—3	L 2—4 links	5
	LM				4										5—6		
	HM	Jellinger (1966)	7	12	10	6	12	9	5	10	7	6	9	7	7—15		
	BM		9	14	11,5	12	15	12,5	9	20	14	9	20	15	6—9	L 3—5	13
	LM		4	7	5	4	6	5	4	10	6	5	11	7	10—17	*L 4* li > re	
	Gesamt-Medulla		21	33	26	21	30	27	17	38	29	22	37	31	N~250		
Hund	HM 8	Tarazi et al. (1956)			10												
	BM 13				5												?
	LM 6				3											L 3—5 li	
	HM	Soutoul et al. (1964)			8—10										2—4		
	BM				4										1		10
	LM				3—4										2—3	L 4/5 li	
Macaca Mulatta	HM 8	Sahs (1950)			6			2									
	BM 12				3			3									
	LM 5				1			1								D 10—L 2	
	Gesamt-Medulla				10												
Homo	HM 8	Jellinger bzw. Literatur	2	14	2—3	1	9	2—4	2	15	4—5	2	12	4—7	3—8		
	BM 12		—	8	2—3	4	18	6—9	6	27	12—16	7	20	14	1—5		
	LM 5		—	4	1	—	11	2—4	—	9	4	—	9	4—6	4—9	D 6—L 5 D 9/10, L 1 li ≫ re	
	SM 5									8	1		8	1	4—6		
	Gesamt-Medulla		2	13	4—7	8	28	14	11	40	23	18	42	27	N=180—240		

Tabelle 3. *Zahl der Wurzelgefäße am Rückenmark des Menschen*

Autor		Vorderwurzel-arterien			Hinterwurzel-arterien			Vorderwurzel-venen			Hinterwurzel-venen			Med. spin.
		Min	Max	$\bar{x}$	Min	Max	$\bar{x}$	Min	Max	$\bar{x}$	Min	Max	$\bar{x}$	n
Haller	(1762)	2	(60)	31										—
Adamkiewicz	(1882)	3	10	7		60								13
Kadyi	(1889)	2	17	7,4	11	23	15	18	34	19	12	33	15	29/22
Testut	(1911)				15	20								—
Miyadi	(1931)	3	13	6	8	20	10							58
Tureen	(1938)				11	23				24/25			20	—
Suh-Alexander	(1939)	6	8	7	5	8		5	10	7	6	11	7	15
Woollam-Millem	(1958)	2	8											?
Lazorthes et al.	(1957/58)			6—8										62
Gillilan	(1958)			7—10			6—8bd							20
Noeske Roll	(1958)	4	9	6		60								17/18
Perese-Fracasso	(1959)	5	10	7,6										28
Bartsch	(1960)	4	9	5,7										16
Corbin	(1961)	4	14	5—8	18	22	20							42
v. Quast	(1961)							20	40	30	17	35	26	18
Mannen	(1963)	3	10	5,8										235
Romanes	(1964)	2	10	5										22
Jellinger	(1966)	2	13	5,6	8	28	16	11	40	23	18	42	25	303

Im *Brustmark* besteht bei Extremwerten von 0—8 Vorderwurzelarterien eine etwa gleiche Durchschnittsfrequenz (Abb. 3 b).

Das *Lumbalmark* zeigt weniger Zuflüsse bis maximal 3—4, doch ist die Versorgung in 47 % der Fälle von einem Ventralast abhängig, der selbst in 42 % aller Medullae fehlen kann (Abb. 3 c).

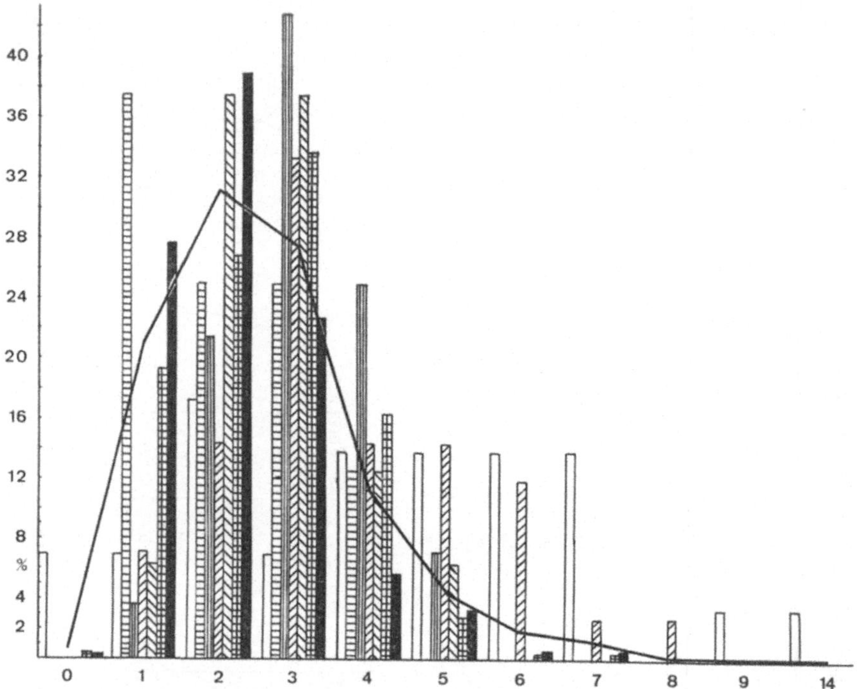

Abb. 3. Zahl der Vorderwurzelarterien im Halsmark (a), Brustmark (b) und Lumbosakralmark (c).
——— mittlere Verteilung bei 660 Fällen:
Kadyi (29 Fälle) □, *Perese* u. *Fracasso* (28 Fälle) |||, *Corbin* (40 Fälle) ///, *Bartsch* (16 Fälle) \\\,
Noeske (10 Fälle) ⚌, *Mannen* (235 Fälle) ⌗, *Romanes* (0 Fälle), *Jellinger* (303 Fälle) ■.

Vergleichend-anatomisch besteht übereinstimmend die stärkste Regression im Lumbosakralbereich. Der Mensch weist aber gegenüber den Carnivoren (Hund, Katze) fast gleichmäßige Rückbildung der Ventralzuflüsse in allen Spinalabschnitten; gegenüber den Rodentia — mit Ausnahme der Ratte mit einer dem Menschen ähnlichen Rückenmarksausdehnung — aber die stärkste Reduktion im gesamten Brust- und Lendenbereich auf (Tab. 2).

Lateralisation

Die ventralen Segmentarterien zeigen beim Menschen im gesamten Rückenmark meist alternierenden Zutritt; nur selten besteht eine strenge Gefäßsymmetrie. Das gilt nicht nur für das durch linksseitiges Überwiegen der Vorderwurzelarterien gekennzeichnete Brust- und Lendenmark, sondern auch für das Halsmark, das vereinzelt noch symmetrische Zuflüsse als Relikte der embryonalen Doppelversorgung erkennen läßt. Solche fanden sich in 16 % unseres Materials — davon in 2,7 % in 2 Halssegmenten — mit starkem Überwiegen von C 5 (rund 8 %), gefolgt von C 6 und 7 (je 3 %) sowie C 4 und 8 (je über 1 %).

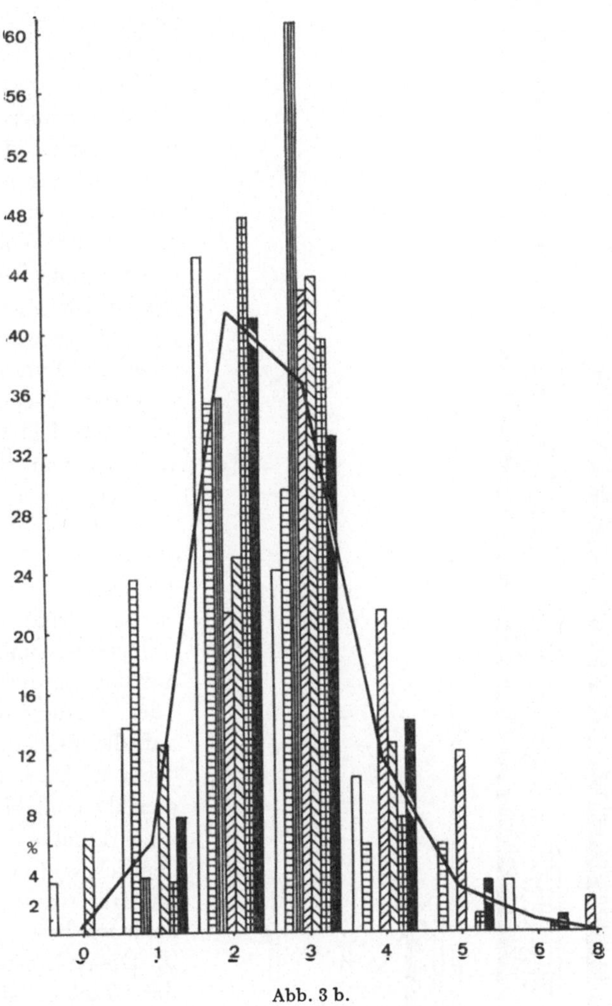

Abb. 3 b.

Gemeinsam mit dem Zahlenverhältnis der Gefäße spricht das wohl für eine entwicklungsgeschichtlich und funktionell begründete kaudo-cephal fortschreitende Konzentration der arteriellen Spinalvaskularisation, da symmetrische Ventralzuflüsse bei Haustieren nicht selten auch im unteren Brustmark und bei den Rodentia fast regelmäßig auch im Lumbalmark anzutreffen sind.

Segmentverteilung

Die segmentalen Zutrittshöhen der größeren Vorderwurzeläste zeigen trotz
großer individueller Schwankungen gewisse Gesetzmäßigkeiten, die zur Annahme einer unterschiedlichen Vaskularisation der einzelnen Spinalabschnitte
sowie zur Ableitung einzel-
ner funktioneller Versor-
gungsterritorien Anlaß gaben (s. S. 62 ff, 73 ff).

Die Auswertung der Er-
gebnisse früherer und eigener Befunde über die pro-
zentuelle Segmentverteilung
der ventralen Zuflußarterien
an 700 Rückenmarkspräpa-
raten ergibt eine charakteri-
stische Kurve (Abb. 4 a), die
gute Übereinstimmung zwi-
schen den Extrem- und Mittelwerten erkennen läßt und
nur unbedeutende Abwei-
chungen von früheren Zu-
sammenstellungen an kleinerem Material (BARTSCH
1960, NUNES VICENTE 1964,
JELLINGER 1964 a, BRENNER
et al. 1965) zeigt. Gute
Übereinstimmung besteht
mit der relativen Verteilung
der Vorderwurzelarterien
auf die Einzelsegmente, die
bei annähernder Seiten-
gleichheit im Hals- und unteren Lumbosakralmark ein
deutliches Linksüberwiegen
im Brust- und oberen Len-
denmark bestätigt (Abb. 5 a,
b). Dieser Umstand mag mit
der Linkslokalisation der
Brust- und Bauchaorta in
Zusammenhang stehen (LA-
ZORTHES et al. 1962).

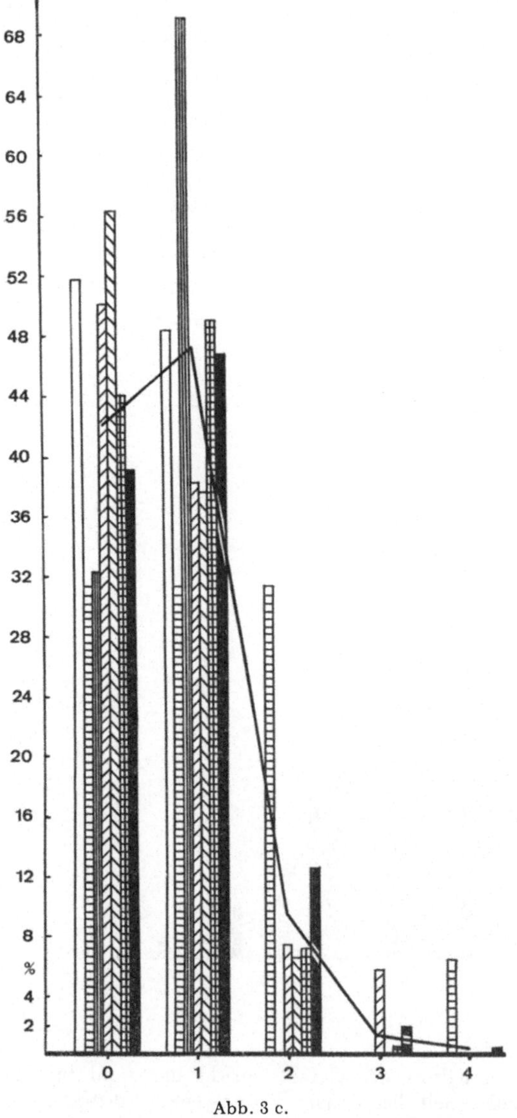

Abb. 3 c.

Danach erreichen die ventralen Versorgungsäste beim Menschen am durchschnittlich häufigsten die Halsanschwellung (C 5—7) und etwas seltener das

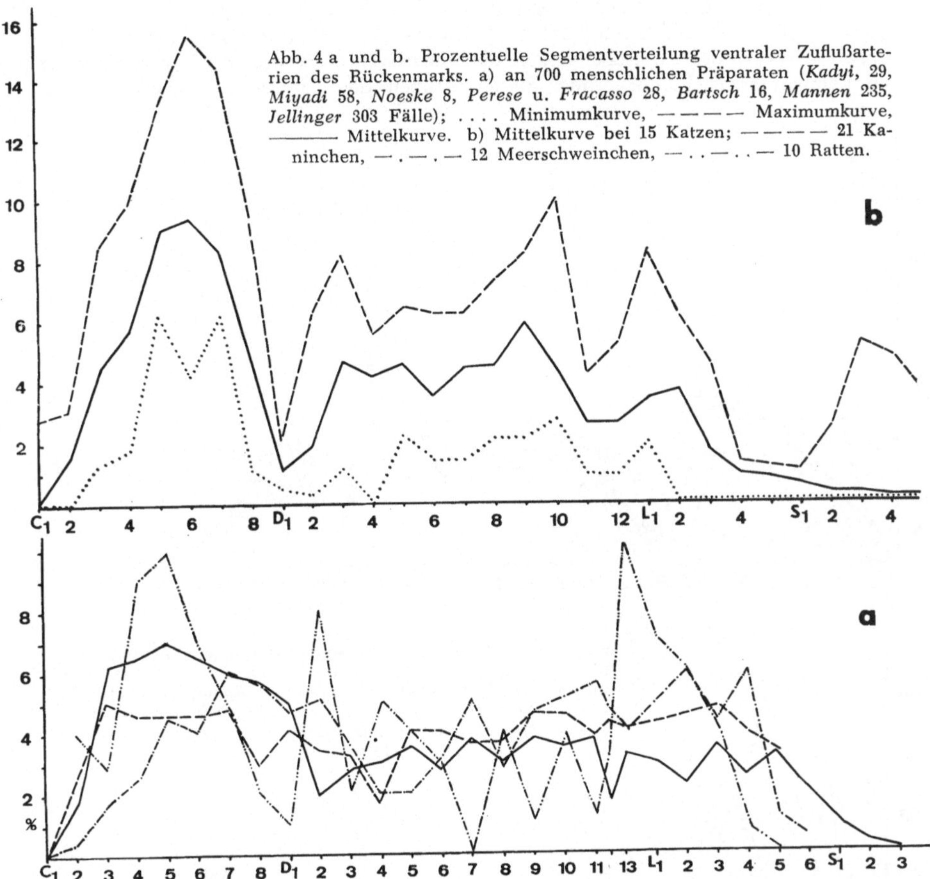

Abb. 4 a und b. Prozentuelle Segmentverteilung ventraler Zuflußarterien des Rückenmarks. a) an 700 menschlichen Präparaten (*Kadyi*, 29, *Miyadi* 58, *Noeske* 8, *Perese* u. *Fracasso* 28, *Bartsch* 16, *Mannen* 235, *Jellinger* 303 Fälle); . . . . Minimumkurve, — — — — Maximumkurve, —————— Mittelkurve. b) Mittelkurve bei 15 Katzen; — — — — 21 Kaninchen, — . — . — 12 Meerschweinchen, — . . — . . — 10 Ratten.

kaudale Brustmark (D 9/10), während im mittleren Thorakalmarkdrittel (D 3—8), im thorakolumbalen Übergangsgebiet (D 10—L 2) sowie im oralen Halsmark (C 3/4) eine geringere Zuflußfrequenz besteht. Sie erreicht konstant ein absolutes und relatives Minimum im cerviko-dorsalen Übergangsgebiet (C 8—D 2) sowie im Conusbereich (ab L 3/4).

Vergleichsuntersuchungen an der Katze und bei Nagern ergeben wohl speciesabhängige Abweichungen, insbesondere der Zutrittshäufigkeit der lumbosakralen Zuflüsse: während bei den Rodentia die oralen zwei Drittel der Intumescentia lumbalis entsprechend den Ursegmenten reichlich Zustromäste aufweisen, zeigt der kaudale Lumbosakralabschnitt bereits eine der Conusregression entsprechende Reduktion arterieller Äste, die bei der Katze leicht zunimmt und am stärksten bei Primaten und Mensch ausgeprägt ist (Abb. 4 b). Anderseits sahen wir trotz der relativ kleinen Probandenzahl auffallende Übereinstimmung nicht nur hinsichtlich der reichlichen Zuflüsse im Halsmark, sondern auch eines *absoluten Zuflußminimums im cervikothorakalen Übergangsgebiet bzw. oralsten Brustmark bei allen Species.* Dem Menschen vergleichbar erscheint insbesondere die Ratte, geringer auch die Katze, während

Kaninchen und Cavia leichte Kaudalverschiebung der Zuflußzäsur gegen das Segment D 4 erkennen lassen (Abb. 4 b). Daneben besteht mit Ausnahme der Ratte durchweg deutliches Linksüberwiegen der Zustromäste im Brustmark und geringer im Lumbalmark bei annähernder Seitengleichheit der Zutritte im Cervikalbereich.

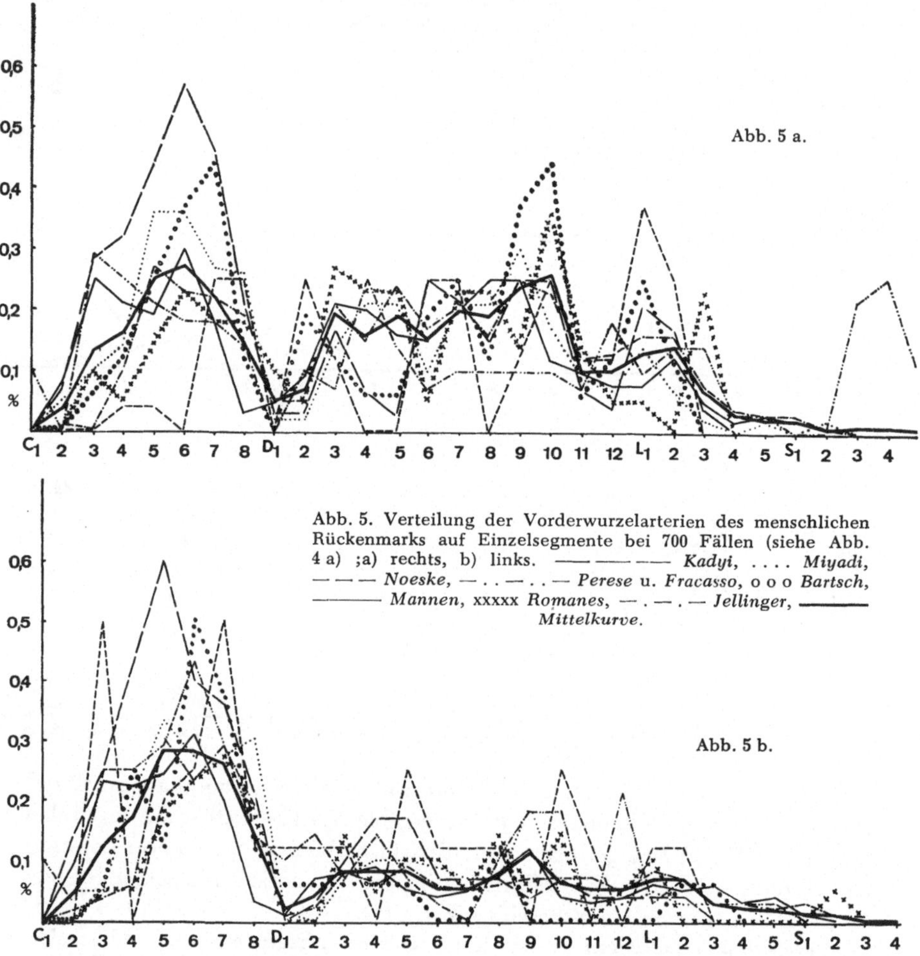

Abb. 5 a.

Abb. 5. Verteilung der Vorderwurzelarterien des menschlichen Rückenmarks auf Einzelsegmente bei 700 Fällen (siehe Abb. 4 a) ;a) rechts, b) links. —————— *Kadyi,* .... *Miyadi,* — — — *Noeske,* — .. — .. — *Perese* u. *Fracasso,* o o o *Bartsch,* ———— *Mannen,* xxxxx *Romanes,* — . — . — *Jellinger,* ———— *Mittelkurve.*

Abb. 5 b.

Der *konstante Einschnitt der segmentalen Häufigkeit ventraler Zuflüsse im cerviko-thorakalen Übergangsbereich* bzw. *obersten Brustmark zeigt auffallende Übereinstimmung mit der Trennlinie in der Zutrittshöhe der Segmentaläste aus den beiden großen Quellgebieten der Rückenmarksversorgung.* Da sich diese, wenn auch in geringerem Maße, in der Verteilung der Hinterwurzelarterien nachweisen läßt (vgl. Abb. 9, 12), kann sie als das *Korrelat einer — rein anatomisch gedachten — Grenze zwischen den entsprechenden spinalen Stromgebieten aufgefaßt werden.* Die entwicklungsgeschichtlichen Grundlagen sind unklar, doch dürften Beziehungen zu den Aortensegmenten bestehen (Torr 1957 c).

Kaliber

Der Durchmesser der ventralen Nutritionsäste des menschlichen Rückenmarks schwankt zwischen 200—1200 μ, wobei die größten Gefäßkaliber im Dorsolumbalbereich (550—1200 μ) und im Halsmark (400—600 μ), die zartesten Äste am Übergang des mittleren in das kaudale Brustmarkdrittel (D 6 bis 8) und selten im cerviko-thorakalen Übergangsgebiet mit Kalibern bis 200 μ und darunter angetroffen werden (Suh u. Alexander 1939, Perese u. Fracasso 1959, Bartsch 1960, Romanes 1964 u. a.). Ähnliche Verhältnisse sahen wir unter Berücksichtigung der Größenrelationen bei den untersuchten Säugern. Methodisch bedingte und individuelle Abweichungen lassen daraus aber nur begrenzte funktionelle Schlüsse ziehen, da wir etwa beim Menschen nicht selten ein relativ starkes Gefäß in den Segmenten D 5, 7 oder 9 zutreten sahen. Als einziger konstanter großkalibriger Zufluß imponiert außer einzelnen Cervikalästen das aus der kaudalen metameren „Summation" resultierende Irrigationsgefäß des kaudalen Rückenmarkdrittels, die sog. A. radicularis magna anterior Adamkiewicz.

Arteria radicularis magna

Die größte spinale Versorgungsarterie kann zwischen D 6 und L 5 an das Rückenmark herantreten (Tab. 4). Sie entspringt meist aus den untersten Interkostalarterien (Laufman et al. 1960), selten aus den beiden oralen Lumbalarterien. Nach Auswertung von 761 Medullae ist sie am durchschnittlich häufigsten im Segment D 9 und 10, gefolgt von L 1 sowie D 11 und 12 lokalisiert (Abb. 6), wobei die linke Seite mit 73 % eindeutig bevorzugt ist. Die statistische Überprüfung bestätigt im wesentlichen die von Lazorthes et al. (1958/62) und Corbin (1961) durch Erweiterung der topischen Zweigliederung von Kadyi (1889) unterschiedenen *3 Höhenvarianten* dieses Gefäßes: eine *hohe* in D 6—8 fand sich bei durchschnittlich 12 %; die häufige *mittlere* Lokalisation in D 9—12 bei 62 %, während ein *tiefer* Zutritt ab L 1 in 26% vorlag (Vergleichszahlen s. Tab. 4). Eine echte tiefe Variante ist aber selten, da die A. radicularis magna nur in knapp 10 % bei L 2 zutritt, bei 1,4 % mit der Wurzel L 3 und in je 0,1 % mit L 4 und 5 verläuft, was nur Miyadi (1931) beobachtete. Sie ist somit beim Menschen in rund zwei Drittel der Fälle im Brustmark und bei einem Drittel im Lendenmark lokalisiert (Abb. 7 a).

Die A. radicularis magna stellt nicht immer den kaudalsten Zufluß dar, sondern kann durch kleine Äste ergänzt werden. Die Überprüfung an fast 400 Fällen ergab, daß bei thorakaler Lokalisation der Hauptarterie bei 52 % kein, in 40 % ein, in 7 % zwei und bei 1,5 % sogar 3 tiefere Wurzeläste zutreten. Bei lumbaler Position ließen sich als Mittelwerte 66,7 % ohne weitere Zuflüsse, 28,4 % für eine, 4,4 % für zwei und 0,5 % für 3 weitere Äste ermitteln. Diese Tatsache kann praktische Bedeutung erlangen (s. S. 67, 132).

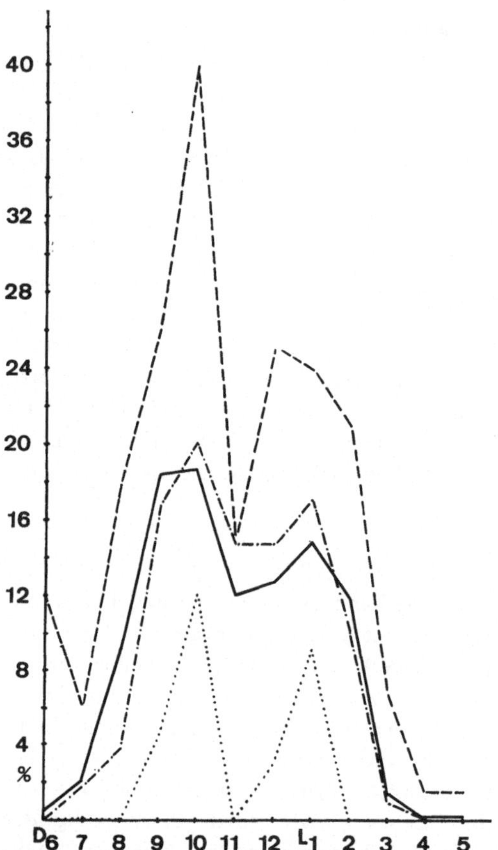

Abb. 6. Prozentuelle Segmentverteilung der A. radicularis magna anterior bei 761 menschlichen Rückenmarkspräparaten (*Kadyi* 29, *Miyadi* 58, *Roll* 17, *Perese* u. *Fracasso* 28, *Bartsch* 16, *Corbin* 42, *Mannen* 235, *Romanes* 22, *Jellinger* 314 Fälle).
———— Mittelkurve, — — — Maximumkurve, ... Minimumkurve, —·—·—·— Mittelkurve am eigenen Material.

Vergleichend-anatomisch bestehen aus entwicklungsgeschichtlichen Gründen starke speciesabhängige Unterschiede. Eine thorakale Position der A. radicularis magna besteht nur bei Primaten in D 10 - L 2 (Sahs 1940, Gouaze et al. 1964). Bei der Ratte besteht eine hohe Lumballage in L 1 - 3 mit oft beidseitigen Zuflüssen. Bei der Katze, wo Brightman (1956) ihre Existenz negierte, tritt sie meist in L 4 mit Linksüberwiegen; bei Cavia in gleicher Prädilektion, häufig doppelseitig bzw. mit Rechtsüberwiegen zu. Beim Hund erreicht sie in L 3 - 5 und beim Kaninchen meist in L 5 mit wechselnder Lateralisation das Rückenmark (Tab. 2, Abb. 7 b—e).

Diese Höhendiskrepanz und weniger die von Adams u. van Geertruyden (1956) vermutete Segmentalversorgung dürften den beim Kaninchen gegenüber dem Menschen konstant positiven Ausfall des oft reproduzierten Stenonschen Versuches (Paraplegie der Beine bei Aortenklemmung distal des Abganges der Nierenarterien in Höhe des LWK IV bzw. sogar nach Klemmung der Aa. iliacae primitivae (Sarteschi u. Carta 1950—52) erklären. Bei Hund und Katze ergibt er einen variablen, meist negativen Ausfall (Hoche 1899, Rothman 1899, Tureen 1938 u. a.). Er stellt einen experimentellen Beweis für die meist fehlende Beteiligung infrarenaler Zuflüsse an der Blutversorgung des menschlichen Rückenmarks dar (Jellinger 1964 a). Dazu kommt ferner, daß die A. radicularis magna bei Kaninchen und Cavia meist den kaudalsten Zufluß darstellt, während sich bei der Katze noch 1—2 und bei der Ratte mehrere zarte Ventraläste nachweisen lassen (Abb. 7 b). Bei Cavia und Ratte, seltener beim Kaninchen, wird der kaudale Hauptzufluß durch symmetrische, sich oft kaskadenartig vereinigende Wurzeläste gleichen oder unterschiedlichen Kaliber gebildet.

Verlauf und Verzweigung

Die Ventraläste ziehen in variabler Weise an der Rückenmarksvorderfläche. Beim Menschen nimmt ihre schräge oro-mediale Verlaufrichtung kaudalwärts mit der Wurzellänge als Folge einer durch die phylo- und ontogenetische Metamerieverschiebung zwischen Rückenmark und Wirbelsäule

Tabelle 4. *Zutrittshöhe der A. radicularis magna anterior am Rückenmark
des Menschen*

Autor		Variations-breite	Häufigste Höhe	Fallzahl
Adamkiewicz	(1882)	D 8—L 3	D 9—D 11	?
Kadyi	(1889)	D 9—L 4	D 10, L 1/2	29
Tanon	(1908)	D 9—L 1		—
Testut	(1911)		D 11—D 12	—
Miyadi	(1931)	D 7—L 5	D 9, L 1	58
Suh-Alexander	(1939)	D 8—L 4	L 2	(15)
Lazorthes et al.	(1958)	D 5—L 2	D 5— 8: 15 % D 9—12: 75 % L 1— 2: 10 %	(62)
Gillilan	(1958)	D 12—L 4	L 1—L 2	(20)
Roll	(1958)	D 6—L 2	L 1, D 10	17
Perese-Fracasso	(1959)	D 7—L 3	D 12, L 2	28
Bartsch	(1960)	D 7—L 1	D 10, L 1	16
Corbin	(1961)	D 2—L 2	D 8—12: 76 % L 1— 2: 24 % D 10, D 12	(62)
Mannen	(1963)	D 6—L 3	D 9	235
Romanes	(1964)	D 6—L 3	D 10	22
Jellinger	(1966)	D 7—L 4	D 9—12: 66 % L 1— 3: 28 % D 10, L 1	314
Ergebnis		D 6—L 5	D 9/10, L 1 D 6— 8: 12 % D 9—12: 62 % L 1— 5: 26 %	761

(„Ascensus des Rückenmarks") bedingten Vergrößerung des Abstandes zwischen Wurzelsegment und entsprechendem Foramen intervertebrale zu. Der
Höhenunterschied zwischen Duradurchtritt und Verzweigung der Vorderwurzelarterie bzw. ihrem Eintritt in die A. spinalis ant. schwankt von
2—5 mm im oralen Halsmark bis 2—3,5 cm im mittleren Brustmark (Perese
u. Fracasso 1959) und erreicht für die A. radicularis magna und andere Lumbaläste nach eigenen Messungen bis 5 cm und mehr. Das ist bei anatomischen

Lagebestimmungen sowie chirurgischen und experimentellen Eingriffen wegen der Höhendiskordanz zwischen Wurzelgefäßläsionen und resultierender Spinalschädigung zu berücksichtigen.

Die Verzweigung der Zuflußarterien in einen auf- und absteigenden Ast unterliegt starken Schwankungen nach Höhe, Lage zur Mittellinie, Teilungsform und Kaliberverhältnis der Äste, wobei Beziehungen zur Verlaufsrichtung

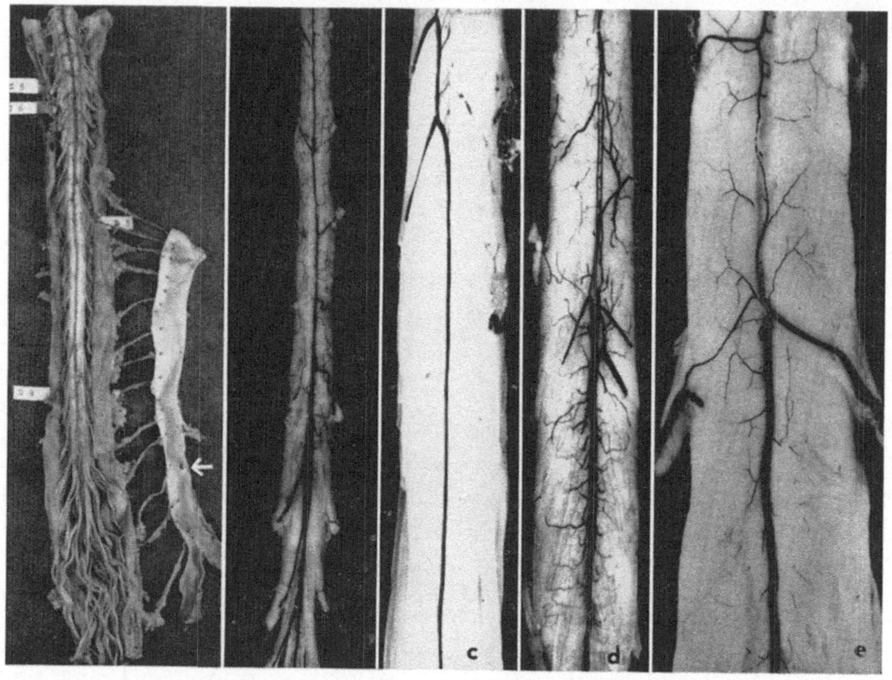

Abb. 7. Zutrittshöhe und Verzweigungsform der A. radicularis magna bei verschiedenen Species. a) Mensch; mittlere Höhenvariante (D 9) bei „paucisegmentalem" Versorgungstyp. Zu beachten das Verhältnis zur Abgangshöhe der A. renalis (Pfeil). b) Katze; tiefe Position der A. radicularis magna in L 4 rechts. Abwärtsverlauf der Vorderwurzelarterien im oberen Lumbalmark. Mehrere akzessorische Lumbaläste. c) Ratte; relativ mittlere Position in L 1 rechts; darüber fast gleichstarke Ventralarterie in D 13. d) Cavia; tiefe Position der A. radicularis magna in L 4 mit symmetrischen Zuflüssen. „Inselbildung" der A. spinalis ant. in L 2/3. e) Kaninchen; tiefe Position der A. radicularis magna in L 5 links mit zartem kontralateralem Zuflußast.

und Segmenthöhe bestehen: Im Halsmark findet sich nicht selten eine kalibergleiche, mediane oder mittelliniennahe T- oder gabelförmige Verzweigung; im unteren Hals- und oberen Brustbereich liegt oft ein starker R. ascendens als direkte Verlaufsfortsetzung der Wurzelarterie mit paramedianem bogigem Abgang eines dünneren R. descendens, während in den kaudalen Abschnitten meist eine paramediane Verzweigung mit bogigem Verlauf des kaliberstarken absteigenden Astes besteht, dem der zarte R. ascendens teleskopartig aufsitzen kann (Noeske 1958). Dieses Verhalten ist für die A. radicularis magna fast obligat. Sie besitzt einen mächtigen absteigenden Ast, der als kaliberstärkste Spinalarterie zur Cauda zieht, während der aufsteigende Ast dünn und inkonstant ist, vereinzelt sogar fehlen soll (Tureen 1938, Lazorthes et al. 1962).

Verlauf und Verzweigungsart der Ventralzuflüsse sind wesentlich für das Verhalten der A. spinalis ant. und geben auch gewisse Hinweise auf die Blutstromrichtung in der Längskette.

Vergleichend-anatomisch besteht im Halsmark übereinstimmend nur ein geringer medio-kranialer Verlauf der Ventralarterien; bei Nagern ziehen die Äste in der oberen Cervikalhälfte oft fast horizontal mit einfacher T-Teilung. Im Brustmark findet sich bei Katze und Nagern im Gegensatz zum Menschen eine Abnahme des schräg aufsteigenden Verlaufes, der im mittleren bzw. am Übergang zum kaudalen Dorsaldrittel (D 6/7 — D 8/9) eine horizontale Richtung einnehmen und im dorsolumbalen Übergangsgebiet zwischen D 10/11 — L 2 sogar in einen von der Vorderwurzel zur Einmündung in die A. spin. ant. leicht absteigenden Verlauf umschlagen kann (Abb. 7 b, 8 a, b). Dieses Verhalten ist durch entwicklungsgeschichtliche Wachstumsvorgänge des Rückenmarks bedingt. Seiner Deutung als Ausdruck einer funktionellen „Wasserscheide" im Brustmark (Gouaze et al. 1963/64) können wir jedoch nicht folgen. Besteht im oralen Teil der Lumbalanschwellung oft ein Querverlauf, so bieten ihre kaudalen Zuflüsse, insbesondere die A. radicularis magna, ausnahmslos starke aufsteigende Tendenz mit meist bogigem Abgang eines starken R. descendens gegenüber einem zarten, ihm oft teleskopartig aufsitzenden R. ascendens.

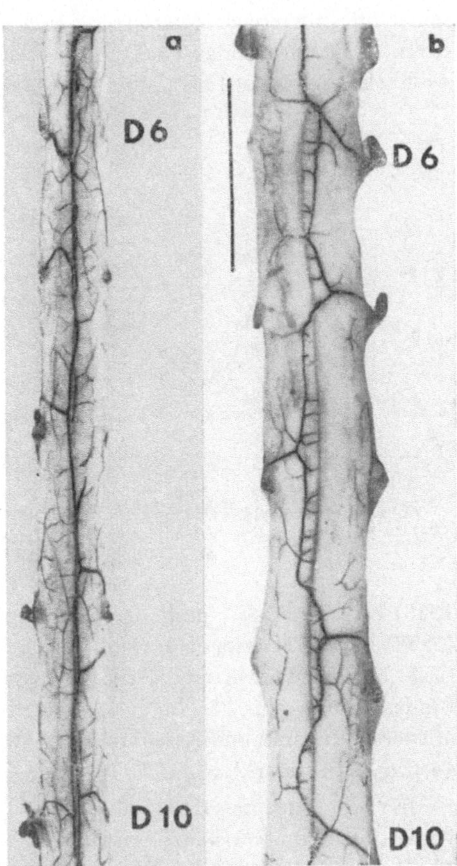

Abb. 8. Kaninchen, mittleres unteres Brustmark. a) Verlaufsrichtungswechsel der Vorderwurzelarterien. b) Horizontalverlauf der Ventralzuflüsse in D 7—9. Variabler Verzweigungsmodus der Sulcusarterien mit isoliert-alternierendem oder dichotomischem Abgang; ——— 1 cm.

c) *Die Hinterwurzelarterien*

Die dorsalen Zuflüsse verlaufen nach Abgabe eines dünnen Astes zur dorsolateralen Dura an der Ventralfläche der sensiblen Wurzeln, von denen sie oft getrennt durch die Dura treten. Nach kurzem Verlauf teilen sie sich knapp

ventral und unter der Hinterwurzel in einen auf- und absteigenden Ast, welche
die dorsolaterale Anastomosenkette bilden.

Zahl und Verteilung

Nicht alle Hinterwurzelarterien erreichen die Rückenmarksoberfläche, während praktisch jede Wurzel von einem zarten Nutritionsast begleitet ist. Wegen
seiner oft schwierigen Abgrenzung von den spinalen Zuflüssen bestehen über
deren Zahl nur wenige exakte Angaben. Sie reichen für den Menschen von
4—8 (LINDENBERG 1957) über 6—8 Dorsaläste auf jeder Seite (GILLILAN

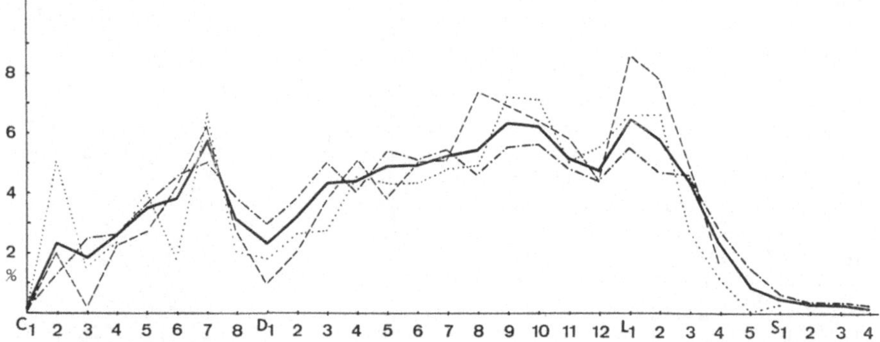

Abb. 9. Prozentuelle Verteilung dorsaler Zuflußarterien am menschlichen Rückenmark.
———— Mittelkurve von 177 Präparaten; *Kadyi* (29 Fälle) — — —; *Miyadi* (58 Fälle) . . . .;
Jellinger (90 Fälle) — . — . —

1958) bis „unter 60" nach der Meinung von ADAMKIEWICZ (1882), NOESKE
(1958) bzw. CLEMENS et al. (1957), die sie fast in jedem Segment annehmen
(Tab. 3). Die Auswertung der Ergebnisse von KADYI (1889) und eigener Befunde an insgesamt 115 Medullae ergaben bei Extremwerten von 8—28 eine
mittlere Schwankungsbreite von 11—16 Dorsalästen mit einem Mittel von
14 pro Rückenmark[1].

Für die einzelnen Spinalabschnitte bestehen stark abweichende Zahlenverhältnisse. Im *Halsmark* findet sich bei Extremwerten 1—9 eine Durchschnittsfrequenz von 3—4 Dorsalästen. Das *Brustmark* erhält im Extremfall
4—18 Zuflüsse bei mittlerer Schwankung von 6—9, während im *Lumbalmark*
trotz Extremwerten von 0—11 eine mittlere Häufigkeit von nur 3 Dorsalästen vorliegt. Bei nur geringem Überwiegen gegenüber den stärkeren Ventralarterien im Hals- und Kaudalabschnitt erweist sich die Thorakalregion damit
als reicher mit Dorsalzuflüssen ausgestattet, während CORBIN (1961) ein umgekehrtes Verhalten feststellte.

---

[1] Von einer graphischen Darstellung der Zahlenverhältnisse der Hinterwurzelarterien sowie der Wurzelvenen wurde aus räumlichen Gründen abgesehen.

Segmentverteilung und Lateralisation

Die prozentuelle Segmentverteilung der Hinterwurzelarterien zeigt nach Auswertung von 177 menschlichen Medullae (Abb. 9) nicht unwesentliche Abweichungen vom Ventralsystem. Sie bestehen in deutlich geringerer Zutrittsfrequenz im gesamten Halsmark bei Bevorzugung des Segments C 7 gegenüber relativ höherem Reichtum dorsaler Zuflüsse im unteren Thorakaldrittel und Lumbalmark, das die meisten Hinterwurzeläste aufweist. Sie zeigen allgemein geringere Schwankungsbreite nicht nur zum Mittelwert, sondern auch innerhalb der einzelnen Spinalabschnitte. Übereinstimmend mit den Ventralästen

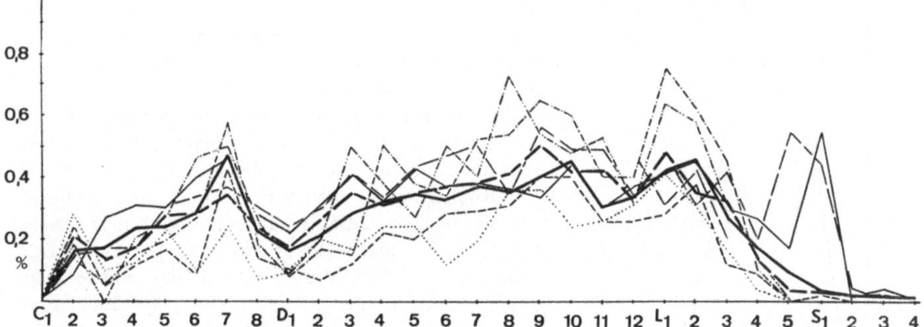

Abb. 10. Verteilung der Hinterwurzelarterien am menschlichen Rückenmark auf Einzelsegmente (Fallzahl wie Abb. 9). ———— rechts, — — — links (Mittelkurven stark ausgezogen). *Kadyi* —.—.— rechts, —..—..— links; *Miyadi* — — — rechts, ——— links; *Jellinger* ——— rechts, — — — links.

besteht aber ein deutlicher *Abfall der Zuflußhäufigkeit zwischen C 8 und D 1/2* sowie im Conus-Caudabereich. Darin wie in individuellen Kaliber- und Verlaufsschwankungen manifestiert sich eine gewisse *zonale Variabilität des dorsalen Zuflußsystems,* die seiner von LHERMITTE u. CORBIN (1960) postulierten Homogenität gegenüber dem Ventralsystem entgegensteht.

Ähnliches Verhalten ergibt die Aufschlüsselung der Verteilung auf die Einzelsegmente (Abb. 10), die allerdings von jener der Ventraläste auch durch ziemlich gleichmäßige Seitenverteilung abweicht. Nur in der Halsanschwellung besteht diskretes Rechts- und im kaudalen Brustmark leichtes Linksüberwiegen. Nicht selten zeigen die Dorsaläste in allen Spinalabschnitten eine symmetrische Anordnung.

Kalibermäßig zeigen die Hinterwurzeläste große individuelle und segmentale Unterschiede. Mit maximalen Durchmessern von 150—400 µ sind sie meist erheblich zarter als die entsprechenden Ventralarterien.

Arteria radicularis magna posterior

Umstritten ist die Existenz eines großen kaudalen Hauptzuflusses ähnlich der ADAMKIEWICZschen Arterie. Entgegen CORBIN (1961) anerkennen wir mit

GILLILAN (1958) und LAZORTHES et al. (1957/58, 1962) eine sogenannte
A. radicularis magna post., die jedoch wesentlich geringere Größe als das ventrale Hauptgefäß zeigt. Von 134 Medullae ließen fast 75 % ein größeres kaudales
Hinterwurzelgefäß (Durchmesser 350—500 μ) erkennen. Es verläuft entgegen
den Befunden von LAZORTHES et al. (1962) und ROMANES (1964) häufig
getrennt von der A. rad. magna ant. bzw. ohne zugehörigen Ventralast (vgl.
Tab. 5 a). Die große Hinterwurzelarterie ist zwischen D 9—L 5 lokalisiert
und tritt am durchschnittlich häufigsten in L 1 bzw. D 12 und 11 an das
Rückenmark, zeigt also eine tiefere Position
als die ADAMKIEWICZsche Arterie (Abb. 11).

Vergleichend-anatomisch liegen außer am Affen (SAHS 1940) bisher keine zahlenmäßigen Angaben über die Hinterwurzelarterien vor. Obwohl
den eigenen Befunden bei kleinen Fallzahlen keine
statistische Signifikanz zukommt, erlauben sie gewisse Aussagen: Bei den Säugern besteht wesentlich größerer dorsaler Zuflußreichtum als beim
Menschen, wobei die Mittelwerte der Gesamtzahl
pro Rückenmark bzw. einzelnem Spinalabschnitt
nur geringe speciesabhängige Abweichungen zeigen (Tab. 2). Das spricht für eine geringere Beteiligung der Dorsalzuflüsse an der vaskulären
Desegmentation und räumt ihnen gegenüber dem
ventralen Zustromsystem eine gewisse anatomische
Uniformität ein.

Lokale Varianten treten jedoch bei Ermittlung
der prozentuellen *Segmentverteilung* hervor, die
bei allen Species übereinstimmend eine starke Reduktion im unteren Conusbereich zeigt (Abb. 12
bis 16). Mit Ausnahme des Kaninchens, das generell eine gleichförmige, wenig schwankende Segmentverteilung der Dorsaläste aufweist, findet
sich meist ein mit der ventralen Zuflußzäsur lokal
übereinstimmender, aber geringer ausgeprägter

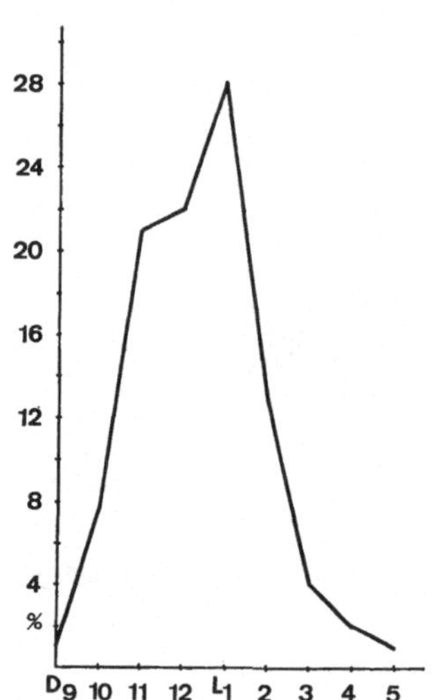

Abb. 11. Prozentuelle Segmentverteilung der A. radicularis magna
posterior an 100 menschlichen
Rückenmarkspräparaten (eigenes
Material). ———— Mittelkurve.

Abfall der prozentuellen Zustromfrequenz im cerviko-dorsalen Übergangsgebiet
bzw. oralen Brustmark. Diese „zuflußarme" Zone liegt bei der Ratte — ähnlich dem Menschen — in C 8/D 1, bei Cavia in D 1/2 und bei der Katze in
D 3, wodurch eine zonale Übereinstimmung mit dem Verhalten des ventralen
Zustromsystems gegeben erscheint. Davon abweichend besteht generell eine geringere
Schwankungsbreite der Zustromhäufigkeit im Brustmark und bei den Nagern eine
fast identische Zuflußrate in der Hals- und Lendenanschwellung, während letztere bei
Cavia — entsprechend den Ursegmenten — sogar eine deutlich stärkere Irrigation
aufweist. Die Katze erweist sich durch deutliche Zunahme der cervikalen Zufluß-
frequenz bereits dem Menschen näherstehend.

Eine echte *Lateralisation* ergibt sich ebensowenig wie am Menschen, doch besteht
mit Ausnahme der Ratte im Lumbalmark geringes Rechtsüberwiegen bei leichtem
thorakalem Linksüberwiegen. Nicht selten trifft man ein relativ starkes kaudales
Dorsalgefäß, das häufiger als beim Menschen mit dem Homologon der A. radicularis
magna ant. verläuft. Es liegt bei der Ratte in L 1—3, bei Cavia und Katze meist in L 4

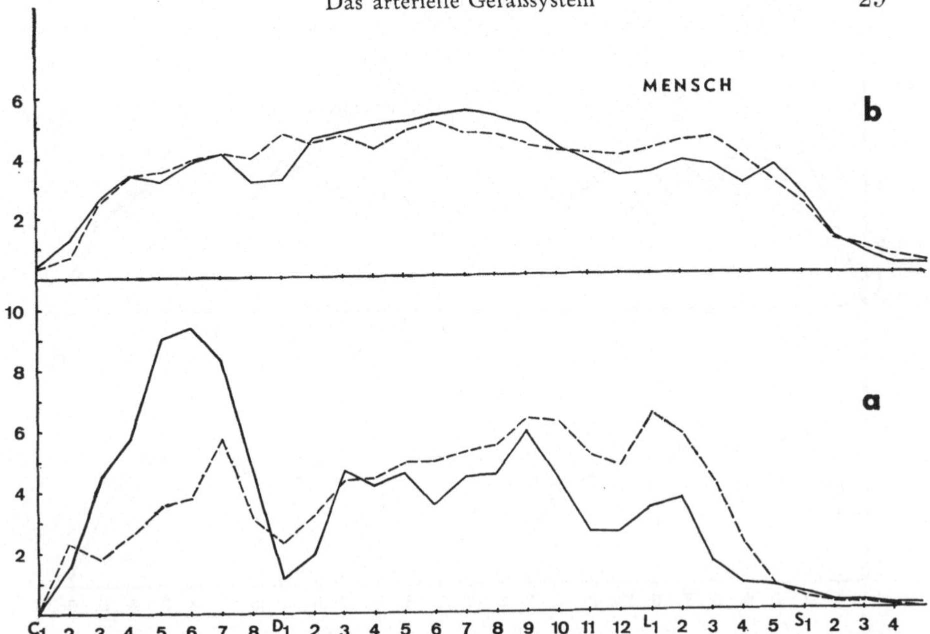

Abb. 12. Synoptische Darstellung der mittleren prozentuellen Segmentverteilung der Wurzelgefäße am menschlichen Rückenmark (Probandenzahl vgl. Abb. 5, 9, 23, 26).
a) ——— Vorderwurzelarterien, ——— Hinterwurzelarterien. b) ——— Vorderwurzelvenen, ——— Hinterwurzelvenen.

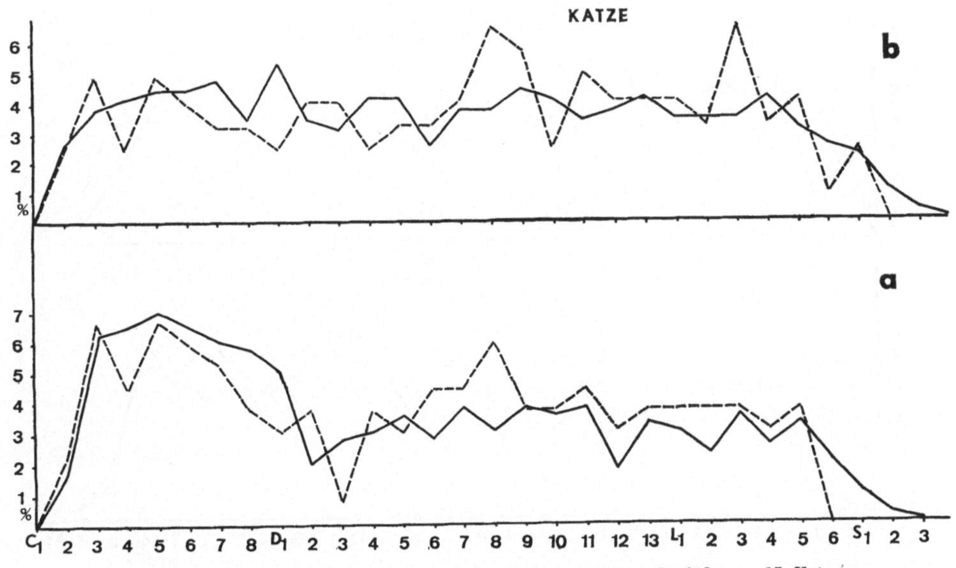

Abb. 13. Mittlere prozentuelle Segmentverteilung der Wurzelgefäße an 15 Katzen.
a) ——— Vorderwurzelarterien, ——— Hinterwurzelarterien. b) ——— Vorderwurzelvenen, ——— Hinterwurzelvenen.

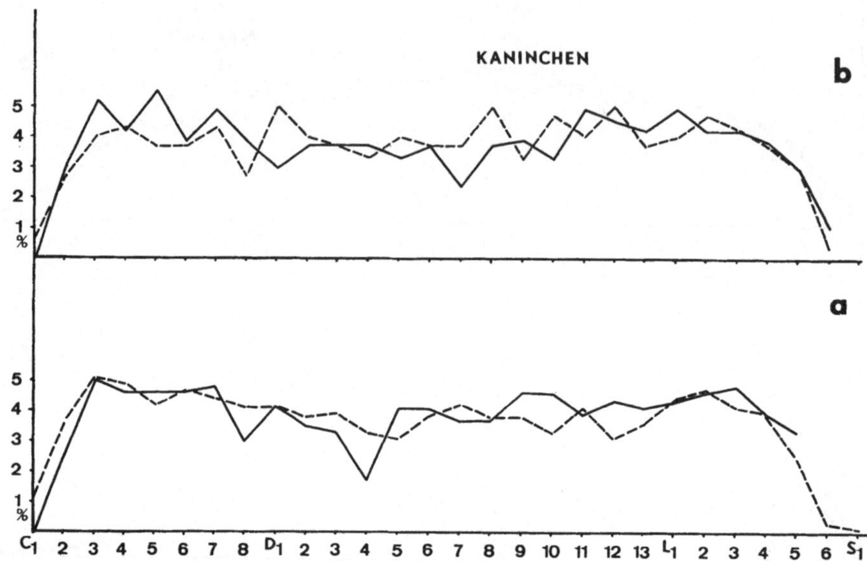

Abb. 14. Mittlere prozentuelle Segmentverteilung der Wurzelgefäße an 21 Kaninchen.
a) ——— Vorderwurzelarterien, — — — Hinterwurzelarterien. b) ——— Vorderwurzelvenen, — — — Hinterwurzelvenen.

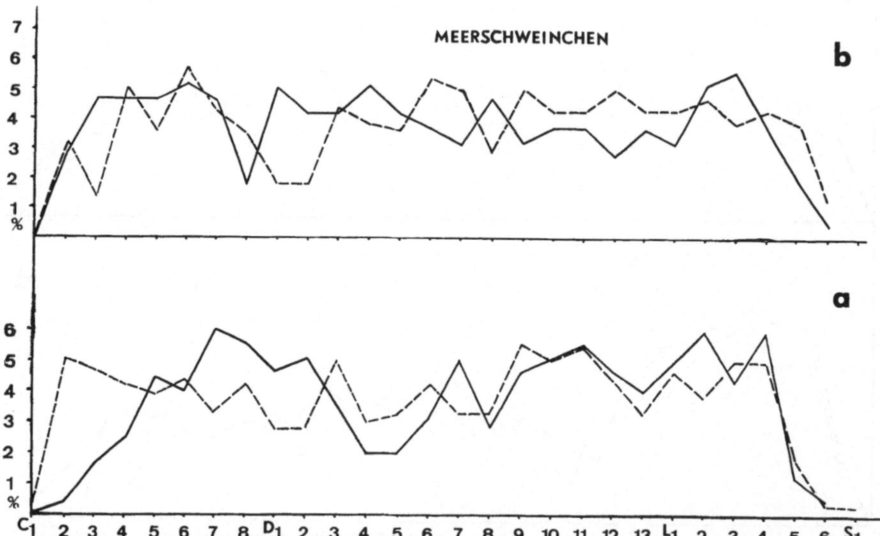

Abb. 15. Mittlere prozentuelle Segmentverteilung der Wurzelgefäße an 12 Meerschweinchen.
a) ——— Vorderwurzelarterien, — — — Hinterwurzelarterien. b) ——— Vorderwurzelvenen, — — — Hinterwurzelvenen.

und beim Kaninchen in L 4/5, evtl. mit doppelseitiger Lokalisation, und wird bei dieser Species oft durch 1—3 kleine kaudale Zuflüsse ergänzt.

3. Oberflächliches Arteriennetz

Die extramedullären Zuflüsse bilden durch ihre Verzweigungen an der Spinaloberfläche ein dichtes perimedulläres Netz, das aus durchgehenden Längsanastomosen und zarten Querverbindungen besteht.

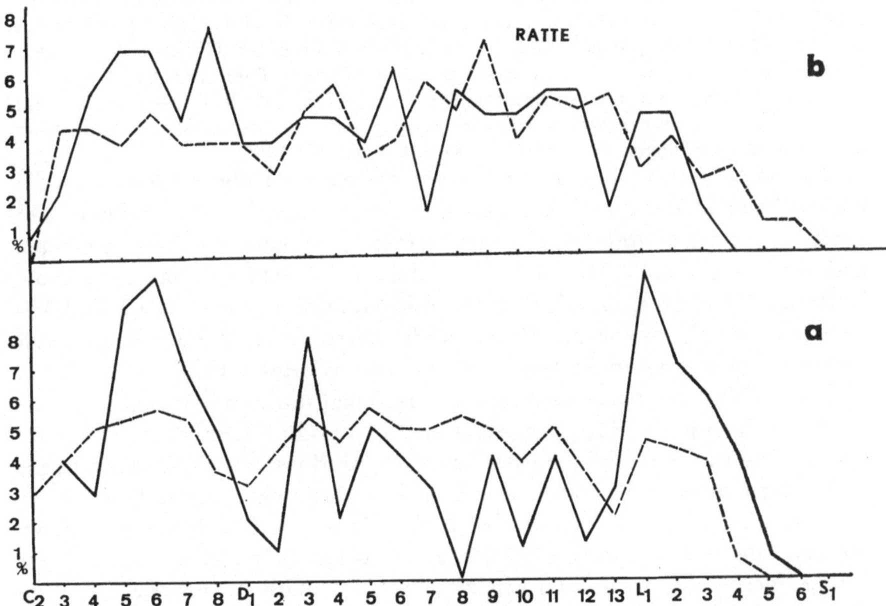

Abb. 16. Mittlere prozentuelle Segmentverteilung der Wurzelgefäße an 10 Ratten. a) ———— Vorderwurzelarterien, — — — Hinterwurzelarterien. b) ———— Vorderwurzelvenen, — — — Hinterwurzelvenen.

a) *Die Längsanastomosen*

Durch Gabelung der Vorder- und Hinterwurzelarterien entstehen die unpaare A. spinalis ant. und die paarige A. posterolateralis als drei kontinuierliche Vertikalketten (1. Ordnung), die durch 3 zarte, inkonstante Anastomosenpaare (2. Ordnung) zu einem dichten Längsverteilungssystem ergänzt werden.

α) A. spinalis anterior

Das große ventrale Längsgefäß des Rückenmarks stellt kein einheitliches, fortlaufendes Arterienrohr von gleichem Kaliber dar, sondern faßt als kontinuierliche Anastomosenkette die verschiedenen Seitenzuflüsse zusammen. In der Höhe C 1/2—C 2/3 durch die starken individuellen Variationen (Stopford 1916, Miyadi 1931) unterworfene Fusion der paarigen vertebralen Spi-

nalarterien gebildet, zieht sie in oder neben der Fissura ant. med. mehr minder
stark geschlängelt bis zum Filum terminale. Im kaudalen Abschnitt ist sie
durch den mächtigen R. descendens der A. radicularis magna ant. gebildet und
kommuniziert in S 3—5 durch bogig abgehende Rr. cruciantes mit dem kaudalen Teil der Dorsolateralkette. Lage, Verlauf und Kaliber hängen von der
Verzweigungs- und Fusionsart der ventralen Seitenäste ab (vgl. MIYADI 1931,
NOESKE 1958).

Die durch segmentale Vereinigung der Kapillarnetze der bilateralen Segmentgefäße zunächst als paariges Rohr angelegte Ventralarterie bildet sich beim Embryo
von 15—22 mm SSL durch Fusion — vermutlich nicht durch Obliteration (STERZI
1904) — einzelner Abschnitte zu einem unpaaren Gefäß (TORR 1957 b), das in der
frühen Fetalperiode im unteren Brustmark gerade und erst ab dem 5.—6. Fetalmonat
zunächst im Hals- und später durch Einschaltung der A. radicularis magna auch im
Lumbalmark geschlängelt verläuft (SBERINI u. COCCHETTI 1955).

Die ontogenetische Fusion der Ventralanastomose erfolgt oft unvollständig
und ist beim Menschen nur im kaudalen Anteil abgeschlossen, während sich
Reste der paarigen Anlagen (Tr. art. persistens STERZI) als Verdoppelungen
nach Art von *„Inseln"* (MIYADI 1931, NOESKE 1958, PERESE u. FRACASSO 1959,
ROMANES 1964) vorwiegend im Halsmark nachweisen lassen. Diese in 3,3 %
unseres Materials, davon in 1 % mehrfach angetroffenen Varianten liegen oft
zwischen symmetrischen Zuflüssen, selten auch im Brustmark.

Das Kaliber der Ventralarterie schwankt lokal stark und erreicht im Halsmark Durchmesser bis 500 µ, thorakal bis 340 µ und im Lumbalmark bis über
1000 µ. Die starke Ausbildung des kaudalen Abschnittes stellt eine Kompensation der extremen Reduktion der Segmentzuflüsse dar. Eigene Bestimmungen durch Messung der intravasalen Farbstoffsäule im Durchlicht bestätigten
die von SUH u. ALEXANDER (1939) u. a. erhobenen Befunde, wonach sich das
Kaliber gegen die Mitte zwischen zwei Ventralzuflüssen verringert. Die zu
hämodynamischen Schlüssen verleitenden Gefäß„engen" messen im Halsmark
bis 60 µ, im Brustmark bis 45 µ und lumbal bis 120 µ, zeigen aber infolge der
variablen Zuflußhöhen starke individuelle Lokalisationsschwankungen, die
generelle Aussagen verbieten. So wechselten im eigenen Material die Orte
dünnster Gefäßkaliber zwischen D 2/3, D 6/7 und D 8—10 oder waren am
gleichen Fall in verschiedenen Höhen des Brustmarkes nachweisbar.

Vereinzelt besteht eine *anatomische Diskontinuität* der A. spinalis ant.
(WOOLLAM u. MILLEM 1955, CORBIN 1961, LAZORTHES et al. 1958—62), die
vor allem im Cervikalmark über kurze Strecken bis ½ cm Länge reicht, wobei
eine funktionelle Kontinuität durch zarte Anastomosen in der Sulcustiefe
gewährleistet wird. Eine vollständige Unterbrechung der Ventralanastomose
konnten wir niemals feststellen.

β) Aa. spinales posterolaterales

Die zarte paarige Dorsalanastomosenkette entspringt beim Menschen aus
der A. vertebralis und/oder A. cerebelli inf. ant. (vgl. STOPFORD 1916 gegen-

über PERESE u. FRACASSO 1959) und verläuft stark geschlängelt und geknäuelt, aber meist kontinuierlich im Winkel zwischen Hinterwurzel und Seitenstrang. Sie hat etwa halbes Kaliber der A. spinalis ant. Es beträgt nach eigenen

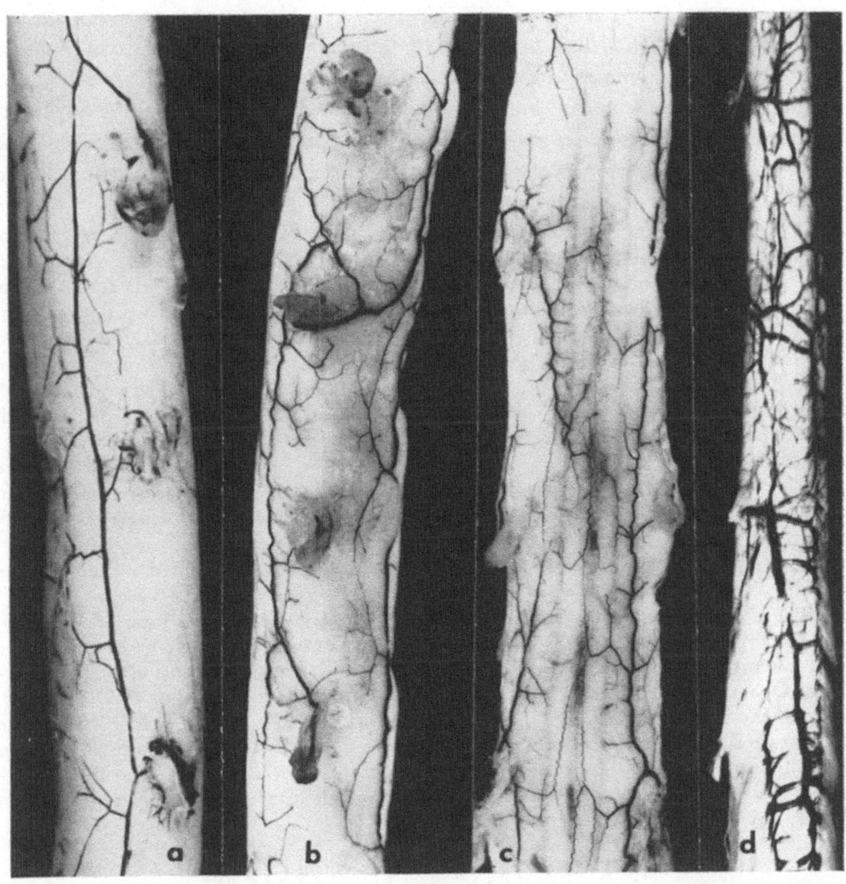

Abb. 17. a) Katze, Brustmark. Kontinuierlicher Tractus postero-lateralis. b) Kaninchen, Brustmark D 3—5, diskontinuierlicher Tr. pcst. lat. (linke Bildhälfte). Tr. ventrolat. nur als kurze Segmentanastomosen ausgebildet. c) Kaninchen, Brustmark D 7—10, Dorsalfläche. Ziemlich kontinuierliche Ausbildung der Tr. post. lat.; A. spin. post. nur als kurze metamere Ketten und Netze ausgebildet. d) Cavia, Lumbalmark, Dorsalfläche. Zarte, diskontinuierliche Tr. post. lat. und rudimentäre A. spin. post. bei mächtiger V. med. spin. post.

Messungen im Halsmark 150—260 µ, im Brustmark 50—130 µ und lumbal 100—200 µ. Im oberen und mittleren Brustmarkdrittel kann sich die Längskette in ein zartes Maschenwerk auflösen. Kaudal durch die Rr. cruciantes mit der A. spin. ant. verbunden, gibt sie oberflächliche Querverbindungen und Äste zur Spinalperipherie ab.

b) Kleine Längsketten und Querverbindungen

Durch Abgabe seitlicher, bis 100 μ starker Verbindungsäste zwischen den Hauptlängsketten, die wieder zarte, unregelmäßig miteinander anastomosierende Längsäste entsenden, entstehen diskontinuierliche Arterienketten 2. Ordnung (NOESKE 1958, ROMANES 1964). Sie verlaufen als *Aa. spinales anterolaterales* zwischen Vorderwurzel und Seitenstrang bzw. zwischen den Wurzelbündeln; als *Aa. spinales laterales* an der Seitenfläche und als *Aa. spinales post.* medial der Hinterwurzeln. Sie erstrecken sich meist nur über wenige Segmente und stehen untereinander in lockerer Verbindung. Aus den vorderen und hinteren Längsketten versorgt, bilden sie durch Abgabe von Marginalästen radiäre Zuflüsse zur Rückenmarksperipherie.

Vergleichend-anatomisch zeigt die *A. spin. ant.* starke speciesabhängige Unterschiede im oralen Teil durch abweichende Fusion und Stärke der spinalen Vertebralisäste. Den zarten, oft zum „Circulus arteriosus" verschlungenen Anastomosen bei Nagern bzw. dem Menschen ähnlichen Verzweigungen bei Katze und Kaninchen steht ein mächtiges orales Gefäß bis C 3 beim Hund gegenüber (HOFMANN 1900, GOUAZE et al. 1964, WILSON u. LANDRY 1964). Infolge der phylogenetisch kaudo-oral fortschreitenden Fusion des paarigen Ventralgefäßes finden sich bei Hund und Katze „diamantförmige" Anastomosen zwischen symmetrischen Segmentzuflüssen im Hals- und oralen Brustmark gegenüber häufigen, über mehrere Segmente reichenden „Inseln" im unteren Brustmark von Nagern. Anatomische Diskontinuität der A. spin. ant. besteht über kurze Strecken vereinzelt im Halsmark. Die Zunahme der Vertikalanastomosen ist am stärksten im Conus unter gleichzeitigem Fortschreiten der Fusion ausgeprägt, doch finden sich bei der Ratte auch „Inseln" zwischen den symmetrischen Ästen der A. radicularis magna. Rr. cruciantes sind bei Rodentia inkonstant, beim Kaninchen oft nur einseitig, bei Ratte nicht nachweisbar.

Die *Dorsolateralketten* bilden bei Hund und Katze kontinuierliche (Abb. 17 a), bei Nagern oft im Brustmark segmentweise unterbrochene Stränge (Abb. 17 b), die oral aus medullären Basilaris- oder Vertebralisästen hervorgehen und meist nur spärliche Querverbindungen zur Ventralarterie besitzen (WOOLLAM u. MILLEM 1955, KNOX-MACAULAY et al. 1960, COIMBRA 1957, SOUTOUL et al. 1964), Ventrolaterale Längsketten sowie paramediane Dorsalarterien sind bei allen untersuchten Species nur inkonstant und diskontinuierlich vorhanden (Abb. 17 c, d), ein Tr. lateralis — außer bei Opossum (VORIS 1928) — sowie ventrale Queranastomosen bei Nagern kaum, bei Carnivoren besser ausgebildet.

4. Arterielle Binnensysteme

Das aus den Ästen und Zweigen der oberflächlichen Spinalgefäße gebildete intramedulläre System ist relativ konstant. Es gliedert sich in das von den Sulcusarterien aus der A. spin. ant. entwickelte *zentrale* (zentrifugale) und das von den radiär eindringenden Zweigen des perimedullären Netzes gebildete *periphere* (zentripetale) System, das der „Vasocorona" ADAMKIEWICZ entspricht und geringere Ausdehnung besitzt.

Ontogenetisch besteht in der Ausbreitung beider intramedullärer Gefäßsysteme ein Wandel, da im Embryonal- und Frühfetalstadium die A. spin. ant. fast das gesamte Markgebiet mitversorgt und erst mit dessen Massenzunahme die Zweige der Vasocorona zunehmend hervortreten und bis zum Grau vordringen. Ab dem 7. Fetalmonat bestehen dem Erwachsenen entsprechende Verhältnisse (STERZI 1904).

a) *Zentralsystem der Sulcusarterien*

Von der A. spin. ant. gehen nach Abgabe kleiner Kollateralen zum ventralen Pyramidenstrang kurze Äste nach dorsal in die Fissura ant. ab und dringen in deren Tiefe alternierend in das Rückenmarksgrau ein.

Zahl und Verteilung

Die Gesamtzahl der Sulcusarterien beim Menschen wird zwischen 180 (CHARPY 1921, KADYI 1889) bis 240 (LAZORTHES et al. 1961/62) bzw. 250 bis 300 (SUH u. ALEXANDER 1939, GILLILAN 1958) angegeben. Sie beträgt nach

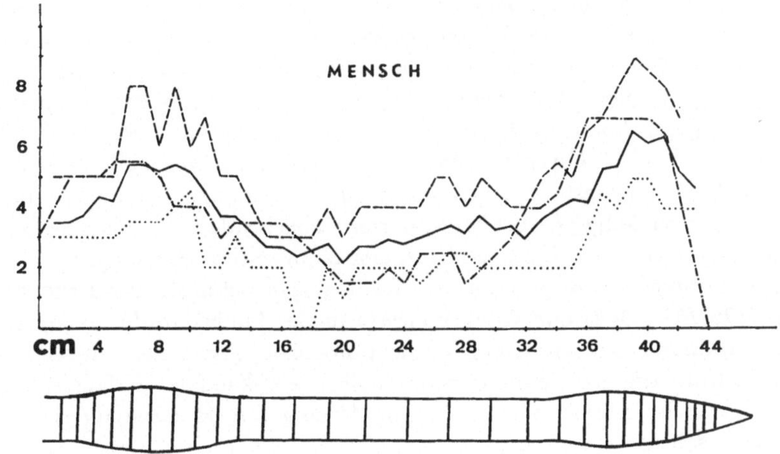

Abb. 18. Verteilungsdichte der Sulcusarterien pro cm Rückenmark am Menschen. —·—·— Maximumkurve, ... Minimumkurve, ——— Mittelkurve aus 10 Fällen, —·—·— Vergleichskurve von *Lazorthes* et al. 1961/62.

eigenen Untersuchungen an 10 Medullae 182—280 mit einem Mittel von 220 ± 46 pro Rückenmark. Die divergierenden Angaben sind durch individuelle Abweichungen und schwierige Abgrenzbarkeit der Zentralarterien und ihrer Äste selbst am Injektionspräparat bedingt.

Die regionale *Dichte* der Sulcusarterien schwankt stark. Wir fanden für das Halsmark (Länge um 11 cm) einen Durchschnitt von 70, für das Brustmark (Länge 20—22 cm) von 60 und für das Lendenmark (ca. 6 cm) von 50—70 bzw. das Sakralmark (Länge 2—3 cm) von 20—25 Sulcusarterien, was den von LAZORTHES et al. (1961, 1962) ermittelten Werten gleichkommt. Die aus der Zahl pro cm Rückenmark (Abb. 18) ermittelte Dichte der Sulcusarterien ist im Hals- und Lendenmark rund 2—3mal so groß wie im Brustmark, was mit den entsprechenden Masserelationen der grauen Substanz übereinstimmt und anderseits auf ein ontogenetisch unterschiedliches Längenwachstum der Segmente mit Überwiegen im Brustabschnitt und Auseinanderrücken der

Zentralarterien zurückgeführt wird (KADYI 1889, LAZORTHES et al. 1961, 1962).

Das *Kaliber* der Sulcusarterien bestimmten wir mit geringen Abweichungen zu den Angaben von SUH u. ALEXANDER (1939) für das Halsmark mit 90—200 μ, thorakal mit 60—80 μ und lumbal bis 120 μ.

Verzweigung und Verlauf

Entgegen früheren Ansichten (ROSS 1880, ADAMKIEWICZ 1881) gehen die Sulcusarterien am menschlichen Rückenmark selbständig alternierend nach rechts und links ab (KADYI 1889, SUH u. ALEXANDER 1939, PITZORNO 1903, GILLILAN 1958—62 u. a.). Das entspricht einer Persistenz der Embryonalverhältnisse, indem sie nach Fusion der Ventralanastomosen ihre Selbständigkeit behalten. Nur im Lumbosakralmark soll gemäß der ontogenetisch frühen Fusion eine alternierende Seitenverzweigung von einem kurzen gemeinsamen Stamm vorliegen können (HERREN u. ALEXANDER 1939, LEVANTOVSKIJ 1950, CLEMENS et al. 1957, GILLILAN 1958, LAZORTHES et al. 1962), doch sahen wir ähnliche Verzweigungsformen vereinzelt auch im unteren Brustmark, indem einzelne rechtwinkelig von der Ventralarterie abgehende Stämmchen 2—3 mm in die Fissura ant. eindringen und sich erst dann seitlich verzweigen.

Der *Verlauf* ist nach postmortalen Radiographiebefunden von LAZORTHES et al. (1957/58, 1962) und CORBIN (1961) in der Lumbalanschwellung leicht schräg, während wir an LATEX-Injektionspräparaten vereinzelt auch im oberen Brustmark eine leicht dorsokraniale oder -kaudale Verlaufsrichtung gegenüber meist streng rechtwinkeligem Abgang mit Horizontalverlauf im Halsmark sahen.

In der Tiefe der Fissura ant. biegt das Gefäß als *A. sulcocommissuralis* nach rechts o d e r links um und verzweigt sich *alternierend* (OBERSTEINER 1887) vor, in oder nach dem Eindringen in die Commissura alba ant. „fächerförmig" (FAZIO 1938) oder straußförmig in das spinale Grau. Die von LAZORTHES et al. beschriebene dichotome Verzweigung durfte durch Übereinanderprojektion mehrerer Ebenen an dicken angiographischen Füllungspräparaten beruhen, zumal Untersuchungen an Längsschnitten im allgemeinen geringe Höhenunterschiede der Seitenabgänge zeigen.

Während im Halsmark ein regelmäßiger und streng *alternierender* Verlauf dieser Äste besteht, ist er im Brustmark oft unregelmäßig. Streng alternierende Zweige können über kurze Strecken fehlen und werden vermutlich durch längere auf- und absteigende Ästchen kompensiert, die wir in diesem Abschnitt beobachten konnten. Sie ziehen in der Sulcustiefe zum Nachbarsegment, jedoch ohne Bildung einer fissuralen Längsanastomosenkette.

Zentrale Endäste

Wegen individueller Deutung der Injektionsbefunde werden die Endäste der Sulcusarterien unterschiedlich beschrieben (TESTUT 1908, CHARPY 1921,

SUH u. ALEXANDER 1939, CORBIN 1961). Im wesentlichen umfassen sie α) *vertikale* auf- und absteigende Zweige, die nahe dem Zentralkanal verlaufen und sich mit solchen der Nachbarsegmente verbinden, doch ist die Existenz einer kontinuierlichen inneren Längsanastomose (A. paracentralis ADAMKIEWICZ) umstritten (vgl. KADYI, LAZORTHES et al. bzw. CORBIN). In histologischen Routineuntersuchungen erkennt man auf Querschnitten jedenfalls relativ große Längszweige um den Zentralkanal, die horizontale und vertikale Kollateralen zum periependymären Grau abgeben. β) *Horizontalzweige*, von denen relativ kurze sich zum Kapillarnetz im zentralen Vorderhorngrau verzweigen, während längere bis zum Rand des Grau verlaufen und als R. dorsalis zur Clarkeschen Säule sowie als R. horizontalis mit Bestimmung für die ventralen und lateralen Vorderhornkerngruppen bezeichnet werden.

b) *Peripheres System (Vasocorona)*

Es umfaßt alle von der Rückenmarksoberfläche in die Peripherie eindringenden Gefäße und gliedert sich nach CLEMENS et al. (1957) in α) kurze *Rr. marginales*, die radiär in die Peripherie eindringen; β) ungleich lange Zweige, die bis zum Grau vordringen. Darunter werden unterschieden: Unpaare *A. fissurae*, die als Ast der A. spin. post. durch den Sulcus in größerer Zahl und kleinerem Kaliber als die Sulcusarterien verläuft und sich vor Erreichen der Commissura post. in die weiße Substanz verzweigt, ferner paare *Aa. interfuniculares* ADAMKIEWICZ, die aus den hinteren Längsketten gespeist sind und den Tr. Burdach versorgen. Einzelne Radiärzweige ziehen in das Grau, wobei die *A. cornu ant.* aus der A. spin. ant. oder A. spin. ant. lat. zum ventrolateralen Vorderhornrand und die *A. cornu post.*, die neben der A. fissurae in den Hinterstrang eintritt, bis zum Hinterhornkopf verläuft.

c) *Intramedulläres Kapillarnetz*

Die Binnenarterien verzweigen sich in ein Kapillarnetz, das erhebliche formale und quantitative Unterschiede zwischen grauer und weißer Substanz zeigt. Nach angioarchitektonischen Untersuchungen von FAZIO (1938), CRAIGIE (1930) u. a. besteht im Mark ein relativ lockeres longitudinales, aus länglichen Schlingen und Maschen gebildetes Kapillarnetz, während im Grau eine äußerst dichte, knäuelförmige Anordnung vorliegt, die enge Beziehungen zur Zahl, Anordnung und Dichte der Nervenzellen (BERTRAM u. IHRING 1958, ISHIKAWA 1959), zur Synapsendichte (DUNNING u. WOLF 1937) sowie zu metabolischen Besonderheiten der Neurone (SCHARRER 1944) aufweisen soll (Lit. bei SARTESCHI u. GIANNINI 1960). Das Vorderhorn ist wesentlich dichter vaskularisiert als das Hinterhorn bei stärkerer Kapillardichte im Grau der Hals- und Lendenanschwellung gegenüber dem Brustmark. Die Grenze zwischen grauer und weißer Substanz ist durch Änderung der Orientierung und Dichte der Kapillarmaschen gekennzeichnet. Das Kapillarnetz geht direkt in

die venöse Strombahn über. Das soll vorwiegend in den zentralen Vorderhorn-
abschnitten erfolgen, deren erhöhte Vulnerabilität gegen O_2-Mangel dadurch
gegenüber den näher am arteriellen Schenkel liegenden peripheren Zellgruppen
interpretiert wurde (KROGH 1945—50), doch ist eine derartige Anordnung
nicht bestätigt.

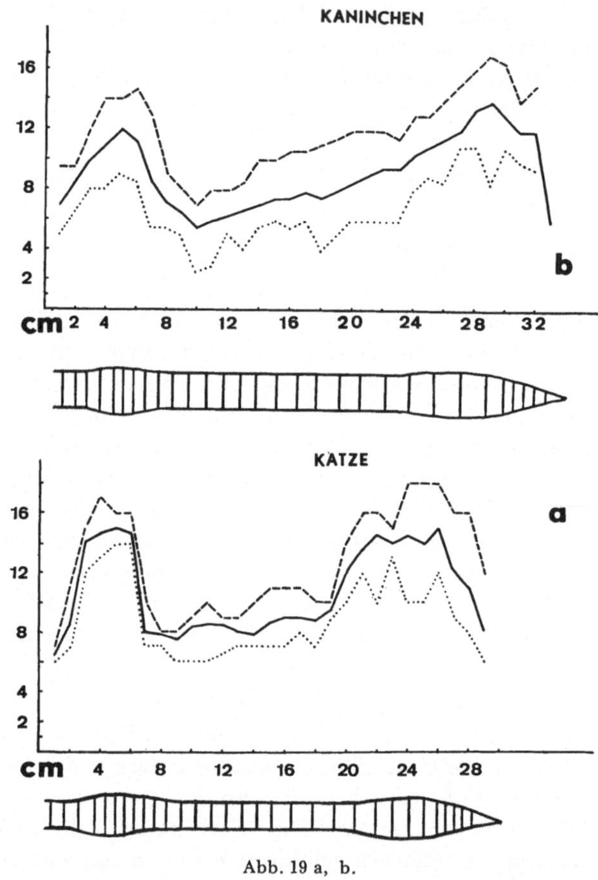

Abb. 19 a, b.

Vergleichend-anatomisch überwiegt in der aufsteigenden Vertebratenreihe das
zentrale gegenüber dem peripheren System.

Die *Zahl der Sulcusarterien* ist zwischen den Species auffallend konstant. Eigene
Untersuchungen an Ratte und Cavia konnten die Angaben von WOOLLAM u. MILLEM
(1955) und KNOX-MACAULAY et al. (1960) annähernd bestätigen (Tab. 2). Die erhobenen Mittelwerte für die Einzelabschnitte zeigen, daß das Lumbalmark durchweg
stärkere ventrale Zuflußdichte als das Halsmark aufweist und dieses wieder stark den
Brustabschnitt übertrifft. Die an der Katze erhobenen Werte übertreffen die aus
angiographischen Abbildungen von SOUTOUL et al. (1964) maßstäblich ermittelten
Zahlen, während solche für Hund und Primaten u. W. bisher nicht vorliegen.

Die regionalen *Dichteunterschiede* der Sulcusarterien bei Katze und Nagern (Abb. 19 a—d) bestätigen die starke cerviko-lumbale Prädominanz gegenüber dem Brustmark, wobei die Dichte innerhalb der Anschwellungen nur gering abweicht. Als numerische Bestätigung der Befunde von GOUAZE et al. (1964) erhoben wir an Katze

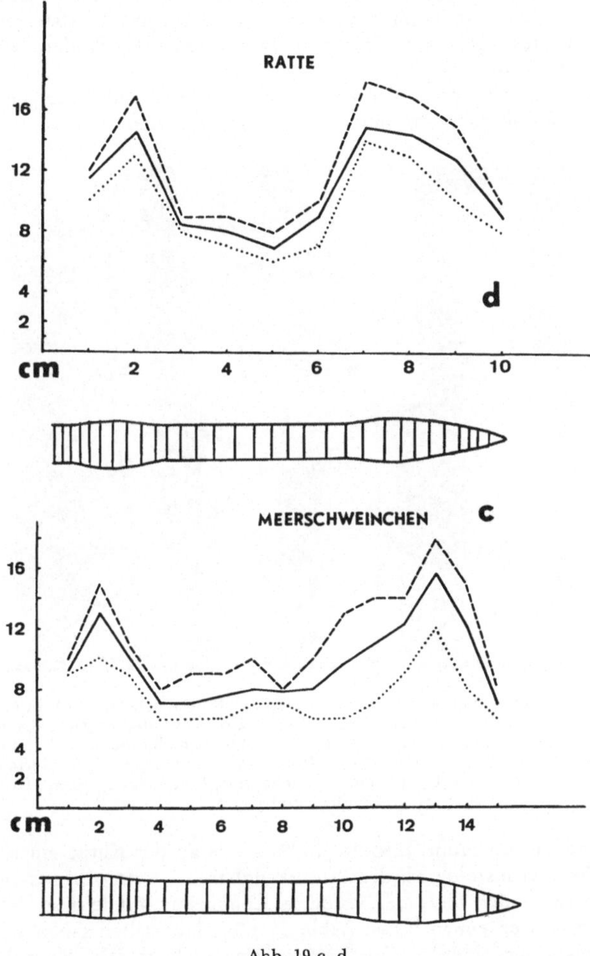

Abb. 19 c, d.

Abb. 19. Zahl der Sulcusarterien pro cm Rückenmark bei a) Katze (n = 5), b) Kaninchen (n = 13), c) Cavia (n = 6), d) Ratte (n = 6).
— — — Maximumkurve, . . . Minimumkurve, ———— Mittelkurve.

und Ratte eine höhere Gefäßdichte im Hals- gegenüber dem Lendenmark, während Cavia, Kaninchen und Hund — ähnlich dem Menschen — ein umgekehrtes Verhältnis zeigen. Die geringste Zuflußdichte besteht in verschiedenen Brustregionen.

Verlauf und Verzweigung der Sulcusarterien unterliegen bei Nagern (WOOLLAM u. MILLEM 1955, GOUAZE et al. 1963/64) und auch beim Hund regionalen Unterschieden. Einer dichotomen Teilung mit büscheliger Horizontalverzweigung in den Anschwel-

lungen steht eine monopode, isoliert alternierende Verzweigung der locker angeord-
neten Äste im Brustmark gegenüber. Am Kaninchen sahen wir isoliert alternierenden
oder gabelförmig alternierenden Abgang vom Längsgefäße im Brustmark sowie alternierende Verzweigung von einem kurzen gemeinsamen Ast, die zwar im Hals- und
Lendenmark überwiegt, aber auch im Thorakalbereich auftreten kann (Abb. 8 b,
20 a—d). Der Verlauf ist im Brustmark horizontal bei leicht aufsteigender Tendenz
im Lumbal- und absteigender Richtung im Halsmark, doch fanden wir leichte Ver-
laufsschräge auch im Brustmark.

Die *Aufzweigung* in der Sulcustiefe erfolgt in auf- und absteigenden Äste, die
sich zu kurzen Längsketten verbinden können, sowie in Horizontaläste, die insbeson-

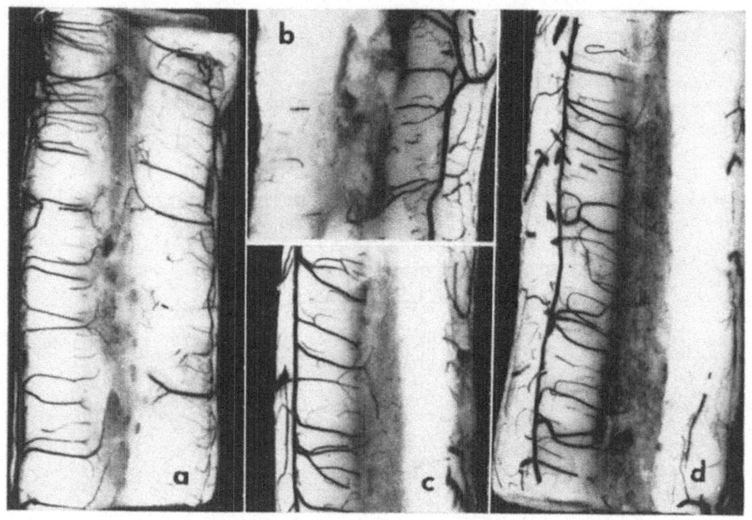

Abb. 20. Dichte und Verzweigung der Sulcusarterien am Kaninchen (LATEX-Injektionspräparat):
a, d = 1 cm Rückenmark. a) Halsmark C 3. Getrennt alternierender Abgang. Deutlich geringere
Zahl der Aa. fissurae. b) Dorsalmark D 1. Isoliert alternierender oder dichotomischer Abgang
von kurzem Stamm. c) Dorsalmark D 6. Wechselnder Abgangsmodus Geringe Dichte der
Sulcusarterien. d) Lumbalmark L 3/4. Häufige dichotome Verzweigungsform. Große Dichte der
Sulcusarterien.

dere bei Kaninchen und Hund (HOCHE 1899) sowie an der Katze einen — an Quer-
und Frontalschnitten histologisch deutlich erkennbaren — *alternierenden* bogigen Abgang vor, in oder in der Tiefe der vorderen Commissur mit leichter *Höhendifferenz*
zwischen den Seiten erkennen lassen (Abb. 21 a, b). Nur selten sahen wir am Kaninchen im Halsmark eine gleichzeitige Verzweigung in bilaterale Aa. sulco-commissu-
rales, wie sie für Frosch, Alligator und Haushuhn (STERZI 1904) sowie Opossum
(VORIS 1928) im Gegensatz zu den höheren Mammalia als typisch gilt. Das steht nur
in scheinbarem Gegensatz zu den an Katze (BRADSHAW 1958, SOUTOUL et al. 1964)
und Kaninchen (GOUAZE et al. 1963/64) mittels postmortaler Angiographie erhobenen
büscheligen bilateralen Verzweigungsform, da diese Methode wegen der Präparat-
dicke dreidimensionale Verhältnisse wiedergibt und wegen der geringen Höhenunterschiede der Seitenabgänge eine dichotome Aufteilung vortäuscht, die als primitiveres
Ordnungsprinzip gilt. Auch an Querschnittserien von je 30 γ Dicke konnten wir eine
Verzweigungsdichotomie bei Katze und Kaninchen nur äußerst *selten* beobachten.
Eine sinusoide Schlängelung der Sulcusarterien bei der Katze (GOUAZE et al. 1964)

becbachteten wir nicht. Die baum- und büschelartige Verzweigung der Sulcusarterie in griseale Endäste, die bis zur Vorderhornperipherie reichen, ist im Halsmark dichter als thorakal. Daneben gehen verzweigte und unverzweigte Arterien zum Zentralkanal und bilden hier mehrere ein- oder mehrsegmentale Längsketten (COIMBRA 1957). Die intramedulläre Versorgung erfolgt bei Nagern und höheren Säugern streng *halbseitig* ohne Verbindung zur Gegenseite.

Das *periphere System* steht in gewissem phylo- und ontogenetischem Gleichgewicht mit dem Zentralsystem, zeigt aber bei den meisten Säugern einen dem Menschen ähnlichen Bau mit kurzen und langen, bis ins Grau ziehenden Zweigen. Die Aa. fissurales sind nach eigenen Befunden bei Katze und Kaninchen geringer an Zahl als die Sulcusäste, aber kaum kaliberschwächer (Abb. 20 a). Sie zeigen meist horizontalen,

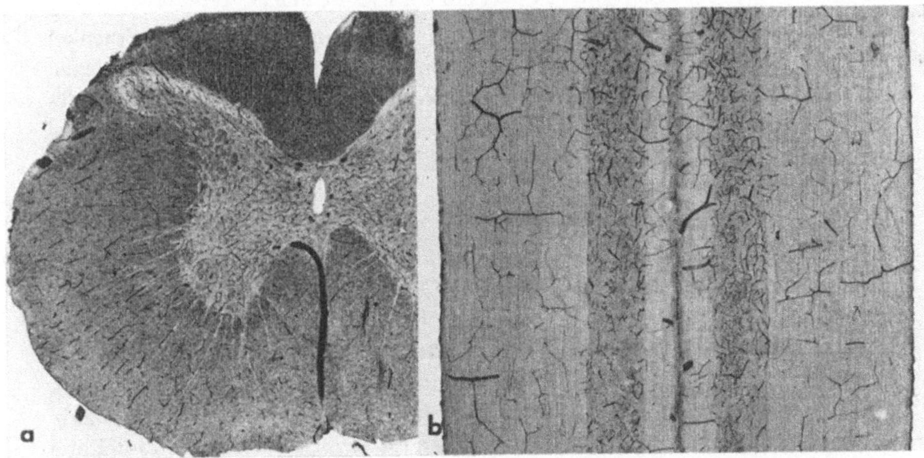

Abb. 21. a) Kaninchen, Segment C 4. Latex-Füllung; Gefrierschnitt. Unilateraler bogiger Verlauf der Sulcus- bzw. Sulco-commissuralarterie zum Vorderhorn. b) Katze, Segment D 9. Frontalschnitt. Latex-Füllung, Gefrierschnitt. Alternierender, höhendifferenter Abgang der Seitenzweige der Sulcusarterien. Deutliche Unterschiede in Dichte und Bau des Kapillarnetzes zwischen Mark und Grau. Horizontaler Verlauf von Markvenen zur Peripherie.

stets isolierten Abgang von der A. spinalis post mit Abgabe nur kurzer auf- und absteigender Äste in der Sulcustiefe. Die intramedullären Zweige verlaufen ähnlich wie beim Menschen, während beim Meerschweinchen das Hinterhorn durch ein bogiges Gefäß von ventrolateral versorgt wird.

Das *Kapillarnetz* zeigt entsprechend der Zunahme der grauen Substanz hier durchweg größere Dichte als im Mark, wobei wir für Katze und Kaninchen die am Menschen und der Ratte bekannten architektonischen Unterschiede (CRAIGIE 1930, FAZIO 1938) weitgehend bestätigen können (Abb. 21 b). Nach CRAIGIE (1920, 1931) besteht auch im Mark unterschiedliche Kapillardichte mit Bevorzugung der Pyramidenstränge. Bei Fischen und Amphibien sind die Gefäße im Mark meist longitudinal und im Grau quer angeordnet, wobei Anastomosen zwischen beiden Gebieten bestehen (SHISHOVA 1964). Innerhalb einer Spinalhälfte bestehen Anastomosen zwischen dorsalen, ventralen und lateralen Gefäßen (BRIGHTMAN 1956). Die von BRADSHAW (1958) bei der Katze beschriebene intramedulläre antero-posteriore Anastomose konnten wir weder bei dieser Species noch am Kaninchen nachweisen.

D. Das venöse Abflußsystem

Für die Rückenmarksvenen wurde ein dem arteriellen System annähernd gleiches Verteilungsmuster angenommen (ADAMKIEWICZ 1881/82, KADYI 1889, HERREN u. ALEXANDER 1939, TUREEN 1938), doch bestätigen neuere Untersuchungen von CLEMENS (1961 a, b), CLEMENS u. v. QUAST (1960) bzw. v. QUAST (1961) sowie OSWALD (1961) die bereits von CHARPY (1921) betonten Abweichungen beider Abschnitte, welche den Venensystemen des Rückenmarks sowie der Wirbelsäule in morphologischer wie funktioneller Hinsicht einer Sonderstellung einräumen (CLEMENS 1961 u. a.).

1. Venöse Binnensysteme

Das intramedulläre Kapillarnetz, das direkt in den venösen Schenkel übergeht, wird von horizontal und radiär zur Oberfläche ziehenden Venen drainiert. Analog der arteriellen Versorgung unterscheidet man ein zentrales und peripheres Abstromsystem, doch ist deren Trennung weniger streng und zeigt auch Abweichungen in der Verteilung gegenüber den Arterien.

a) *Peripheres System*

Die Rückenmarksperipherie wird durch viele radiär verlaufende *Rr. marginales* entblutet, die rechtwinkelig in die Querketten der Oberfläche münden. Sie drainieren die Seitenstränge sowie periphere Anteile des Grau. Im Vorderstrang verlaufen zwischen den Wurzelbünden die *Vv. radiculares ant.* ADAMKIEWICZ, die auch das ventrale Vorderhorngrau erreichen und außen in die Vorderwurzelvenen münden. Hinterhorn und Teile der CLARKEschen Säule werden samt dem N. reticularis von den *Vv. radicularis post.* mitentblutet, die in den hinteren Sulcus collat. münden. Das periphere System reicht daher weit über das arterielle hinaus.

b) *Zentrale Systeme*

Die vorderen und hinteren Medianvenen laufen neben den entsprechenden Arterien als unpaare Äste in oder in der Nähe der Mittellinie des Rückenmarks.

α) Dorsomedialvenen

Die Hinterstränge werden von mit Arterien laufenden Vv. *fissurae* et *interfasciculares* entblutet. Sie haben größere Konstanz als die Ventralvenen und sind stärker als die Arterien. Die Fissurvenen vereinigen sich bogig aus *bilateralen* Ästen in der hinteren Commissur und münden mit den paramedianen Ästen in die V. med. spin. post und Vv. posterolat. Diese nehmen auch die *Vv. cornu post.* auf, die als größte intramedulläre Vene das Blut aus der CLARKEschen Säule, Subst. Rolando und N. reticularis sammelt (CLEMENS u. v. QUAST 1960). Auf eine große Drainagevene wiesen SUH u. ALEXANDER (1939) hin, die vom Vorderhornzentrum über das Hinterhorn in die Posterolateralkette mündet und als Ausgleichsfaktor zur Stabilisierung des intramedullären Venendrucks gilt.

β) Vorderes Zentralsystem — Sulcusvenen

Den ventralen Zentralvenen entsprechen zahlreiche Zweige, die das Grau entbluten und sich in der Tiefe der Fissura med. ant. zu den *Vv. sulcocommissurales* vereinigen. Sie nehmen Venen aus Seitenhorn und -strang auf und münden *bilateral-symmetrisch* in die *Sulcusvenen*. Diese entbluten damit Commissura ant., Vorderhorn, intermediäres Grau und Teile der CLARKEschen Säule, wodurch das vordere Drainagesystem gegenüber dem arteriellen Gebiet zugunsten des dorsalen Abstromsystems zurücktritt, doch sammeln die Sulcusvenen das Blut aus *beiden* Rückenmarkshälften.

Die *Zahl* der Sulcusvenen wird gleich oder größer als jene der Aa. sulci (ADAMKIEWICZ, KADYI) oder geringer eingeschätzt (HERREN u. ALEXANDER 1939, LAZORTHES et al. 1962). Ihr *Kaliber* schwankt zwischen 30—60 und 160—190 μ mit einem Mittel von 100 μ (KADYI 1889, SUH u. ALEXANDER 1939), doch sollen keine Kaliberabweichungen von den Sulcusarterien bestehen.

Der *Verlauf* ist leicht geschlängelt, einander oft überkreuzend und durch zahlreiche, die relativ geringe Abstromkapazität ausgleichende intra- und extramedulläre Längs- und Schräganastomosen oft über mehrere Segmente verknüpft, um im gleichen oder benachbarten Segment in die V. med. spinalis ant. zu münden. Die Existenz einer periependymären Längsanastomosenkette wird ähnlich wie bei den Arterien unterschiedlich beurteilt (vgl. OBERSTEINER 1887, KADYI 1889, CHARPY 1921).

Vergleichend-anatomische Angaben über das spinale Venensystem sind spärlich (INNES u. SAUNDERS 1962). Das Verhalten der venösen Binnendrainage zeigt nach Befunden an Cavia (COIMBRA 1957) und eigenen Beobachtungen an Kaninchen und Katze nur geringe Abweichungen vom Menschen, die im wesentlichen in einem noch stärkeren Überwiegen des peripheren Radiärsystems gegenüber den zentralen Abflüssen gekennzeichnet sind. Diese lassen keine ventrale Prädominanz erkennen. Mächtige Horizontalzweige, die oft vom Randgrau ausgehen, durchziehen radiär das Mark und münden rechtwinkelig in die Querverbindungen der venösen Längsketten (Abb. 21b). Die Radiärvenen entbluten große Abschnitte des Grau, indem mehrere große Venenbögen von der Spitze bzw. lateralem Vorder- und Seitenhorn zur ventralen und lateralen Oberfläche und vom Hinterhorn bogig durch die Hinterstränge peripherwärts ziehen. Nur mediales und ventrales Vorderhorn entsenden Zweige über die Sulcocommissuraläste, die sich *bilateral*-dichotom zu den Sulcusvenen vereinigen. Sie sind durch mehrere, über Segmente verlaufende Längsketten um den Zentralkanal und in der Sulcustiefe untereinander dicht verbunden, bevor sie in die ventrale Längsvene münden.

2. Venen der Rückenmarksoberfläche

Das dichte oberflächliche Venennetz, dessen Verteilung von den Arterien stark abweicht, besteht aus 2 großen unpaaren Längsketten, den *Vv. med. spin. ant.* et *post.* mit reichlich queren Seitenästen, die sich in kleinere auf- und

absteigende Äste gabeln und dadurch 4 kleinere, inkonstante Längsanastomosen, die *antero-* und *posterolateralen* Seitenketten bilden.

a) *Vena mediana spinalis anterior*

Die große unpaare Ventralvene, die Blut aus den Vv. sulci erhält, zieht als
einheitliche Längsanastomosenkette geschlängelt in oder nahe dem Sulcus
med. ant. und liegt beim Menschen durchweg hinter der A. spinalis anterior.
Sie verläuft fast über die gesamte Rückenmarkslänge, hat oral Anschluß an
das pontine Venensystem und geht am Filum terminale bei 56—70 % (KADYI,
v. QUAST) in die V. terminalis über, die bis zur Spitze des Duralsackes zieht
und diesen durchbohrt. Beim Rest löst sich der kaudale Abschnitt in viele
kleinere Venenstämme auf, die das Blut aus dem Filum terminale und kaudalen Conus in den in variabler Höhe endigenden einfachen oder doppelten
R. descendens der V. radicularis magna als dem kaudalen Abschnitt der Ventralvene ergießen.

Der stark geschlängelte Verlauf läßt die vorderen Längsvenen oft aus der
Fissur heraustreten und rechts oder links der Arterie liegen, von der sie oft
überkreuzt wird, während wir den umgekehrten Vorgang mit v. QUAST
(1961) am Menschen nur selten sahen. Die Längsvene zeigt oft scheinbare
Verdoppelungen, indem sie sich aus 2—3 parallel laufenden Ästen aufbaut,
die wir mit v. QUAST (1961) als den arteriellen „Inseln" entsprechende Rudi-
mentbildungen ansprechen. Sie treten häufiger als an der Arterie auf. Ähnlich
LAZORTHES et al. (1962) sahen wir sie nicht selten in geringer Längsausdehnung im Halsmark, häufiger über mehrere Segmente des Brustmarks sowie im
Lendenmark, wo die A. spin. ant. von 2 großen Längsvenen flankiert erscheint. Das spricht für eine analoge ontogenetische Entwicklung, aber gegenüber den Arterien verzögerte Rückbildungs- und Fusionstendenz, die auch in
anderen spinalen Gefäßabschnitten nachweisbar ist. Anderseits besteht vereinzelt auch *anatomische Diskontinuität* mit Unterbrechung der V. med. spin.
ant. über 1/2—1 Segment, vorzugsweise im Halsmark.

Das *Kaliber* der medianen Längsvene schwankt zwischen 0,3—1,5 mm und
nimmt im allgemeinen von kranial nach kaudal zu (SUH u. ALEXANDER 1939,
v. QUAST 1961). Sie ist am stärksten im Lumbosakralmark (PERESE u.
FRACASSO 1959), um als V. terminalis rasch abzunehmen. Eigene Querschnitts-
messungen an nicht injizierten, daher nur Annäherungswerte vermittelnden
Präparaten ergaben Durchmesser im Halsmark von 300—400 μ, von 180 bis
800 μ im Brustmark und von 600—900 μ im Lendenmark, was mit histologischen Meßergebnissen annähernd übereinstimmt.

b) *Vena mediana spinalis posterior*

Die hintere Längsvene verläuft als unpaare Anastomose ohne entsprechende
Arterie kontinuierlich über das gesamte Rückenmark und nimmt Blut aus den
Vv. fissurales auf, das über die hinteren Wurzelvenen drainiert wird. Kranial

hat sie nach Kadyi Verbindungen mit Venen der Oblongata, des Kleinhirns sowie mit dem Sinus petrosus inf. und cavernosus, während sie nach Adamkiewicz am Rand der Rautengrube scharf abschneidet und nicht in den 4. Ventrikel reicht. Kaudal endet sie am Conus ohne V. terminalis und wird von mehreren kaudalen Ästen gespeist. Die mediane Dorsalvene verläuft stark geschlängelt, insbesondere im unteren Rückenmark.

Das *Kaliber* wechselt stark, doch können wir gegenüber Clemens u. v. Quast die Befunde von Kadyi sowie Lazorthes et al. bestätigen, wonach sie im allgemeinen die vordere Längsvene an Stärke übertrifft. Auf Grund histologischer Vergleichsuntersuchungen an 1000 menschlichen Medullae trifft das besonders für die kaudalen Spinalabschnitte ohne Altersbezogenheit zu, obwohl im höheren Alter oft eine allgemeine Kaliberzunahme der kaudalen Rückenmarksvenen imponiert.

c) *Venae anterolaterales*

Beidseits neben oder zwischen den Vorderwurzelbündeln liegen die paarigen anterolateralen Seitenketten als fortlaufende Längsanastomosen zwischen den Vorderwurzelvenen. Sie erhalten Blut aus den Vorder- und Seitensträngen und stehen mit der V. spin. med. ant. über die Wurzelvenen in Verbindung (Tureen 1938, Perese u. Fracasso 1959). Sie sind erheblich stärker als die ventrolateralen Arterienketten, gleich diesen aber meist diskontinuierlich, segmentweise unterbrochen bzw. in lockere Netze aufgelöst. Sie sind vor allem dort kräftig ausgebildet, wo die V. med. spin. ant. zart oder diskontinuierlich verläuft. Ihre stärksten Kaliber liegen im Halsmark und nehmen nach kaudal bis zum Lumbalmark ab (Lazorthes et al. 1962, Clemens u. v. Quast 1960).

d) *Venae posterolaterales*

Geringere Kontinuität zeigen die beidseits bzw. hinter den Hinterwurzelbündeln laufenden hinteren Längsseitenketten, die ihren Zufluß aus Hinterhorn und Hintersträngen erhalten und mit den hinteren Wurzelvenen, der V. med. spin. post und gelegentlich auch durch breite Queranastomosen mit den Vv. post. lat. der Gegenseite verbunden sind, aber auch durch multiple intramedulläre Anastomosen mit den Sulcusvenen und daher auch mit dem ventralen Venensystem kommunizieren (v. Quast 1961). Ihr Kaliber ist umgekehrt proportional dem der V. med. spin. post., doch reichen sie nur bis in das Gebiet der V. radicularis magna.

Die Selbständigkeit der von Adamkiewicz (1882) beschriebenen Posterolateralketten wurde von Kadyi (1889) bestritten, der die beidseits der dorsalen Medianvene laufenden Äste als Radikularnerven identifizierte, die von der V. med. spin. post. entspringen, aber nicht direkt zur segmentalen Nervenwurzel ziehen, sondern noch parallel zur Mittellinie auf- oder absteigen und erst nach längerem Intervall mit einer Nervenwurzel oder selbständig die Dura durchbrechen. Eigene Befunde bestätigen die Erfahrungen von Ziehen (1911), Pollack (1936), Clemens u. v. Quast (1960)

u. a., daß in rund 95 % der Medullae selbständige Vv. post. lat. bestehen, obwohl von ihnen nicht selten selbständige, von den Hinterwurzelvenen unabhängige Abflüsse durch die Dura treten können.

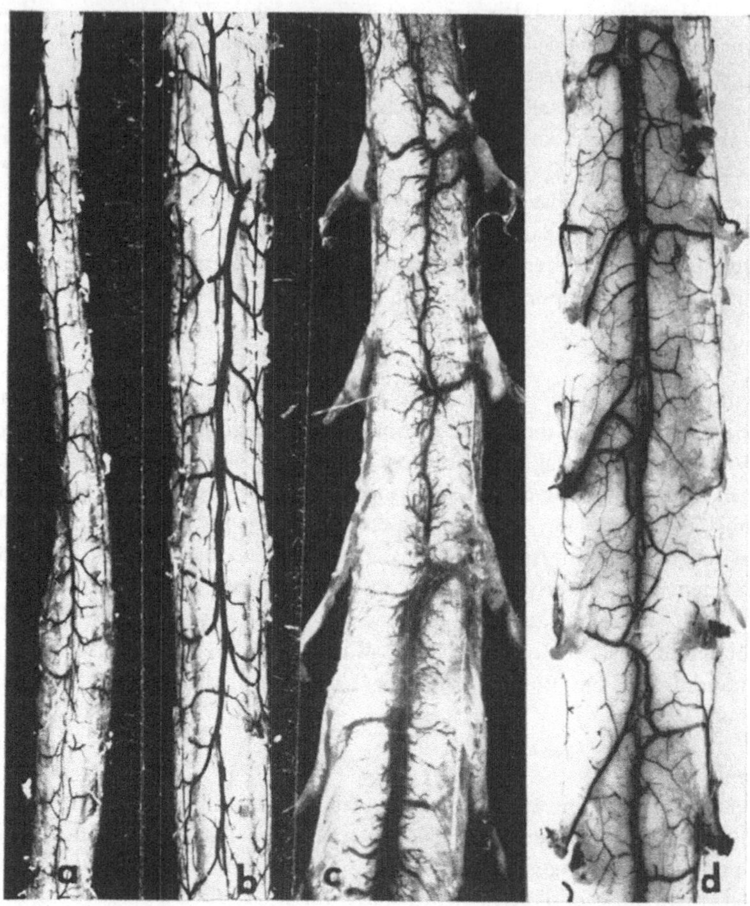

Abb. 22. a) Ratte, Brustmark. Mächtige aber diskontinuierliche V. spin. med. post. b) Cavia, Brustmark, Dorsalfläche. Mächtige V. med. spin. post. mit kaliberstarken Querketten. c) Kaninchen, Brust- und Lendenmark, Dorsalfläche. Zarte V. spin. post. im Brustabschnitt; stärkeres Kaliber lumbal mit Mündung in V. rad. magna post., die großen kaudalen Zuflußast aufweist. d) Kaninchen, Halsanschwellung, Ventralfläche. A. spin. ant. von meist doppelläufiger Venen beidseits begleitet.

e) *Querverbindungen*

Neben den Längsketten laufen an der Rückenmarksseitenfläche zarte, unregelmäßige Venen, die aus der weißen Substanz austreten und ein netzförmiges perimedulläres Geflecht bilden, das in die Wurzelvenen und Längsanastomosen drainiert. Zwischen diesen bestehen in verschiedenen Intervallen

horizontal oder schräg die Spinaloberfläche umspannende weite Queräste, die
gürtelförmige Anastomosen zwischen den Längsketten bilden.

Vergleichend-anatomisch ergeben sich bei Rodentia und Katze nach eigenen Befunden analoge oberflächliche Venenverhältnisse, doch sind die gürtelförmigen Quer-
und Schrägverbindungen entsprechend dem Überwiegen des peripheren Drainage-
systems insbesondere bei den Nagern deutlich stärker ausgebildet (Abb. 22 b). Die
Medianvenen und Seitenketten sind im allgemeinen identifizierbar. Die aus den
Vv. fissurae gespeiste und von den Hinterwurzelvenen entblutete mediane oder paramediane V. spin. post, deren Existenz Coimbra (1957) bestreitet, zeigt meist größeres
Kaliber als die Ventralvene, kann aber in ihrer Kontinuität unterbrochen sein
(Abb. 22 a—c). Kaudal reicht sie bis zum Conus; eine V. terminalis fehlt und ist
durch mehrere, von Querästen verbundene Längsvenen ersetzt. Häufiger als beim
Menschen sind multisegmentale Verdoppelungen der Ventralvene nach Art langge-
streckter „Inseln" im Brust- und Halsmark mit dazwischen laufender A. spin. ant.
vorhanden (Abb. 22 d). Die neben oder zwischen den Wurzeln unabhängig von den
weit zarteren seitlichen Längsarterien ziehenden Seitenketten sind oft diskontinuierlich und werden durch auf- und absteigende Äste der großen Quervenen gebildet. Die
V. spin. post. ist oral mit Kleinhirnvenen, die V. med. spin. ant. mit großen pontinen
Venen verbunden, während die V. post. lat. in einen Querast derselben mündet.

3. Die Wurzelvenen

Aus den perimedullären Plexus wird das Blut über die Wurzelvenen
drainiert. Sie erhalten ihr Blut aus den kleinen perforierenden Spinalvenen,
den großen Längs- und Queranastomosen sowie den alle Wurzeln begleitenden
Vv. radiculares propriae. Verlauf und Verteilung der Wurzelvenen richten
sich im wesentlichen nach der Lage der Nervenwurzeln. Sie zeigen starke
Abweichungen vom Verlauf der Wurzelarterien bzw. sind von diesen unabhängig. Ein — rein zufälliger — gemeinsamer Verlauf von Wurzelarterie und
-vene ist gegenüber dem isolierten Venenabgang selten, doch begleiten mitunter kleine Vv. comitantes die Wurzelarterien. Die Venen verlaufen meist
mit oder nahe den Wurzelnerven und durchbrechen seltener als die Arterien
die Dura in gesonderter Öffnung (Ferri u. Frignani 1964). Grundsätzliche
Abweichungen in Verlauf und Verhalten der Ventral- und Dorsalabflüsse bestehen nicht.

Die *Zahl* der Wurzelvenen übertrifft wesentlich jene der Arterien. Ihr
Gesamt pro Rückenmark schwankt zwischen rund 15 (Suh u. Alexander
1939) über 34—60 mit einem Mittel von 44,2 (Kadyi 1889) bzw. von 38
(Tureen 1938) bis zu 43—70 mit einem Mittel von 56 (v. Quast 1961). Nach
Clemens u. v. Quast (1960) sind zwischen C 8 und S 3 praktisch in jedem
Segment eine vordere und hintere V. radicularis vorhanden.

a) Vorderwurzelvenen

Die Vv. radicularis ant. folgen im Hals- und Brustmark oft den Wurzeln
nicht im gesamten Verlauf, sondern oft ziehen 2—3 Venen an ihnen entlang
und vereinen sich zu einem Strang vor dem Duradurchtritt (Sarteschi u.
Gianninni 1960, Lazorthes et al. 1962). Dieser erfolgt im Hals- und Len-

denmark fast immer gemeinsam mit der Wurzel, im Brustmark bei einem Drittel der Fälle durch eine eigene Öffnung (FERRI u. FRIGNANI 1964).

Zahl und Verteilung

Quantitative Untersuchungen über das spinale Venensystem des Menschen erfolgten bisher nur an kleinem Material. Die *Gesamtzahl* der Ventralvenen schwankt — außer den unwahrscheinlichen Angaben von SUH u. ALEXANDER (1939) — zwischen 18—40 mit Mittelwerten von 19—30 (KADYI 1889, v. QUAST 1961 — Tab. 3). Die Auswertung von 220 Medullae des eigenen Materials ergab bei Extremwerten von 11—40 eine mittlere Schwankungsbreite von 20—28 mit einem Mittel von 23 Vv. rad. ant. pro Rückenmark.

Für das *Halsmark* bewegen sich die Angaben zwischen 3—8 (v. QUAST) und 6—15 (KADYI) bei Extremwerten am eigenen Material von 2—10 und einem Mittel von 5 Venen.

Im *Brustmark* besteht größere Schwankungsbreite zwischen 6—27 Ventralabflüssen mit zwei Häufigkeitsgipfeln von 12—13 bzw. 16 bei einem groben Durchschnitt von 14 Venen.

Das *Lendenmark* zeigt bei Extremwerten von 0—9 eine mittlere Häufigkeitsschwankung von 3—5 sowie ein Mittel von 4 Vorderwurzelvenen, während im *Sakralmark* bei gleichen Extremwerten in rund 50 % nur eine Vene vorliegt.

Segmentverteilung

Die Auswertung eigener und früherer Befunde an 267 Medullae über die prozentuelle Segmentverteilung der Ventralvenen ergibt nur geringfügige Abweichungen, die vor allem den Häufigkeitsanteil im Hals- und Lendenmark betreffen (Abb. 23). Während KADYI zahlreiche ventrale Abflüsse im oralen Halsmarkdrittel vermerkte, konnten wir mit v. QUAST in C 1 niemals und in C 2 kaum eine Vorderwurzelvene feststellen, während wir im Lumbosakralmark eine geringere Drainagefrequenz erhoben. Die Mittelkurve zeigt annähernd gleiche Verteilung in Hals- und Lendenanschwellung mit relativ größerem Abflußreichtum im Brustmark.

Die Verteilung der Vorderwurzelvenen auf die Einzelsegmente (Abb. 24) zeigt gegenüber den Befunden von v. QUAST weit geringere Schwankungen zwischen Extremwerten und Seitenlokalisation. Außer leichtem Rechtsüberwiegen im mittleren Halsmark fanden wir annähernde Verteilungssymmetrie. In beiden Verteilungskurven tritt ein seichter *Einschnitt in C 8/D 1* hervor.

Kaliber

Die makroskopische Durchmesserbestimmung an injizierten und nicht gefüllten Präparaten beinhaltet große Fehlerquellen. Nach TUREEN (1938) besteht im Hals- und Brustmark ein mittlerer Durchmesser der Ventralvenen von 0,5 mm mit regelmäßiger Verteilung, während die großen kaudalen

Abflüsse 0,6—1,1 mm messen. Eigene Lupenmessungen ergaben für das Brustmark Kaliber von 80—960 µ gegenüber 160—480 µ im Halsmark, während im Lumbalmark mehrere Abflüsse bis 1000 µ Stärke vorliegen, von denen einer in Analogie zur A. radicularis magna als kaudaler Hauptdrainageast herausgestellt wird (KADYI, v. QUAST).

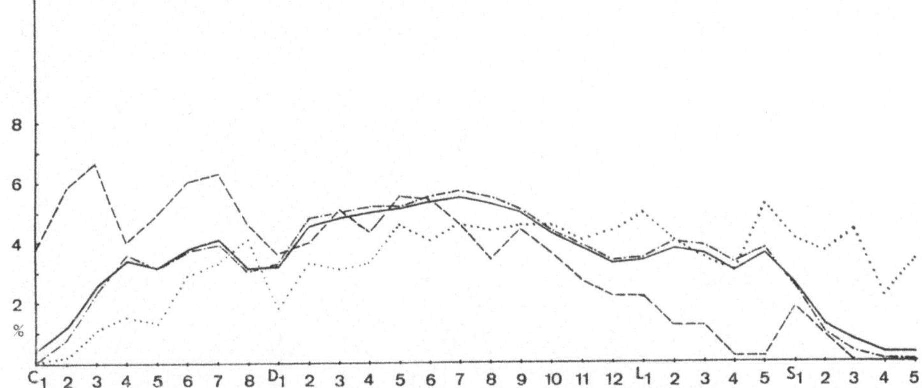

Abb. 23. Prozentuelle Segmentverteilung der Vorderwurzelvenen am menschlichen Rückenmark.
———— Mittelkurve von 267 Präparaten, — — — Mittelkurve von *Kadyi* (29 Fälle), ... *von Quast* (18 Fälle), — . — . — *Jellinger* (220 Fälle).

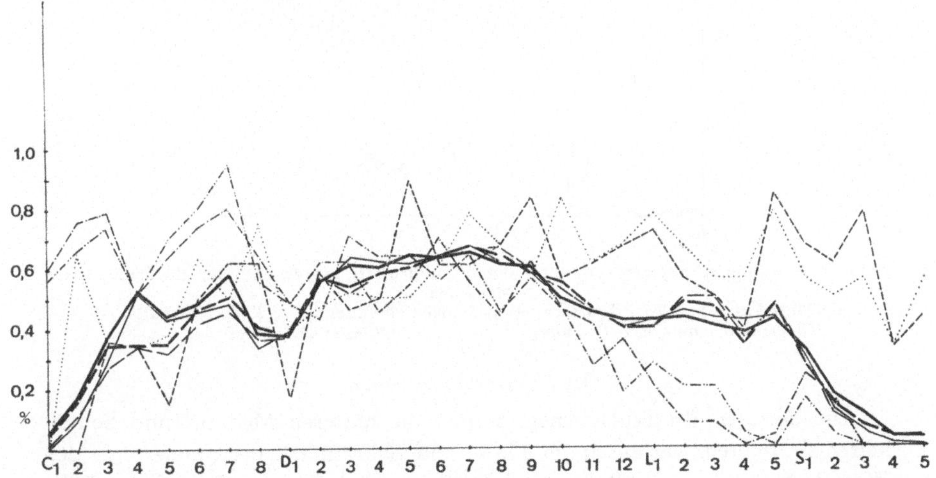

Abb. 24. Mittlere Verteilung der Vorderwurzelvenen auf Einzelsegmente am menschlichen Rückenmark (Fallzahl vgl. Abb. 23).
———— rechts, — — · — links (stark ausgezogen). *Kadyi* — . — . — rechts, — . . — . . — links; *von Quast* — — — rechts, ... links; *Jellinger* ———— rechts, — — — links.

Vena radicularis magna anterior

Eine oder mehrere mächtige Venen drainieren das kaudale Rückenmark, unter denen in 40 % (CLEMENS u. v. QUAST 1960) bis 80 % (KADYI) eine

V. radicularis magna identifiziert wurde. Die Auswertung von 330 Medullae
ließ eine solche in fast 90 % erkennen. Sie ist zwischen D 6—S 3 lokalisiert
und geht am durchschnittlich häufigsten im Segment L 2, gefolgt von L 1 ab
(Abb. 25), wobei das Seitenverhältnis sich wie 2 : 3 zugunsten von links verhält.

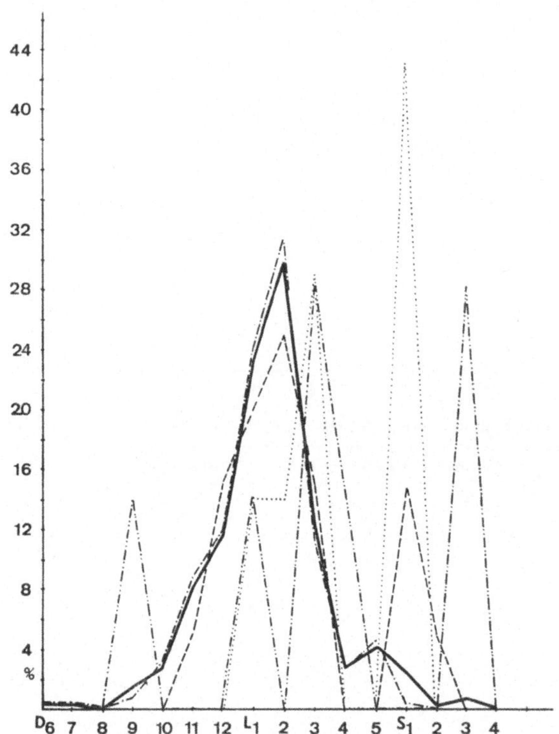

Abb. 25. Prozentuelle Segmentverteilung der V. radicularis magna ant. am Rückenmark des
Menschen.
———— Mittelkurve bei 295 Präparaten. *Adamkiewicz* (7 Fälle) . . . .; *Kadyi* (20 Fälle) — — —;
Clemens u. *von Quast* (7 Fälle) — . . — . . —; *Jellinger* (261 Fälle) — . — . —.

b) *Hinterwurzelvenen*

Die dorsalen Radikularvenen, welche die hinteren Median- und Seitenketten drainieren, verlaufen im Hals- und Sakralmark fast immer mit den
Wurzeln und treten im Brust- und Lendenmark bei einem Drittel der Fälle
isoliert durch die Dura (Ferri u. Frignani 1964).

Zahl und Verteilung

Das numerische Verhältnis der dorsalen zu den ventralen Segmentabflüssen
soll sich umgekehrt wie bei den Arterien verhalten (Kadyi 1889, v. Quast
1961), doch stammen die erhobenen Zahlen von kleinen Probandenzahlen.

Die *Gesamtzahl* der Hinterwurzelarterien schwankt zwischen 6—11 (Suh u. Alexander 1939) sowie 17—35 mit einem Mittel von 26 (v. Quast). Die Auswertung von 136 Medullae, darunter 95 aus eigenem Material, ergab bei Extremen von 12—42 eine mehrgipfelige Schwankung von 24 bzw. 27—29 mit einem groben Mittel von 25 Hinterwurzelvenen pro Rückenmark (Tab. 3). Aus diesem Befund ergibt sich ein leichtes *Überwiegen der Dorsal- gegenüber den Ventralabflüssen,* was mit vergleichenden Befunden übereinstimmt.

Im *Halsmark* besteht bei Extremwerten von 2—12 und einer mittleren Häufigkeit von 4—6 kein signifikanter Unterschied gegenüber den Vorderwurzelvenen.

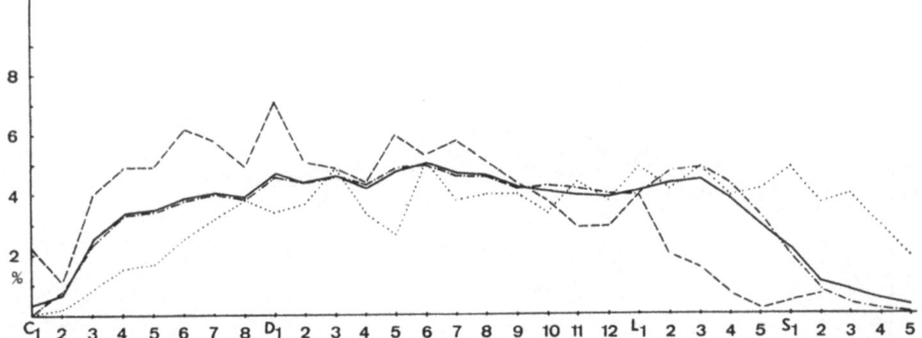

Abb. 26. Prozentuelle Segmentverteilung der Hinterwurzelvenen am menschlichen Rückenmark. —————— Mittelkurve von 142 Präparaten. — — — Mittelkurve von *Kadyi* (29 Fälle), ... *von Quast* (18 Fälle), — . — . — *Jellinger* (95 Fälle).

Das *Brustmark* zeigt bei Extremen von 7—20 bzw. engerer Schwankung von 10—18 ein rohes Mittel von 14 Dorsalvenen auf, was nur eine geringe Erhöhung gegenüber den ventralen bedeutet.

Im *Lumbalmark* besteht bei gleichen Extremwerten 0—9 eine gegenüber den Ventralästen größere Durchschnittshäufigkeit von 5—6 Hinterwurzelvenen, während das *Sakralmark* bei gleichen Extremwerten von 0—8 sich als wesentlich ärmer an Dorsalvenen erweist, da eine solche in fast 50 % der Fälle fehlt und nur in einem Viertel aller Medullae eine Hinterwurzelvene vorliegt.

Segmentverteilung

Die an 142 Medullae errechnete prozentuelle Segmentverteilung der Dorsalvenen zeigt keine wesentlichen Abweichungen von der Verteilungskurve der Vorderwurzelvenen (Abb. 26) außer deutlich geringerer Schwankung in Extrem- und Mittelwerten insbesondere in Brustmark und Lendenanschwellung. Gegenüber v. Quast (1961) verzeichneten wir deutlichen Abfall im unteren Conusbereich, der mit dem Verhalten der übrigen Segmentgefäße

4*

übereinstimmt. Eine Abnahme der Zutrittsfrequenz im cerviko-thorakalen
Übergangsgebiet ist nicht nachweisbar.

Die Verteilung der Hinterwurzelvenen auf die Einzelsegmente zeigt an
unserem Material wesentlich geringere Abweichungen zwischen Extremwerten
und Lateralisation als bei der geringen Fallzahl von Clemens u. v. Quast (1960).
Außer leichter Rechtsdominanz im mittleren Halsmark läßt sich eine gleichförmige Verteilungstendenz und Seitengleichheit der dorsalen Abflüsse feststellen (Abb. 27). Darin sehen wir einen weiteren Beweis für die relative
phylo- und ontogenetische Retardation des spinalen Venensystems mit weitgehender Beibehaltung einer *metameren Drainage*.

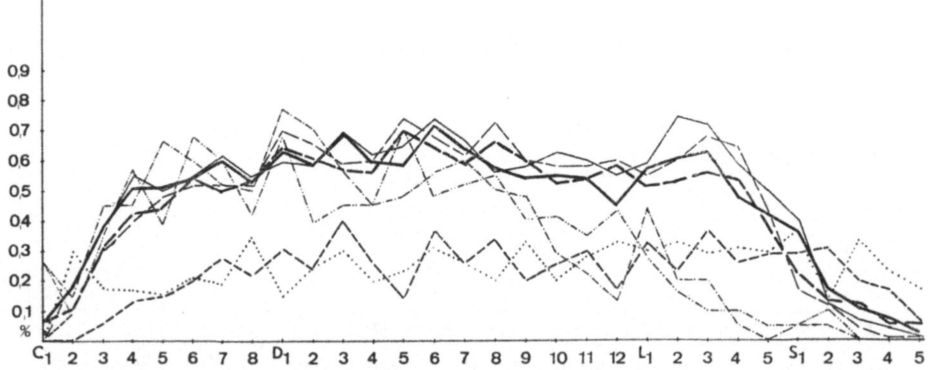

Abb. 27. Mittlere Verteilung der Hinterwurzelvenen auf Einzelsegmente am menschlichen
Rückenmark bei 142 Präparaten (*Kadyi* 29, *von Quast* 18, *Jellinger* 95 Fälle).
——— rechts, — — — links (stark ausgezogen). *Kadyi* — . — . — rechts, — . . — . . — links;
von Quast — — — rechts, ... links; *Jellinger* ——— rechts, — — — links.

Kaliber

Die Durchmesser der Dorsalvenen gelten für stärker als jene der Ventralabflüsse. Die stärksten thorakolumbalen Drainageäste sollen Kaliber bis
1,4 mm erreichen (Tureen 1938, v. Quast 1961). Eigene Messungen ergaben
auch im Halsmark kaliberstarke Dorsalvenen bei Schwankungsbreiten von
100—800 µ, im Brustmark zwischen 160 und 960 µ sowie im Lendenmark
von 350—1600 µ. Die kaudalen Venen sind nicht selten doppelseitig, was die
Identifizierung eines Hauptdrainagegefäßes erschwert.

Vena radicularis magna posterior

Ein kaudaler Hauptabfluß besteht in 40 % (v. Quast 1961) bis 84 %
(Adamkiewicz 1882) aller Medullae. Bei Auswertung von 150 Fällen konnten
wir einen solchen bei fast 80% identifizieren. Die Lokalisation weicht leicht
von jener der Ventralvene ab. Die V. rad. magna post. geht zwischen D 9 und
S 3 mit größter Durchschnittshäufigkeit in L 1, gefolgt von D 12 und L 2 ohne

sichere Seitendifferenz ab (Abb. 28). Sie ist durchweg mächtiger als der entsprechende ventrale Drainageast des unteren Spinalabschnittes, von dem sie in rund 90 % getrennt verläuft (Tab. 5 b).

Vergleichend-anatomisch zeigen die Wurzelvenen bei Nagern und der Katze eine noch stärkere Tendenz zur Erhaltung der segmentalen Vaskularisation als das arterielle System. Die Dorsalvenen sind durchweg kaliberstärker als die Ventralabflüsse, was auch COIMBRA (1957) bei Cavia beobachtete. Numerisch zeigen Meerschweinchen und Kaninchen gute Übereinstimmung der Gesamtzahl und abschnittweisen Verteilung der Wurzelvenen, wobei die Dorsalabflüsse rund um ein Drittel

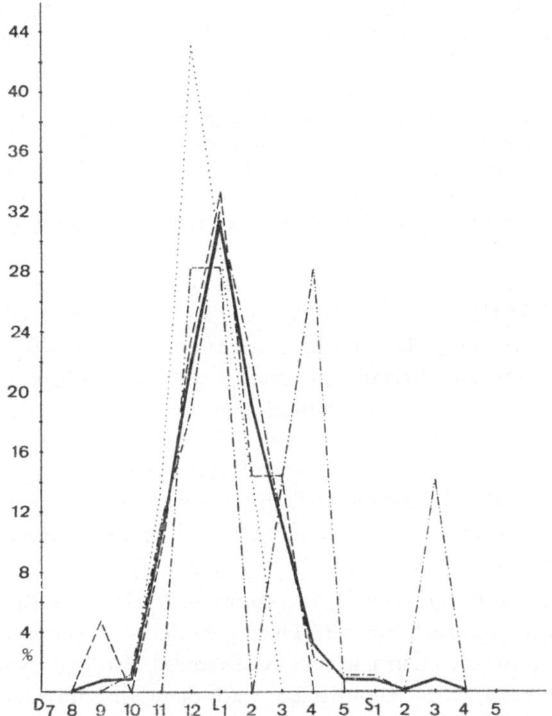

Abb. 28. Prozentuelle Segmentverteilung der V. radicularis magna posterior im Rückenmark des Menschen.
———— Mittelkurve bei 126 Präparaten. *Adamkiewicz* (7 Fälle) . . . .; *Kadyi* (21 Fälle) — — —; *Clemens* u. *von Quast* (7 Fälle) — . . — . . —; *Jellinger* (91 Fälle) — . — . —.

häufiger sind und das Brustmark bevorzugen (Tab. 2). Die Ratte bietet starke Reduktion der Vorderwurzelvenen im Brust- und Lendenmark, der Dorsalvenen nur im Lendenmark, wodurch dem menschlichen Rückenmark angenäherte Verhältnisse entstehen. Bei der Katze besteht weit stärkere segmentale Drainagetendenz mit geringem, aber nicht signifikantem Überwiegen der Dorsalabflüsse, die im Hals- und Lendenmark überwiegen.

Die prozentuelle Segmentverteilung der Wurzelvenen zeigt — mit Ausnahme der Ratte — ein dem Menschen vergleichbares gleichförmiges Kurvenbild vom mittleren Hals- bis zum unteren Lendenmark ohne stärkere Verteilungsabweichungen zwischen Ventral- und Dorsalvenen. Bei der Ratte erscheint das Halsmark bevorzugt drainiert. Gute Übereinstimmung besteht auch im Fehlen einer Wurzelvene in C 1 sowie starker Abflußreduktion in C 2 sowie im untersten Lumbosakralmark, wobei entsprechend dem Verhalten des Conus mit Ausnahme der Ratte eine leichte Kaudalverschiebung gegenüber dem Menschen besteht (vgl. Abb. 12—16).

Die relative Verteilung der Wurzelvenen auf Einzelsegmente zeigt entsprechend der geringen Probandenzahl größere Abweichungen bei meist annähernder Seitengleichheit der Wurzelvenen. Bei der Katze fällt leichtes Rechtsüberwiegen der Dorsaläste im Hals-Brustabschnitt auf. Das Kaninchen zeigt leichtes Rechtsüberwiegen der Dorsalvenen bei Linksüberwiegen der Vorderwurzelvenen im Halsmark und umgekehrten Verhalten im Lumbalbereich, während Cavia relatives Linksüberwiegen der Ventralvenen erkennen läßt.

Eine große *kaudale Abflußvene*, deren Existenz COIMBRA (1957) bei Cavia negierte, konnten wir bei Katze und Rodentia meist identifizieren (Abb. 22 c), wobei die ventralen und dorsalen Äste überwiegend getrennt verlaufen. Bei der Ratte findet sich die V. rad. magna ant. meist in L 1, die Dorsalvene eher in L 2; beim Meerschweinchen sind beide Gefäße meist in L 4, selten L 3 und 5; beim Kaninchen in L 2—6 mit Prädilektion in L 4 lokalisiert, während sie bei der Katze meist in L 4, selten L 5 verlaufen.

4. Extradurale Venen und Wirbelplexus

Die Wurzelvenen ergießen das Blut des Rückenmarks in die inneren Wirbelplexus. Ihr extraduraler Verlauf ist variabel und bietet folgende Möglichkeiten (CLEMENS 1961/62): a) Zusammenfluß der vorderen und hinteren Wurzelvenen zu gemeinsamem Stamm, der in die Plexus ven. vert. int. oder Vv. intervertebrales mündet; b) getrennter Verlauf zum Foramen intervertebrale; kurz davor Mündung in die inneren Wirbelplexus oder im Zwischenwirbelloch in die Vv. intervertebrales; c) Verlauf zum nächsttieferen Foramen und dort Vereinigung mit den Wirbelplexus.

Die Wurzelvenen verlieren im intraduralen Verlauf die Muscularis media — ihre Wand ist praktisch nur von Dura gebildet —, um erst mit zunehmender Entfernung von der Dura wieder regelrechten histologischen Wandaufbau zu zeigen (CLEMENS 1961). Unmittelbar nach dem Duradurchtritt liegen zweigipfelige *Venenklappen* oder deren Rudimente, die einen Blutrückfluß gegen die perimedullären Venen verhindern (OSWALD 1961) und eine Injektion der Rückenmarksvenen von außen meist unmöglich machen.

Die Wurzelvenen münden in klappenlose *Plexus venosi vertebrales interni* (anterior et posterior), die sich innerhalb des Wirbelkanals zwischen Dura und Periost von der Schädelbasis bis zum Sacrum erstrecken. Sie sind von 4 Längsgefäßzügen gebildet, die paarweise einen im gesamten Wirbelkanal kommunizierenden Venenplexus formieren und durch Queranastomosen untereinander verbunden sind. Ihre dünne Wand läßt Dreischichtung vermissen, enthält aber nach CLEMENS (1961 a, b) glatte Muskulatur, die eine aktive Lumenänderung ermöglicht. Sie sind daher entgegen allgemeiner Ansicht (TANDLER 1926, SPALTEHOLZ 1954, INNES u. SAUNDERS 1962 u. a.) nicht als Sinus aufzufassen.

Die epiduralen (inneren) Venenplexus stehen nach außen durch die Foramina intervertebralia über die gleichnamigen Venen beidseits mit den äußeren Wirbelvenenplexus sowie den jeweiligen Segmentvenen in Verbindung und kommunizieren ferner im Wirbelkanal mit den Wirbelknochenvenen (Vv. basivertebrales). Oral schließen sie sich über die Sinus atlanto-occipitales bzw. Plexus basilaris an die Hirnsinus an (ZOLNAI 1964). Den durch besondere Größe, Fassungskapazität und Bauverhältnisse ausgezeichneten inneren Wirbelvenenplexus kommt als Anteil des Kollateralkreislaufes zwischen V. cava superior und inferior große funktionelle Bedeutung zu (BRECHET 1828—1832, BATSON 1957, ABRAMS 1957/58, CLEMENS 1961).

5. Venöse Abflüsse

Die spinalen Gefäßsysteme entbluten über die klappenlosen *Vv. intervertebrales,* die beidseits unmittelbar aus den vorderen und hinteren Längsstämmen der inneren Wirbelplexus bzw. ihrer Queranastomosen entspringen und mit den zugehörigen Spinalnerven in das Foramen intervertebrale ziehen. Sie verbinden sich zu gemeinsamen Stämmen, die kleinere Venen von Spinalganglien, -nerven und Wirbelknochen aufnehmen (CLEMENS 1962).

Die Intervertebralvenen des Halsgebietes münden über die Vv. vertebrales in die V. cava superior; die weiter kaudal gelegenen entbluten in die Vv. intercostales et lumbales sowie in den Plexus sacralis (V. sacralis media, Vv. sacrales laterales) und damit in die V. cava inferior.

Vergleichend-anatomische Befunde über die extraduralen Venen liegen nur in geringer Zahl vor. Beim *Pferd* verlaufen die vertebralen Längsplexus am Boden des Wirbelkanals beidseits der Längsbänder, sind durch Queranastomosen verbunden und münden in den Plexus basilaris. Sie drainieren Rückenmark, Meningen und Wirbelkörper und stehen mit den Occipital-, Intercostal-, Lumbal- und lateralen Sacralvenen sowie den äußeren Wirbelplexus in Verbindung (SISSON 1957). Beim *Hund* zeigen die Vertebralplexus gegenüber dem Menschen deutliche Reduktion (WORTHMAN 1956 a, b), indem nur ein ventrales Längspaar vorliegt. In der Halsregion finden sich Klappen in den Verbindungsvenen zwischen intra- und extravertebralen Plexus, deren freie Enden von den Plexus weggerichtet sind. Über die extraduralen Venen bei Nagern liegen keine eigenen Befunde vor.

E. Ergebnisse

Die deskriptiv-anatomischen Grundzüge der spinalen Gefäßversorgung lassen sich unter Berücksichtigung vergleichend-morphologischer Befunde kurz wie folgt charakterisieren:

1. In der aufsteigenden Vertebratenreihe besteht eine progressive Desegmentation der Zu- und Abflüsse des Rückenmarks, die bei Primaten und Mensch ihre stärkste Ausprägung erreicht. Sie betrifft vorzugsweise das arterielle System mit starker Prädilektion für die Vorderwurzeläste, welche die wichtigsten Versorgungsgefäße darstellen. Sie sind beim Menschen auf wenige,

relativ mächtige Zuflüsse reduziert, die nach Zutrittshöhe und Kaliber starken individuellen Schwankungen unterliegen. Trotzdem lassen sich in Anlehnung an KADYI (1889) grobschematisch 2 Grundtypen der arteriellen Versorgung herausstellen: die *„paucisegmentale"* Form mit 2—5 Ventralzuflüssen pro Rückenmark sowie ein relativ *„plurisegmentaler"* Typ mit 6 und mehr Vorderwurzelarterien, deren höchste Extremwerte aber nur selten an die Zahl der Dorsalgefäße bzw. der Ventralzuflüsse bei manchen Säugern heranreichen. Die Auswertung von 700 menschlichen Medullae ergab in 45 % eine „paucisegmentale" Form. Die durchschnittlich größten Abstände zwischen den Zuflüssen und ihre geringsten Kaliber bestehen im Brustmark.

2. Die geringere Reduktion der *Hinterwurzelarterien* mit 3—4fachen Mittelwerten gegenüber den Ventralzuflüssen bedingt eine geringere Verwischung der Metamerie der Dorsalzuflüsse. Lokale und Seitenbeziehungen zwischen Ventral- und Dorsalarterien bestehen selten, da über zwei Drittel der Wurzeläste in verschiedener Höhe das Rückenmark erreichen.

3. Trotz Variabilität und abweichender Organisation lassen *beide* spinalen Zuflußsysteme bei allen untersuchten Species einen deutlichen, quantitativ leicht abweichenden Abfall der durchschnittlichen segmentalen Zutrittshäufigkeit im cerviko-dorsalen Übergangsgebiet bzw. oralsten Brustmark erkennen (vgl. Abb. 12—16), die annähernd mit der aus der Provenienz der Segmentäste aus A. subclavia/vertebralis und Aorta descendens ableitbaren anatomischen Grenze zwischen den beiden großen spinalen Hauptquellgebieten übereinstimmt. Dieser Zäsur der mittleren segmentalen Zustromfrequenz dürfte daher eine wichtige entwicklungsgeschichtliche wie funktionell-anatomische Bedeutung zukommen. Die Ableitung einer derartigen — anatomischen — Grenzzone aus der unterschiedlichen Verlaufsrichtung der Vorderwurzelarterien im Brustmark (GOUAZE et al. 1964) erscheint dagegen nicht begründet.

4. Im kaudalen Spinalabschnitt kommt es mit zunehmender Aufwärtswanderung und Regression des Conus zur extremen Zuflußreduktion, die bis zur Konzentration auf eine *kaudale Hauptarterie* reicht. Sie ist bei allen untersuchten Vertebraten im Ventralsystem konstant, dorsal häufig, aber inkonstant anzutreffen und kann in Anlehnung an ADAMKIEWICZ (1882) als A. radicularis magna anterior bzw. posterior bezeichnet werden. Die Benennung der ventralen Hauptarterie als „Arterie der Lendenanschwellung" (LAZORTHES et al. 1957/58, 1962, CORBIN 1961, ROMAGNOLI u. TRABUCCHI 1962, COSSA et al. 1962, BOGORODINSKIJ et al. 1962) ist wegen der starken Höhenvariabilität beim Menschen unpräzis und hat nur beim Vierbeiner allgemeine Gültigkeit. Beim Menschen kommt es durch das mit der Aufrichtung zur Zweibeinigkeit einhergehende Zurückbleiben des Rückenmarkswachstums gegenüber dem Spinalkanal zu einem „Ascensus" der kaudalen Hauptgefäße. Die A. rad. magna ant. ist nur noch in einem Viertel lumbal lokalisiert („tiefe Variante") und bei 12 % sogar bis zum mittleren Thorakaldrittel verlagert

(„hohe Variante"), in zwei Drittel aber im unteren Brustmark gelegen. Die dorsale Hauptarterie zeigt stärkere Schwankungsbreite mit leichter kaudaler Lokalisationstendenz. Dem Menschen vergleichbare Verhältnisse zeigt außer den Hominiden nur die Ratte mit ähnlicher Längenentwicklung des Rückenmarks, während bei Carnivoren und Nagern eine kaudale Position dieser Arterie im unteren Conus besteht.

5. Die zunehmende Verwischung der vaskulären Metamerie wird durch eine onto- und phylogenetisch progressive Zunahme der *Längsanastomosen* kompensiert. Sie sind proportional dem Desegmentationsgrad im Ventralsystem stärker ausgebildet und erreichen ihre größte Mächtigkeit im kaudalen Spinaldrittel. Sie sind auch unterhalb des kaudalen Hauptzuflusses bei geringer Zahl oder Fehlen von Segmentzuflüssen bis zum unteren Conus ausgebildet und erreichen beim Menschen meist das Caudaende. Mit Abnahme der kaudalen Segmentzuflüsse entwickelt sich in der aufsteigenden Vertebratenreihe eine zunehmende kaudale Anastomosendichte sowie Verbindung des Ventralsystems mit den Dorsolateralketten über die Rr. cruciantes, die bei niederen Säugern inkonstant sind oder fehlen.

6. Die *A. spinalis anterior* als wichtigste Längsanastomosenkette geht aus einer Doppelanlage durch progressive Fusion hervor. Dieser Vorgang zeigt phylo- und ontogenetisch eine kaudo-orale Progression mit verschiedenen Abschlußgraden. Bei Nagern ist die Fusion noch unvollständig, während beim Menschen nur vereinzelt Relikte der Doppelanlage in Form cervikaler Gefäß-„inseln" bestehen. Das orale Ende der Längskette zeigt im Bereich der cerebrospinalen Anastomose bei Nagern und Katze ähnliches Verhalten wie beim Menschen, während der Hund einen starken oralen Cervikalzufluß aufweist.

7. Geringer ausgeprägt oder verzögert erscheint die Fusion an den von der A. spin. ant. ausgehenden *Sulcusarterien*, die beim Menschen nur im Lumbosacralmark alternierende Abgänge von einem gemeinsamen Stamm aufweisen können, meist aber isoliert alternierende Verzweigung als Hinweis auf ihre Doppelanlage zeigen. Bei Säugern bestehen weniger einheitliche Verhältnisse mit Überwiegen des dichotomen Verzweigungstyps in Hals- und Lendenmark. Der bei allen Vertebraten nachweisbare regionale Wechsel von Dichte und Kaliber der Sulcusarterien ist funktionell durch Massenzunahme der grauen Substanz in den Anschwellungen und möglicherweise durch unterschiedliches Längenwachstum der Einzelsegmente bedingt. Die Verteilungskorrelation der Sulcusarterien läßt enge Beziehungen zur Entwicklung der Intumescencen erkennen, während das Brustmark übereinstimmend die geringste Zahl und Stärke der Zentralarterien aufweist.

8. Das *dorsale Längsarteriensystem* ist nicht fusioniert, sondern bilateral ausgebildet. Mit der geringeren Desegmentation spricht das für eine onto- und phylogenetisch spätere Entwicklung, die auch am Spinalquerschnitt aus dem Verhältnis zwischen Zentralsystem und Vasocorona infolge unterschied-

licher Ausbildung der grauen und weißen Substanz erwiesen ist (FAZIO 1938 u. a.).

9. Die *Sulcusarterienzweige* zeigen infolge Doppelanlage der spinalen Gefäßsysteme bei höheren Vertebraten und Mensch einen alternierenden Abgang zu beiden Rückenmarkshälften, die weitgehend voneinander unabhängig versorgt werden. Die Seitenabgänge der Sulcusäste zum Spinalgrau unterliegen leichter Höhendiskrepanz.

10. Das *intramedulläre Arteriensystem* ist gleich den extramedullären Zuflüssen offenbar einer phylo- und ontogenetischen Regression unterworfen. Während Fische und Amphibien ein uniformes intra- und extraspinales Gefäßsystem von einfach-schematischem Bau aufweisen (SHISHOVA 1964), erfolgt mit progressivem Organisationswandel des Rückenmarks eine lokale Differenzierung und Konzentration der Vaskularisation mit früh einsetzender Abgrenzung ihres anatomischen Verhaltens zwischen grauer und weißer Substanz.

11. Die *venösen Spinalsysteme* bieten einen einfacheren — „primitiven" —, lokal weniger differenzierten Bau- und Verteilungsplan, der sich bereits in der gemeinsamen venösen Drainage beider Spinalhälften ausdrückt. Die intramedullären Abstromgebiete sind gegenüber den arteriellen Zonen zugunsten des Dorsalsystems sowie des peripheren Drainagebezirks verschoben. Die intra- und extramedullären Venen sind durch großkalibrige Anastomosen ausgiebig miteinander verbunden. Ein dichtes, regelmäßig gegliedertes perimedulläres Venennetz mit breiten zirkulären Anastomosen gewährleistet gemeinsam mit den radiär zur Peripherie strahlenden intramedullären Venen und starken Längsketten eine weitgehend gleichmäßige Drainage aller Rückenmarksabschnitte. Damit im Einklang steht die Ausbildung starker vertikaler Anastomosen zwischen den Sulcusvenen, die als Kompensation für deren relativ geringe Abstromkapazität gelten dürfen, während fissurale Längsketten der Zentralarterien nur gering ausgebildet sind.

11. Das stärker metamerisierte Venensystem umfaßt 2 große *Längsanastomosen,* von denen die dorsale im allgemeinen stärker ausgebildet ist als die ventrale Längsvene. Die geringere Desegmentation äußert sich in einer größeren Zahl von Wurzelabflüssen, die geringen regionalen Schwankungen unterliegt. Bei allen untersuchten Species konnten wir ein zahlen- und kalibermäßiges Überwiegen der Dorsalabflüsse erheben. Beim Menschen ist ihre numerische Prädominanz jedoch nur gering.

12. Funktionell-anatomische Besonderheiten der spinalen Venensysteme manifestieren sich im Auftreten von *Venenklappen* im extraduralen Wurzelgefäßbereich. Sie bewirken eine gewisse Funktionstrennung des einheitlichen medullären Venensystems vom nachgeschalteten großen Reservoir der inneren Venenplexus, denen als großes Kollateralsystem zwischen den Abstromgebieten der V. cava superior et inferior besondere Bedeutung zugeschrieben wird. Sie dürften am Menschen besonders stark ausgebildet sein.

13. *Vergleichend-anatomische Befunde* über Verhalten, Bau und regionale Verteilung der extra- und intramedullären Spinalgefäße lassen allgemein gültige phylo- und ontogenetische Gesetzmäßigkeiten zwischen Entwicklung und Wachstum des Rückenmarks und seiner Vaskularisation erkennen. Darüber hinaus ergeben sie wichtige Grundlagen für die Beurteilung der Übertragbarkeit experimenteller Befunde auf die Verhältnisse am Menschen, lassen aber nur beschränkte Aussagen über funktionelle Besonderheiten des spinalen Gefäßapparates bei den einzelnen Species zu. Die Bedeutung der formalen anatomischen und regionalen speciesabhängigen Unterschiede der Rückenmarksgefäße, auf die kürzlich GOUAZE et al. (1964) auf Grund angiographischer Vergleichsuntersuchungen an verschiedenen Laboratoriumstieren hinwiesen, konnte durch eigene Befunde unterstrichen und in einigen wesentlichen Punkten ergänzt werden. Auf die für funktionell-anatomische Aspekte wesentlichen Unterschiede des morphologischen Verhaltens der Spinalgefäße wird im folgenden Abschnitt näher eingegangen.

III. Physiologie und Pathophysiologie

Gleich dem Gehirn erhält das Rückenmark Blut aus 2 großen Quellgebieten, zeigt aber einen abweichenden Bauplan seiner Vaskularisation. Während der Cerebralkreislauf als geschlossenes System zwischen A. subclavia und V. jugularis liegt, ist die Spinalzirkulation als „offenes" System zwischen je 2 arterielle Quellgebiete und venöse Drainagezonen, zwar mit Nachordnung eines einheitlichen Abstromreservoirs, eingeschaltet. Die Multiplizität der seitlichen Zu- und Abflüsse sowie Aufbau und Verteilung der arteriellen und venösen Gefäße legen anatomisch begründete Funktionseigenheiten des Rückenmarkskreislaufes unter physiologischen und pathologischen Bedingungen nahe, deren Kenntnis für die pathogenetische Aufklärung kreislaufbedingter Spinalschäden wesentlich ist. Die aus dem anatomischen Bauplan der Rückenmarksgefäße ablesbaren funktionellen Gesetzmäßigkeiten stellen die Grundlagen für alle weiteren physiologischen und pathophysiologischen Erörterungen dar.

A. Funktionelle Anatomie

Der arterielle Blutzustrom erfolgt ähnlich wie am Gehirn über 2 Gefäßsysteme an der Ventral- und Dorsalseite des Rückenmarks, die verschiedene Querschnittsbezirke versorgen. Sie sind durch oberflächliche Anastomosen verbunden, in ihren intramedullären Endgebieten aber weitgehend anatomisch und funktionell getrennt. Abweichungen in Aufbau und Topik ließen eine funktionelle Eigenständigkeit beider Systeme vermuten (CORBIN 1961), die aber keine allgemeine Anerkennung findet (LAZORTHES et al. 1962).

1. Ventrales und dorsales Gefäßsystem

Von den Aa. nervomedullares strömt das Blut zum Rückenmark über die ventralen und dorsalen Wurzeläste, die durch Längsanastomosenketten untereinander verbunden sind, während zwischen den beiden Zuflußsystemen bei höheren Vertebraten und beim Menschen relativ spärliche oberflächliche Querverbindungen bei Fehlen nennenswerter intramedullärer Anastomosen bestehen. Nur im kaudalen Conus sind beide Systeme durch bogige Anastomosen verknüpft.

Die Frage der funktionellen Eigenständigkeit beider Systeme ist aus den deskriptiv-anatomischen Gegebenheiten nicht eindeutig zu klären. Trotz größerer Uniformität des Dorsalsystems gegenüber dem variableren Ventralsystem sowie Abweichungen der regionalen Zuflußverteilung besteht ein gleich-

artiges Verhalten beider Systeme im cerviko-thorakalen Übergangsgebiet. Die
größere Dichte der Hinterwurzelarterien, die zumindest an jedes zweite Segment herantreten, bewirkt einer Verkleinerung ihrer vertikalen Versorgungsareale gegenüber jenen der spärlichen Ventralzuflüsse, denen aber eine leistungs-
fähigere Längsanastomose zur Verfügung steht. Die Kaliberunterschiede der
Zuflüsse und Vertikalketten beider Systeme entsprechen dem Verhältnis der
intramedullären Versorgungsgebiete.

Eine strenge funktionell-anatomische Trennung beider Systeme manifestiert
sich durch scharf begrenzte Querschnittsläsionen praktisch nur bei spinalen
Gefäßausfällen, doch zeigen diese keine absolute Regelmäßigkeit und beschränken sich in der Längsausdehnung meist nur auf die Zone des Maximalausfalles,
während in den Randgebieten eine Kollateralversorgung durch die oberflächlichen Anastomosen gewährleistet wird. Bei nicht an bestimmte Gefäße lokal
gebundenen spinalen Kreislaufstörungen läßt sich erfahrungsgemäß eine derartige strenge Trennung des ventralen und dorsalen Versorgungssystems *nicht*
erkennen (LAZORTHES et al. 1962).

Darauf weisen auch autoradiographische Befunde von OTOMO et al. (1960 a) hin,
die nach Aortenklemmung im betroffenen Brustmark keine für ein abweichendes Verhalten im Anterior- oder Posteriorgebiet hinweisende Differenz der Radioaktivität
auch nach Blutdruckänderung usw. während der Ischämie nachweisen konnten. Ähnliches gilt für eigene fluoroskopische Markierungsversuche der spinalen Versorgungsgebiete. Daraus wurde geschlossen, daß beide Gefäßsysteme über annähernd gleiche
Kollateralfunktion verfügen oder zwischen ihnen ein freier Austausch besteht.

Die *venöse Drainage* gliedert sich anatomisch gleichfalls in ein ventrales
und dorsales Abstromsystem. Diese zeigen aber gute formale und regionale
Übereinstimmung und sind durch leistungsstarke extra- und intramedulläre
Anastomosen verbunden, die eine Gleichförmigkeit der Entblutung gewähr-
leisten. Sie wird unterstützt durch die Nachschaltung eines großen Kollateral-
reservoirs in den inneren Wirbelvenenplexus.

2. Anatomische Versorgungsgebiete

Die *arterielle* Blutversorgung des Rückenmarks, die nach ihren beiden
Hauptquellen ein vertebrales und aortales Stromgebiet umfaßt, läßt beim
Menschen und höheren Vertebraten morphologisch kein streng segmentales
Verhalten, sondern eine regionale Gliederung erkennen. Ähnlich wie am Gehirn lassen sich *anatomische Gefäßgebiete* abgrenzen: a) *extramedulläre Stromterritorien* im oberflächlichen Längssystem entsprechend der regionalen Zuflußverteilung; b) *intramedulläre Versorgungsareale* nach der Gefäßausbreitung im
Spinalquerschnitt. Während diese große Selbständigkeit besitzen, sind die
vertikalen Gefäßterritorien zwar *schematisch durch die statistische Durchschnittshäufigkeit der segmentalen Verteilung der wichtigen Ventralzuflüsse*
gegeben, unterliegen aber wegen starker Variabilität von deren Zahl und
Zutrittshöhe großen Schwankungen in Topik und Ausdehnung, die praktisch
für *jedes Rückenmark eine individuelle funktionell-anatomische Gliederung*

erfordern. Das bestätigte die Überprüfung der Zuflußtopik an 400 Medullae eigenen und fremden Untersuchungsmaterials[1], auf deren graphische Wiedergabe aus Raumgründen verzichtet werden muß (vgl. Abb. 36). Ferner lassen sich diese *schematischen Längsstromgebiete zwar hypothetisch als selbständige Kreislaufabschnitte* auffassen, stellen aber durch ihre Längs- und Querverbindungen nur *territoriale Abschnitte eines einheitlichen Zirkulationssystems* dar, deren funktionelle Eigenständigkeit und Begrenzung vorwiegend von der Validität des Kollateralkreislaufes abhängt. *Aussagen über das funktionelle Verhalten der vom rein anatomischen Standpunkt unterschiedlich vaskularisierten Einzelabschnitte des Rückenmarks sind daher nicht oder nur mit größtem kritischem Vorbehalt möglich.*

Im *venösen Drainagesystem* sind zufolge der annähernd segmentalen Anordnung der Abflüsse extramedulläre Stromgebiete kaum abgrenzbar, während im intramedullären Bereich eine gewisse regionale Gliederung besteht.

a) *Arterielle Längsstromgebiete*

Die topische Verteilung der ventralen Zuflüsse legte die Abgrenzung funktionell-anatomischer Strömungsterritorien im extramedullären Längsarteriensystem nahe, denen eine unterschiedliche Vaskularisation der zugehörigen Spinalabschnitte unterstellt wurde (SUH u. ALEXANDER 1939, ZÜLCH 1954—1966, CORBIN 1961, SCHNEIDER u. CROSBY 1959, HETZEL 1965 u. a.). Da Zuflüsse grundsätzlich in jedem Segment an das Rückenmark herantreten können, ergibt sich aus der mittleren prozentuellen Segmentverteilung der Wurzelarterien (Abb. 4 a) nur eine *grob-schematische Gliederung der vertikalen Strombahn* in virtuelle Einzelterritorien, die vorwiegend für den „paucisegmentalen" Versorgungstyp gelten. Nach eigenen Untersuchungen lassen sich in Anlehnung an die französische Schule *vorbehaltlich der individuellen Abweichungen* folgende *anatomisch* determinierte arterielle Längsstromterritorien unterscheiden:

α) Das *orale cervikodorsale Stromgebiet* der A. subclavia/vertebralis bzw. ihrer Äste, das Halsmark und orale Brustsegmente umfaßt, gliedert sich in eine *orale* und *kaudale* Zone.

Der *orale Cervikalabschnitt* wird von den in Höhe C 2—3 sich vereinigenden zarten Aa. spinales aus der A. vertebralis versorgt, wozu nach Auswertung von 700 Medullae in 10—15 % eine weitere (50 % bei CORBIN 1961), selten — rund 1 % — auch zwei Ventralarterien — in D 3 (rund 10 %) und/oder C 2 (2,5 %) — sowie eine etwa gleiche Zahl von Dorsalästen hinzutreten. Diese Zone reicht kaudal bis etwa C 3/4, indem das Segment C 4 wegen relativ großer Zuflußfrequenz (33 %) bereits dem kaudalen Abschnitt zu-

---

[1] Ausgewertet wurden nur Medullae mit kompletter Angabe der Zutrittshöhe der Vorderwurzelarterien: KADYI (1889) — 27, PERESE u. FRACASSI (1959) — 28, NOESKE (1958) — 8, BARTSCH (1960) — 16, CORBIN (1961), HUGHES u. McINTYRE (1963), FAZIO et al (1965), GILLILAN (1962) — je 1 und JELLINGER — 317 Fälle.

gerechnet werden kann. Das stimmt auch mit den Ergebnissen unphysiologischer postmortaler Kontrastmittelfüllungen der A. vertebralis annähernd überein (Corbin 1961, Taylor 1964).

Das *kaudale Cervikalgebiet* entspricht vornehmlich der anatomisch bestvaskularisierten Halsanschwellung. Es enthält nach eigenen Untersuchungen in über 40 % der Fälle 2, in je 20 % eine oder 3, in 8 % vier und in je 4 % keine oder bis 5 Ventralzuflüsse. Sie sollen am häufigsten mit der Vorderwurzel C 6, seltener in C 4 (Lazorthes et al. 1962), in C 5 oder 6 (Gillilan 1958, Taylor 1964) bzw. in C 4, 5 und 6 (Mannen 1963 a, b) bzw. in C 6/7 (Kalm 1953, Zülch 1954) an die Rückenmarksvorderfläche herantreten. Die Auswertung von 700 Medullae (Abb. 4 a, 5 a, b) ergab die absolut und relativ höchste Zutrittsfrequenz in C 6 und C 5 (in 55 bzw. 53 % aller Fälle) und etwas geringer in C 7 (knapp 50 %), während sie in C 4 (33 %) und C 8 (rund ein Viertel der Fälle) seltener zum Rückenmark ziehen.

In den Segmenten D 1 und 2, die im allgemeinen von Ästen der A. intercostalis suprema aus dem Tr. costocervicalis der A. subclavia versorgt werden und damit diesem anatomischen Stromgebiet zugehören, erreicht die Zahl der Ventralzuflüsse ein absolutes Minimum, indem hier Vorderwurzelarterien nur bei 7 bzw. 11 % aller Fälle herantreten. Die Verteilung der Hinterwurzeläste weicht zwar von jener der Ventralzuflüsse ab (Abb. 9, 12) und erreicht ihr Maximum in C 7, sinkt aber gleichfalls, wenn auch geringer in den Segmenten D 1—2 ab. Damit erscheint *in D 1/2 eine rein anatomische Grenze des von der A. subclavia/vertebralis versorgten Spinalgebietes gegenüber dem aortalen Areal* gegeben.

β) Das *kaudale thorako-lumbosakrale Stromgebiet* der Brust- und Bauchaorta läßt sich — außer in ein supra- und infrarenales Zuflußgebiet — nach dem anatomischen Verhalten der Zuflüsse in ein *oberes* und *unteres* Territorium gliedern. Davon steht nur das kaudale als Versorgungsgebiet der A. radicularis magna fest, während das obere „Zwischengebiet" starken Schwankungen unterliegt.

Der *obere, thorakale Abschnitt* entspricht etwa dem „mittleren" (intermediären) Territorium von Lazorthes et al. bzw. Corbin und umfaßt theoretisch das Gebiet zwischen den zuflußreichen oralen Hals- und kaudalen thorakolumbalen Territorien. Es reicht nach diesem Schema somit von der „Grenzzone" zwischen Subclavia- und Aortenstromgebiet bis in die Zutrittshöhe der A. rad. magna ab D 8. Diese Gliederung hält eine *statisch-anatomischen Kritik* aber nur in der *Minderzahl* der Fälle stand!

Unterstellt man als kaudalste Zuflüsse aus der A. subclavia die Vorderwurzelarterien in D 1/2, so gilt diese Einteilung nur für etwa *10 % aller Fälle,* in denen wir bei Auswertung von 400 Medullae tatsächlich einen Ventralzufluß in D 2 als kaudalsten Subclaviaast nachweisen konnten. Die zustromfreie Zone bis zum Zutritt des nächsten aortalen Segmentastes reichte von D 3—10, doch war dieser in der Mehrzahl der Fälle nicht mit der A. rad. magna identisch, sondern zwischen ihr und dem letzten Subclaviaast treten noch ein oder mehrere Zuflüsse an das Rückenmark. Nur in 4 % unseres Materials mit extrem ausgeprägter „paucisegmentaler" Versorgung besteht eine zuflußfreie Zone zwischen letztem Subclavia/Vertebralisast und der A. radicularis magna, wobei ersterer oft bis weit in das Cervikalgebiet verlagert ist (vgl. Abb. 36).

Das „Intermediärgebiet" gliedert sich nach streng anatomisch-topischen Kriterien in der Mehrzahl der Fälle daher in *2 Abschnitte*, nämlich ein zuflußfreies Territorium zwischen letztem Segmentast aus der A. subclavia/vertebralis und dem oralsten Ast aus aortalen Segmentarterien sowie ein Gebiet zwischen diesem und der oft weiter kaudal lokalisierten A. radicularis magna.

Das entspricht etwa den Vorstellungen von Zülch (1954), der eine kaudale thorakale Zufuhr in D 9/10 zwischen der unteren cervikalen in C 6/7 und der lumbalen in L 2 annahm. Auch diese Gliederung hat keine allgemeine Gültigkeit, da die A. rad. magna nur in rund 10 % der Fälle bei L 2, fast bei der Hälfte aller Medullae aber zwischen D 8—10 zutritt, also der kaudalen thorakalen Zufuhr identisch wäre. Dazwischen liegen mehrere thorakale Zuflüsse.

Das „mittlere" Stromgebiet zwischen oberem und unterem Versorgungsareal ist meist wesentlich komplexer gegliedert. Unterstellt man als „Intermediärterritorium" eine zuflußfreie Zone zwischen letztem Vertebralis-Subclaviaast und oralstem Segmentzufluß aus der Aorta als „anatomischer Grenzzone" im weitesten Sinne, so zeigt diese überraschend große Schwankungsbreite (vgl. Abb. 36): Die Zutrittshöhe des letzten Oralzuflusses liegt im Extremfall zwischen C 1—D 1/2, meist aber zwischen C 5 und D 1/2, während der oberste Kaudalzufluß zwischen D 3—L 2 lokalisiert sein kann. Da er oft nicht mit der A. rad. magna identisch ist, schiebt sich eine weitere Zone zwischen dem zuflußfreien thorakalen und dem kaudalen zuflußfreien Territorium. Damit erscheint die Festlegung einer „Intermediärzone" in den meisten Fällen schwierig, zumal das zuflußfreie Areal zwischen Subclavia- und Aortengebiet oft kein zwischen cervikalen und lumbalen Hauptästen eingeschaltetes Gebiet darstellt, sondern weit bis in das Halsmark reichen kann und anderseits durch oral der A. rad. magna zutretende Thorakaläste weiter unterteilt wird.

Diese Einschränkung des Begriffes einer anatomischen *„Intermediärzone"* erscheint wesentlich, da sie mit einem „spärlich vaskularisierten" Abschnitt in der Höhe D 4—D 7/8 gleichgesetzt wurde, welcher die geringste Zahl und schwächste Kaliber der Ventralzuflüsse aufweisen soll (Lazorthes et al. 1957/58, 1962, Corbin 1961). Sie beschränken sich oft auf eine kaliberschwache Arterie, die mit der Vorderwurzel D 4 oder 5 (Corbin) bzw. in D 5 rechts (Suh u. Alexander 1939) oder D 7 (Lazorthes et al.) herantreten soll. Ein solches „minderversorgtes" Gebiet läßt sich streng anatomisch aber nur in seltenen Fällen von extrem „paucisegmentalem" Typ in der vermuteten Ausbreitung erfassen.

Die Zutrittsfrequenz der Ventraläste ist im gesamten Brustmark gegenüber dem „Minimalgebiet" in D 1/2 relativ hoch: Die Auswertung von 700 Medullae ergab, daß Vorderwurzelarterien in D 3 und D 8 bei je 27 %, in D 7 bei 25 %, in D 4 immerhin bei 24 % und in D 6 bei rund 20 % aller Fälle hinzutreten. Die Mehrzahl der Medullae verfügt zwar über nur ein, seltener 2 Ventralzuflüsse im mittleren Thorakaldrittel (D 3—8), doch ist deren Höhe variabel.

Die *Dorsalzuflüsse* zeigen im Brustmark höhere Frequenz, die zwischen D 3—7 ziemlich gleichförmig ist und im kaudalen Dorsalabschnitt noch erheblich zunimmt.

Das *kaudale, thorako-lumbosakrale Gebiet* entspricht dem Versorgungsareal der A. rad. magna ant., die zwischen D 8—L 2/3 zutritt. Es umfaßt je nach ihrer Position das untere Brustmark, die Lendenanschwellung und meist auch das gesamte Conus-Caudagebiet, da der starke R. descendens oft bis zur Caudaspitze reicht. Dieses Territorium verfügt über einige anatomische Be-

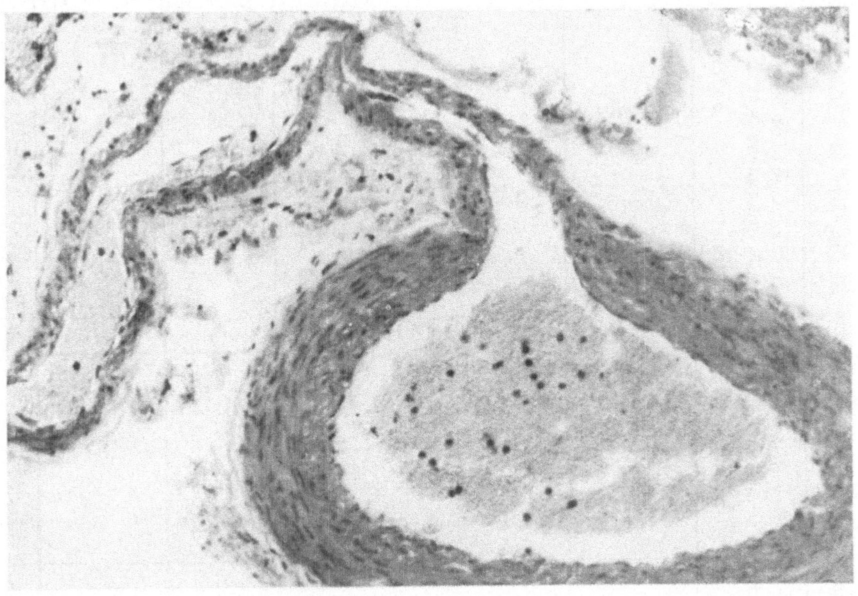

Abb. 29. Direkte arterio-venöse Anastomose im Bereich des R. descendens der A. radicularis magna im oberen Lumbalmark. Venenklappen nicht nachweisbar. N. I. 5/62/5; K. V. 140 mal.

sonderheiten, die auf eine gewisse funktionelle Selbständigkeit seiner Blutversorgung hinweisen (ROLL 1958). Die Abweichungen vom Aufbau des übrigen Spinalgefäßsystems bestehen in der häufigen Reduktion der Ventralzuflüsse auf ein einziges, alle übrigen an Kaliber übersteigendes Gefäß, in einem stark ausgebildeten Anastomosennetz, das nicht nur zwischen den einzelnen Segmentästen (BONAMNI et al. 1961), sondern vor allem auch über die Rr. cruciantes zwischen R. descendens der A. rad. magna ant. und Dorsolateralketten besteht und diesen damit einen Doppelzufluß gewährt. Anderseits besteht eine oft nur schwache anatomische Verbindung mit dem übrigen Längsgefäßsystem der A. spinalis ant. über den kaliberschwachen R. ascendens der A. radicularis magna, dessen Fehlen (LAZORTHES et al. 1962) wir im eigenen Material jedoch niemals beobachten konnten.

Tabelle 5 a. *Verzweigungsmodus der kaudalen Hauptgefäße des Rückenmarks am Menschen*

Autor		Fallzahl	A. rad. magna ant. et post. g e m e i n s a m		A. rad. magna ant. mit HW-Ast A. rad. magna post. a b e r				A. rad. magna ant. o h n e Hinterwurzelast	
					contralateral		anderes Segment			
KADYI	(1889)	29	8	27,7 %	1	3,4 %	5	17,2 %	15	51,7 %
HOUDART et al.	(1965)	14	5	35,7 %	—	—	—	—	9	64,3 %
JELLINGER	(1966)	100	21	21,0 %	6	6,0 %	30	30,0 %	43	43,0 %
S u m m e		143	34	23,8 %	7	4,9 %	35	24,5 %	67	47,8 %

Tabelle 5 b

Autor		Fallzahl	V. rad. magna ant. et post. g e m e i n s a m		V. rad. magna ant. mit HW-Ast V. rad. magna post. a b e r				V. rad. magna ant. o h n e Hinterwurzelast	
					contralateral		anderes Segment			
KADYI	(1889)	21	2	4,9 %	—	—	1	2,4 %	18	85,7 %
v. QUAST	(1961)	11	3	27,3 %	1	9,1 %	2	18,2 %	5	45,4 %
JELLINGER	(1966)	100	8	8,0 %	14	14,0 %	49	49,0 %	29	29,0 %
S u m m e		132	13	9,9 %	15	11,3 %	52	39,4 %	52	39,4 %

Die aus diesen anatomischen Fakten abgeleitete Hypothese einer besonderen Kollateral- und Ausgleichsfunktion in dem meist von einem großen Ventral- und Dorsalzufluß gespeisten kaudalen Stromgebiet (TUREEN 1938) wird unterstützt durch vereinzelt nachweisbare *arterio-venöse Anastomosen* im Stromgebiet der A. rad. magna ant. (ROLL 1958, NUNES VICENTE 1964). Wir konnten eine solche bei Untersuchung von 1000 Medullae in gestuften Schnittserien nur *einmal* beobachten (Abb. 29). Es handelt sich dabei um direkte Anastomosen vom Typ I nach CONTI u. BUCCINANTE, deren arterieller Abschnitt einen typischen Aufbau mit Elastica interna aufweist, während die Wand gegen den venösen Abschnitt zarter wird, die Elastica und zahlreiche glatte Mediamuskelzellen verliert. Mitunter soll auch eine Klappe vorliegen.

Praktische Bedeutung hat das *Verhalten der kaudalen Hauptzuflüsse des Ventral- und Dorsalsystems.* Die aus den Interkostal- oder Lumbalästen gespeiste A. rad. magna soll sich nach LAZORTHES et al. (1962) und HETZEL (1965) regelmäßig in einen vorderen und hinteren Ast verzweigen. HOUDART et al. (1965) konnten jedoch mittels postmortaler Angiographie feststellen, daß diese regelmäßige Teilung nur selten erfolgt. Häufiger besitzt die A. rad. magna ant. keinen Dorsalast und verteilt ihr Blut daher nur auf das ventrale Rückenmark. Die an 143 Medullae, darunter 100 eigenen Fällen, erhobenen Relationen (Tab. 5 a) ergaben, daß nur in knapp einem Viertel der Fälle die kaudale Hauptarterie das ventrale und dorsale System durch regelrecht verzweigte Äste gemeinsam versorgt. In rund 30 % entsendet sie zwar einen zarten Ast zum Dorsalsystem, doch ist dessen kaliberstärkster Zufluß davon getrennt auf der Gegenseite bzw. häufiger in einem anderen Segment lokalisiert. In fast der *Hälfte der Fälle besitzt die A. radicularis magna keinen Hinterwurzelast,* wodurch der Hauptzufluß zu den kaudalen Abschnitten des Ventral- und Dorsalsystems *getrennt* erfolgt. Trotz ausgedehnter anteroposteriorer Anastomosen erklären diese anatomischen Befunde u. E. zwanglos die klinische und morphologische Vielgestaltigkeit der Läsionen bei Ausfall des kaudalen Spinalzuflusses. Sie reichen von kompletter Querschnittsnekrose über partielle Ventralinfarkte und seltene dorsale Nekrosen bis zu Minimalinfarkten im Anteriorgebiet (s. S. 131). Wichtig erscheint diese anatomische Variabilität auch für die Neurochirurgie spinaler Gefäßmißbildungen, da die Abklemmung eines ventralen oder gemeinsamen Hauptastes zu schweren Ausfällen im kaudalen Rückenmark führen kann. Die Aufklärung der anatomischen Verhältnisse in diesem Abschnitt auf angio- bzw. aortographischem Wege wurde daher propagiert (HOUDART et al. 1965, NUNES VICENTE 1964, DJINDJIAN et al. 1966).

Die kaudalen Hauptabflüsse zeigen eine noch stärkere lokale Unabhängigkeit der ventralen und dorsalen V. radicularis magna, die aber durch ausgedehnte Anastomosen ausgeglichen wird (Tab. 5 b).

Da die A. rad. magna durch eine beschränkte Zahl kleiner kaudaler Äste von gelegentlich infrarenalem Ursprung ergänzt werden kann, gliedert sich das kaudale Versorgungsareal mitunter in zwei Abschnitte. Die mit den Lumbalwurzeln laufenden Ästchen bilden zusätzliche Versorgungsquellen für den kaudalen Conus-Caudaabschnitt, welcher selten bei Ausfall der A. rad. magna ausgespart bleiben kann (GARCIN et al. 1962, GRUNER u. LAPRESLE 1962).

Vergleichend-anatomisch läßt sich mit GOUAZE et al. (1963, 1964) eine territoriale Gliederung der arteriellen Spinalgebiete bei einer Reihe von Species durchführen.

Am deutlichsten erscheinen sie bei Primaten und Ratte, werden aber mit zunehmender vaskulärer Metamerie in der absteigenden Vertebratenreihe immer undeutlicher. Die regionalen Zuflußunterschiede stehen in enger Beziehung zur Entwicklung der Intumescencen, die sich etwa von den Amphibien aufwärts verfolgen läßt (SHISHOVA 1964), sowie zur Wachstumsdiskrepanz des Rückenmarks gegenüber seinem knöchernen Hüllsystem. Sie kommen auch in der Dichte der Sulcusarterien zum Ausdruck.

Für das *Ventralsystem* lassen sich folgende schematische Stromterritorien aus der anatomischen Zuflußverteilung ableiten (vgl. Abb. 4 b):

α) Das *cervikodorsale Gebiet* der A. subclavia gliedert sich bei den meisten Species zwanglos in die orale und kaudale Cervikalzone. Das *orale Halsgebiet* ist durch speciesabhängige Abweichungen im Verhalten der cerebrospinalen Anastomose, d. h. der Beteiligung der spinalen Vertebralisäste an der Bildung der ventralen Längsanastomose gekennzeichnet. Nager und Katze zeigen dünne, oft asymmetrische Äste, die oral in C 1/2 fusionieren. Sie sind bei Ratte und Cavia selten durch einen Zufluß in C 3, kaum in C 2 ergänzt, während Kaninchen und Katze fast regelmäßig einen oder doppelseitige Zuflüsse in C 3, seltener auch in C 2 aufweisen. Der Hund bietet abweichende Verhältnisse durch einen mächtigen Ventralstrang aus der cerebrospinalen Anastomose bis C 3. Die *Halsanschwellung* zeigt als zuflußreichste Spinalregion starke speciesabhängige Unterschiede nach Höhe und Frequenz der Zuflüsse. Die Ratte erhält alternierende, selten symmetrische Ventraläste mit dem Menschen ähnlicher mittlerer Häufigkeit bei einem Maximum in C 6/5 und Abfall auf ein Zuflußminimum in D 2. Cavia und Kaninchen besitzen zahlreiche, oft bilateral-symmetrische Ventralarterien mit konstanter Zuflußdichte in Hals- und oralstem Brustmark und deutlichem Abfall in D 4/5. Katze und Hund weisen mit der Volumenzunahme der Halsanschwellung im Zusammenhang mit differenzierteren Funktionen der Vorderextremitäten die größte arterielle Zuflußdichte auf (BRADSHAW 1958, SOUTOUL et al. 1964, WILSON u. LANDRY 1964). Sie verfügen oft über symmetrische Zuflüsse in fast jedem Segment zwischen C 4—7, die bei der Katze auf ein Minimum der Ventraläste in D 2, der Dorsaläste in D 3 abfällt und damit geringere Kaudalverschiebung dieser Zone gegenüber dem Menschen erkennen lassen. Primaten verhalten sich ähnlich dem Menschen.

β) Das *aortale Versorgungsgebiet* gliedert sich durch die tiefe Position der A. rad. magna zwanglos in ein mittleres dorsales bzw. thorakolumbales sowie in das kaudale Versorgungsgebiet der A. rad. magna, das sich oft auf das Lumbosakralmark oder dessen kaudale Abschnitte beschränkt.

Das *mittlere Stromgebiet* ist meist größer und zuflußreicher als beim Menschen. Bei Primaten und Ratte umfaßt es fast das gesamte Brustmark, bei übrigen Rodentia und Carnivoren auch die orale Hälfte der Lumbalanschwellung. Abgesehen von der Ratte ist dieses Gebiet durch eine mit der relativen Verkürzung des Brustmarkes einhergehende Reduktion der Ventralzuflüsse in der aufsteigenden Vertebratenreihe gekennzeichnet. Die Ratte weist ein eigenes Zufluß„muster" mit höchster Frequenz in D 3 und seltenen, unilateralen Zuflüssen im unteren Brustmark auf. Die übrigen Nager bieten relativ einheitliche Vaskularisation mit meist alternierenden Ästen, die außer dem Minimum in D 4 bzw. D 4/5 gleichmäßig verteilt sind. Ähnlich wie bei der Katze erhält jedes Segment einen Ventralzufluß. Katze und insbesondere Hund zeigen zunehmende Tendenz zu unilateralem Gefäßzutritt (SCHRÖDER 1955, TARAZI et al. 1956, GOUAZE et al. 1964) mit deutlicher Reduktion im oberen und geringerer Desegmentation in den unteren Thorakaldritteln. Diese erreicht zugleich mit zunehmendem Schrägverlauf der Wurzelarterien infolge Wachstumsdiskrepanz zwischen Brustmark und Wirbelsäule ihren Höhepunkt bei Primaten und Mensch. Bei Nagern und Katze ist somit die beim Menschen oft mögliche Trennung der „Intermediärzone" in einen oberen und unteren Abschnitt kaum nachweisbar, zumal wir eine Gliederung nach dem Wechsel der Verlaufsrichtung der Wurzelgefäße (GOUAZE et al. 1963, 1964) nicht für gerechtfertigt halten. Erst die lokal unterschiedlich ausgeprägte Desegmentation im Brustmark bewirkt seine Aufgliederung in mehrere Stromgebiete.

Das *kaudale* Versorgungsgebiet der A. rad. magna reduziert sich bei den niederen Vertebraten mit Ausnahme der Ratte auf das untere Conus-Cauda-Gebiet. Auf die oft infrarenale Position des kaudalen Hauptzuflusses bei Carnivoren und übrigen Rodentia wurde bereits hingewiesen. Mit Ausnahme von Ratte und Kaninchen wird er oft durch kleine kaudale Zuflußäste ergänzt. Zeigen Hund und Katze gleich dem Menschen deutliches Linksüberwiegen der A. rad. magna, so konnten wir diese Lateralisation bei Nagern nicht bestätigen. Sie zeigen oft regelrechte Verzweigung der A. rad. magna in einen Ventral- und Dorsalast.

Das *Dorsalsystem* ist gleichförmiger als beim Menschen, läßt aber ein zuflußarmes Gebiet in C 1/2 vom übrigen Halsmark abgrenzen. Während das Kaninchen ansonsten gleichförmige Zuflußverteilung aufweist, zeichnet sich bei Ratte und Cavia ein dem Ventralsystem vergleichbarer Zustromabfall in C 8/D 1 bzw. D 1/2 und bei der Katze in D 3 ab. Mit zunehmender Desegmentation des Ventralsystems treten Dorsaläste oft in ventral zuflußfreien Segmenten zu, was dem Dorsalsystem eine gewisse Eigenständigkeit verleihen soll (GOUAZE et al. 1964). Das kaudale Gebiet ist meist gut vaskularisiert, zeigt aber bei Nagern etwas weniger Zuflüsse als das Ventralsystem.

Eine „territoriale" Gliederung des Spinalarteriensystems ist bei höheren Vertebraten vornehmlich durch Überwiegen der Intumescencen gegenüber dem Brustmark bedingt, die noch deutlicher in der regionalen Dichte der Sulcusarterien hervortritt. Die bei vielen Labortieren nachweisbare cerviko-thorakale oder dorsale „zuflußfreie" Zone im Ventralsystem ist mit abnehmender Desegmentation schmäler und höhenkonstanter als beim Menschen: Beim Hund kann sie mehrere Segmente zwischen D 8—D 4/5, bei der Katze 1—2, selten 3 Segmente bei C 8—D 3/4, bei der Ratte 2—3, selten auch 4—5 Segmente zwischen C 7/8—D 3 und bei Cavia 2—3, selten bis 4 Segmente in Höhe D 1/2—D 5 umfassen, während sie beim Kaninchen meist nur über 1—2 Segmente in D 4/5 reicht und damit von der aus der Provenienz der Zuflüsse abgeleiteten anatomischen Grenze der beiden spinalen Hauptquellgebiete zunehmend abweicht. Während beim Menschen die anatomisch fundierte Grenze zwischen den beiden großen Hauptzuflußsystemen infolge starker Variabilität der zustromfreien Zone zwischen kaudalstem Subclaviaast und oralstem Aortensegmentzufluß oft stark verwischt ist, läßt sich aus der schmalen, wenig variablen „zustromfreien" Zone des Ventral-, geringer auch des Dorsalsystems bei den *meisten Säugern eine schärfere anatomische Nahtlinie zwischen den beiden Hauptquellgebieten im arteriellen Vertikalgefäßsystem vermuten.*

Unter kritischer Berücksichtigung der anatomischen Gegebenheiten erscheinen die *Gefäßverhältnisse der oberen Spinalhälfte von Primaten, Katze und Ratte mit jenen des Menschen vergleichbar.* Der Hund bietet Abweichungen in der cerebrospinalen Anastomose; die meisten Nager eine abweichende Versorgung des Brustmarks.

Im *Brustmark* bestehen dem Menschen vergleichbare Versorgungsbedingungen bei *Species mit relativ „paucisegmentaler" Versorgung,* insbesondere *Primaten, Ratte und Hund,* während Katze und Kaninchen einen extrem plurisegmentalen Typ erkennen lassen.

Das *kaudale Rückenmark* bietet in der steigenden Vertebratenreihe zwar dem Menschen zunehmend *formal ähnliche,* aber — außer bei Primaten und

Ratte — stark *lokal abweichende Versorgungsbedingungen,* die eine Übertragung experimenteller Befunde auf den Menschen zumindest in topischer Hinsicht nicht gestatten.

Das *spinale Venensystem* zeigt kaum eine territoriale Gliederung außer geringen Abflüssen in C 1/2 und im Sakralmark.

b) *Arterielle Binnenversorgungsgebiete*

Die anatomische Gliederung des Querschnittes in Versorgungsareale, die sich aus der Verzweigung der Spinalgefäße im Rückenmarksinneren ergibt, ist im Vergleich zum extramedullären Gefäßsystem einfach und konstant. Trotzdem bestehen über Zuordnung und Abgrenzung der intramedullären Stromgebiete abweichende Vorstellungen, die auf differenter Deutung der anatomischen Grundlagen und Diskrepanz pathomorphologischer Befunde beruhen.

CORBIN (1961) gliedert in Anlehnung an klassische Vorstellungen (ADAMKIEWICZ 1881 u. a.) das intramedulläre Versorgungsgebiet in 3 Abschnitte — das Gebiet der Zentralarterien aus der A. spin. ant., das Gebiet der A. spin. post. und ein peripheres Areal der „Vasocorona", dem wegen seiner Versorgung aus beiden Längssystemen eine Verbindungs- und Kollateralfunktion zugeschrieben wird. LAZORTHES et al. (1957/58, 1961/62) unterscheiden nur 2 Territorien als tiefes oder *Zentral*gebiet der Sulcusarterien und *peripheres,* vom oberflächlichen Gefäßnetz aus dem Ventral- und Dorsalsystem gespeistes Bereich, welches auch das dorsale Spinaldrittel umfaßt. NUNES VICENTE (1964) schlägt in Anlehnung an SARTESCHI u. GIANNINI (1960) ein vereinfachtes zweiteiliges Querschnittsschema vor. Es umfaßt ein *ventrales* Gebiet, das in seiner Maximalausdehnung den ventralen zwei Dritteln des von zentralen und perforierenden Gefäßen versorgten Querschnitts, d. h. Gebiet der Sulcusarterien mit ventralem Grau, Vordersträngen und vorderen zwei Dritteln der Seitenstränge entspricht, sowie ein *dorsales* Areal mit dem restlichen Querschnittsdrittel einschließlich Hinterhornhals und -spitze, Hinterstrangsgebiet und dorsalem Seitenstrangdrittel. Dieser mit den Maximalausfallszonen spinaler Binnengefäßsyndrome übereinstimmenden Gliederung steht ein komplexes, funktionell-anatomisch orientiertes Querschnittsschema von GILLILAN (1958—62) gegenüber. Es umfaßt das Gebiet der A. ventralis, der perforierenden Posterioräste und die periphere Zone der perforierenden Zweige der Plexus ventralis und lateralis nebst schmalen Grenzzonen zwischen den einzelnen Territorien, die auch im Schema von CORBIN (1961) vorgesehen sind.

Die Schwierigkeit der Einteilung der intramedullären Stromgebiete nach streng anatomischen Grundlagen resultiert aus dem Verteilungsmodus der Spinalgefäße im Querschnitt und ihrer Versorgung aus beiden Längssystemen. Das zentrifugale Binnensystem wird nur aus den Sulcusästen der A. spin. ant., das zentripetale System dagegen im hinteren Querschnittsdrittel durch lange perforierende Zweige vom Dorsalsystem versorgt, in den übrigen Randabschnitten aber durch kurze Rr. marginales vom ventralen oder dorsalen System gespeist. Damit gliedert sich das zentripetale System funktionellanatomisch in 2 Abschnitte von verschiedener Ausdehnung und Wertigkeit. Der Spinalquerschnitt gliedert sich danach in folgende Stromgebiete: α) das *zentrale Gebiet der Sulcusarterien;* β) das *„periphere" Gebiet* mit einem *Dorsalareal* und einer schmalen *zirkulären Randzone* (Abb. 30).

ad α) Das *zentrale Versorgungsterritorium,* das sich mit dem aus klinischer Syndromenlehre und Neuropathologie geläufigen Areal der A. spinalis ant. identifizieren läßt, umfaßt die ventralen zwei Drittel bis vier Fünftel des Querschnitts. Es zeigt folgende anatomisch fundierte Maximalausbreitung: gesamtes Vorderhorn samt periependymärem Grau, Seitenhorn, CLARKEscher Säule und Hinterhornbasis, ferner Vorderstränge, tiefe Anteile der Vorderseitenstränge mit Tr. spino-thalamicus lateralis (HERREN u. ALEXANDER 1939) sowie ventrales Drittel des Pyramidenseitenstranges. Dazu können ventrale Teile des Hinterstranges kommen (BOLTON 1939, BECK 1952).

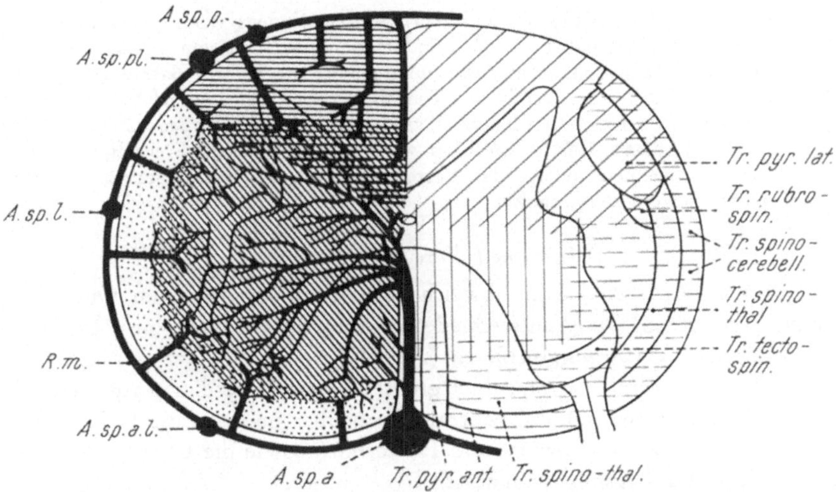

Abb. 30. Schema der Binnenstromgebiete des menschlichen Rückenmarks (modif. nach Vorlage von *Corbin*). Rechts: Arterielle Zustromterritorien; Zentrales Gebiet der A. spin. ant. (A. sp. a.) schräg schraffiert; peripheres Gebiet der perforierenden Posterioräste querschraffiert; der Marginaläste (R. m.) punktiert. „Grenzzonen" durch Überzeichnung angedeutet. A. sp. pl. — A. spin. posterolat., A. sp. al. A. spin. anterolat., A. sp. l. — A. spin. lateralis. Links: Venöse Drainagegebiete: zentrale Zone längsschraffiert; periphere Zone strichliert; Dorsalgebiet schrägschraffiert.

ad β) Im „*peripheren*" Gebiet ergeben sich nach der Verzweigung der Hauptarterien: 1) das *Dorsalareal,* das von den Aa. fissurales, interfasciculares und A. cornu post. versorgt wird. Es umfaßt Hinterhornkopf und -hals, Hinterstränge samt dem Hinterhorn anliegenden Teilen samt SCHULZEschem Komma (HETZEL 1960) sowie dem Hinterhorn außen anliegende tiefe Markgebiete samt dorsaler Hälfte bis zwei Drittel des Pyramidenseitenstranges und lateralen Grundstrangbündels. 2) Das *periphere* Areal im engeren Sinn entspricht einer schmalen, von den kurzen Rr. marginales (Vasocorona) ernährten zirkulären *Randzone,* die den übrigen Territorien außen anliegt und sich mit ihnen wegen Doppelversorgung aus den beiden Längssystemen teilweise überschneidet. Das steht im Einklang mit pathomorphologischen Erfahrungen, wonach bei Ausfall ventraler oder dorsaler Zuflüsse häufig auch das zugehörige Randgebiet betroffen ist (vgl. Abb. 42 a), während es unter bestimmten pathologischen Bedingungen mehr minder isolierten Ausfall zeigen kann. Gleiches gilt für das dorsale Versorgungsgebiet, dessen isolierter Ausfall in Einzelfällen bekannt und morphologisch verifiziert ist (WILLIAMSON 1895, HENNEBERG 1920, HUNT u. CORNWALL 1925, ULLMANN 1938, STONE u. ROBACK 1937, FROBOESE 1956, HETZEL 1960, PERIER et al. 1960/61, DHAENE 1956, 1961, GARCIN et al. 1962, GRUNER u. LAPRESLE 1962, SAMSON u. FORTHOMME 1962). Die vorgeschlagene Gliederung der Binnenversorgung trägt somit anatomischen und funktionellen Fakten Rechnung.

Die Zweige des zentrifugalen und zentripetalen Binnensystems gelten zwar nicht streng anatomisch, aber funktionell als „Endarterien" im Sinne von COHNHEIM (1872), doch zeigen die intramedullären Versorgungsgebiete trotz ihrer daraus postulierten Unabhängigkeit ähnlich den cerebralen Gefäßterritorien keine scharf fixierten Grenzen, sondern können sich an den Nahtstellen mehr minder überlappen (GILLILAN 1958, CORBIN 1961, BRIHAYE 1961). Ähnliches wird für die Längsausbreitung der intramedullären Stromgebiete infolge der Verteilungsdichte der Sulcusarterien und ihrer kurzen Längsanastomosen vermutet.

c) *Intramedulläre Drainagegebiete*

Die vom Arterienverlauf abweichende Abflußverteilung im Querschnitt ergibt starke Ausbreitungsunterschiede der venösen Drainagezonen gegenüber den arteriellen Versorgungsgebieten (Abb. 30).

α) Das *periphere* Abstromgebiet greift mit langen Radiärvenen weit über jenes der Vasocorona auf das zentrale Grau über und umfaßt auch ventrale und laterale Teile von Vorder- und Hinterhorn sowie die CLARKEsche Säule, die eigene radiäre Abflüsse aufweist.

β) Das *ventrale Zentralsystem*, das über die Sulcusvenen drainiert wird, ist kleiner als das arterielle Areal. Es umfaßt Commissura anterior, ventrales und mediales Vorderhorn sowie Teile der CLARKEschen Säule und ventrale Pyramidenstränge.

γ) Das *dorsale Zentralgebiet* umfaßt Hinterstränge, Hinterhörner, Subst. Rolando und Z. reticularis und erscheint damit gegenüber dem dorsalen Arteriengebiet deutlich vergrößert.

B. Funktionelle Versorgungsgebiete — experimentelle Befunde

Die arterielle Doppelversorgung des Rückenmarks impliziert wie am Gehirn eine Gliederung in 2 Hauptstrom- und Versorgungsgebiete, die zwar durch oberflächliche Längsanastomosen und kurze, tiefe Gefäßketten zu einem kontinuierlichen Zirkulationssystem gekoppelt sind, aber als selbständige Funktionseinheiten gelten. Die A. spinalis ant. stellt als ventrales Hauptgefäß des Rückenmarks nur eine *anatomische* Verbindung der einzelnen Seitenzuflüsse und ihrer Quell- und Endstromgebiete dar, scheint aber nach experimentellen und humanpathologischen Erfahrungen gleich den zirkumferenten Ästen der Hirnoberfläche zur Erstellung einer funktionellen Verbindung der anatomisch vorgegebenen Stromabschnitte im Sinne eines suffizienten Kollateralkreislaufes *nicht* geeignet (PAYNE u. SPILLANE 1957, GILLILAN 1957/58, 1962, LAZORTHES et al. 1957/58, 1962, CORBIN 1961, JELLINGER 1964 a u. a.). In verstärktem Maße gilt das für die übrigen, zarten und mitunter diskontinuierlichen Längsketten. Auch zwischen den Endstromgebieten bestehen keine funktionell ausreichenden Verbindungen. Die ungleichmäßige Verteilung der solcherart verbundenen Zuflüsse unterstützt die Vorstellung einer gewissen funktionellen Eigenständigkeit nicht nur der beiden großen Stromgebiete des Rückenmarks, sondern auch ihrer anatomisch ableitbaren regionalen Abschnitte.

Die Anatomie der Spinalarterien gibt nur grob schematische Hinweise auf die Ausdehnung und Grenzen der Stromgebiete ohne Berücksichtigung hämodynamischer Bedingungen. Die Bestimmung der aus der regionalen Blutverteilung der beiden Zuflußquellen im Rückenmark resultierenden *funktionellen Stromgebiete* und ihrer Begrenzung stellt eines der wichtigsten Probleme der spinalen Zirkulationsforschung dar. Sie wurde mit verschiedenen, oft inadäquaten Methoden versucht.

a) *Postmortale Injektion der Spinalgefäße* mit druckmechanischer Ausbreitung eines Indikators im Gefäßsystem sowie lokale Mischung bei simultaner Doppelfüllung geben Hinweise auf die anatomischen Verbindungen der Stromgebiete, aber nicht auf ihr hämodynamisches Verhalten.

b) *Intravitale Darstellung der Stromgebiete* durch Markierung der regionalen Blutverteilung erlaubt bei Erhaltung physiologischer Kreislaufbedingungen wichtige Rückschlüsse auf das einem Zufluß zugeordnete funktionelle Versorgungsterritorium.

c) *Experimentelle Ischämie* durch Ausschaltung von Zuflüssen gibt aus der Lage und Ausdehnung der Gewebsschäden Hinweise auf das zugehörige Versorgungsgebiet. Sie stellen Modelle für ein von Ort und Intensität des Zirkulationsausfalles abhängiges Läsionsmuster dar, decken sich aber nicht völlig mit den funktionellen Stromgebieten, da sie nicht nur von der regionalen Blutverteilung, sondern auch von der örtlich variablen Reaktionsweise (O_2-Mangelempfindlichkeit) des Gewebes abhängen.

1. Arterielle Hauptstromgebiete

Die experimentellen Untersuchungen beschränken sich im allgemeinen nicht auf die Bestimmung eines isolierten Stromgebietes, sondern geben gleichzeitig Aufschluß über seine Grenzen zu benachbarten Versorgungsterritorien.

a) *Postmortale Füllungsversuche* der Spinalarterien aus der A. vertebralis bzw. A. basilaris ergaben diskrepante Befunde: BOLTON (1939) erzielte Füllung der A. spin. ant. bis D 3/4 bzw. von C 3—D 3 und schloß daraus, daß der orale Abschnitt aus der A. vertebralis und der Rest über die Spinaläste der kontralateralen A. vertebralis gespeist werde. TORR (1957 b) vermutete eine Erstreckung des Vertebralisgebietes über das Hals- und orale Brustmark, während LAZORTHES et al. (1957/58) eine Füllung bis zur Halsanschwellung, CORBIN (1961) bis C 4/5 und TAYLOR (1964) sogar nur bis in Höhe von C 3/4 erzielte.

b) *Intravitale Kreislaufmarkierung* mittels organotroper „biologischer Fluoreszenz-farbstoffe" (CASTAING et al. 1960, 1963) wandten GOUAZE et al. (1963, 1965 a, b) zur Aufklärung der spinalen Versorgungsterritorien bei Hund, Katze und Kaninchen an. Ein organotropes Gewebsfluorochrom (F.B. Nr. 11) wurde mittels intradermaler Kanüle ohne Überdruck in die auf ihr Stromgebiet untersuchte Arterie eingebracht und vor Eindringen des Indikators in den Gesamtkreislauf die Herztätigkeit unterbrochen.

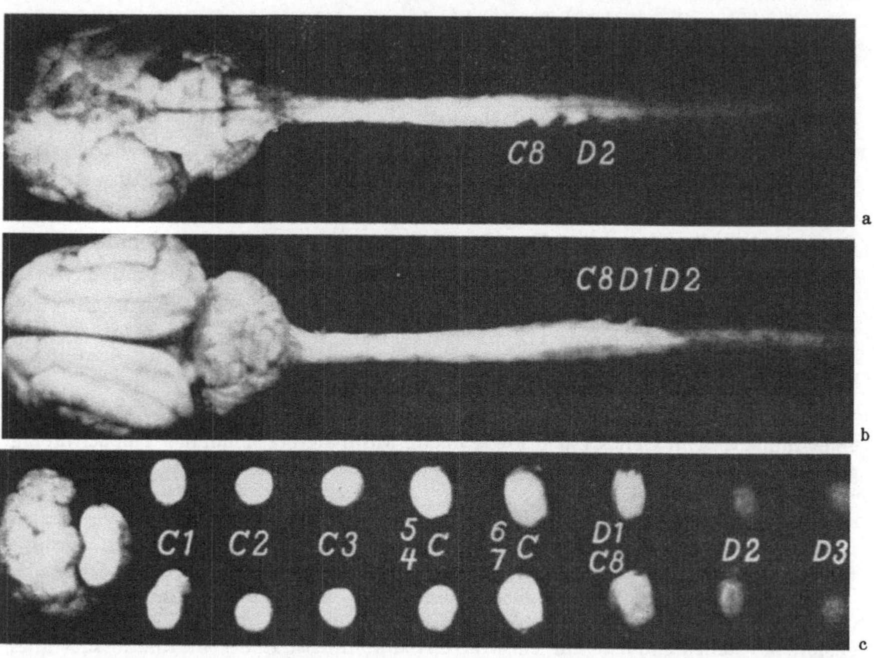

Abb. 31. Katze (KVII/65). Rhodamin-B-Füllung der brachiocephalen Gefäße beidseits durch femorale Aortographie. a) Ventralfläche: Gewebsfluoreszenz in gesamtem Groß- und Kleinhirn, Hirnstamm und Halsmark bis C 8/D 1; starke progrediente Fluoreszenzabnahme in D 2/3; ab D 3 keine Fluoreszenz. b) Dorsalfläche: Spinale Fluoreszenz bis D 2 (Mitte). c) Querschnitts-fluoreszenz im gesamten Kleinhirn und Hirnstamm sowie im Halsmark bis D 1; darunter starke Intensitätsabnahme bis D 2/3, wo vorwiegend die Randzone gefüllt ist.

Applikation des Indikators in eine A. vertebralis des Kaninchens ergab Fluoreszenz des gesamten Hirnstamms und der Halsanschwellung mit geringerer Ausprägung in den beiden oralen Brustsegmenten und Aussparung eines schmalen Lateralstreifens in der oberen Cervikalregion der Gegenseite. Daraus wurde eine gute Versorgung der Halsanschwellung aus beiden Vertebralarterien mit Blutmischung sowie des übrigen Halsmarkes mit Ausnahme eines der homolateralen Arterie eng verbundenen schmalen Seitenstrang-areals vermutet. Das Vertebralisgebiet schließt die beiden oralen Brustsegmente ein, doch ist hier eine Mischung mit Aortenblut zu vermuten. Eine Gegenprobe nach Injektion der 4.—5. Intercostalarterie beim Hund ergab ausgedehnte Fluoreszenz des Brustmarkes, die oral mindestens 2 Segmente höher oder bis zur Halsanschwellung reichte.

Diese Methode dürfte aus technischen Gründen einen nicht unerheblichen Eingriff in die lokale Zirkulation bedingen, weshalb wir eine Darstellung des spinalen Zirkulationsgebietes der A. subclavia unter bestmöglicher Erhaltung physiologischer Kreislaufbedingungen im untersuchten Bereich versuchten. Methode und Ergebnisse wurden an anderer Stelle mitgeteilt (JELLINGER 1966 a) und werden hier nur kurz referiert.

c) *Eigene Untersuchungen.*

α) Orientierende Vorversuche mit *postmortaler Simultanfüllung des Vertebralis-Aortensystems* (druckgleiche Doppelfüllung nach Aortenklemmung knapp distal des Abganges der A. subclavia sin.) ergaben: beim *Kaninchen* eine Farbstoffmischung von C 7 bzw. C 8—D 2/3 in der A. spin. ant. und zwischen D 1—3 in den Dorsalgefäßen; bei der *Katze* eine Doppelfüllung zwischen C 7—D 3 ventral und C 8—D 3 dorsal. Postmortale *Aortenfüllung nach Vertebralisligatur* ergab Gefäßfüllung ab D 1/2 (Kaninchen) bzw. C 8 (Katze) bis zur Cauda.

β) *Retrograde unilaterale Vertebralisfüllung in vivo* (Injektion von 0,3 ml 1 % Evansbluelösung in die A. brachialis nach modif. Methode von MCDONALD u. POTTER 1951 mit akutem Kreislaufunterbruch infolge Durchschlagen der Herzkrone) ergab bei erwachsenen *Katzen* eine histologisch am rasch entnommenen Rückenmark nachweisbare Füllung nur in den homolateralen Hinterwurzelarterien, im Tr. dorsolateralis und in den Gefäßen von Hinterhorn und dorsalem Seitenstrang bis D 1 sowie in der Dorsolateralkette ohne Füllung intramedullärer Zweige in C 8—D 3 homolateral.

γ) *Intravitale Rhodamin-K-Applikation durch femorale Aortographie* (0,3 bis 0,5 ml 3 % Rhodamin-K-Lösung mittels Aortenkatheter nach angiographischer Lagekontrolle und simultaner Blutdruckkontrolle an der homolateralen A. brachialis wurden durch 10 sec injiziert, vor Eintritt in Gesamtkreislauf Durchschlagen der Herzkrone, Sofortentnahme des ZNS und Füllungskontrolle unter UV-Licht) ergab:

1) Bei Füllung der *brachiocephalen Gefäße bds* an der *Katze:* eine starke Orange-Fluoreszenz in Groß- und Kleinhirn, Hirnstamm und gesamtem Rückenmark bis C 8/D 1 mit abnehmender Intensität bis D 2 (oberes/mittleres Drittel) — (Abb. 31 a, b). Starke Querschnittfluoreszenz reicht bis C 8, schwächer im zentralen Grau und in der Randzone von D 1—D 2 (unteres Drittel) sowie diskret als „Zentralstift" um den Zentralkanal und in der subpialen Randzone in D 2—3 (mittleres Drittel) nachweisbar (Abb. 31 c). Die zugehörigen Wurzelarterien zeigten starke Fluoreszenz. Histologische Fluoreszenzkontrolle an unfixierten Kryostatschnitten ergab starke Querschnittsfüllung bis C 8, während sie im kaudalen Drittel von D 2 nur zart im zentralen Grau und subpial; in D 3 unten und D 4 nicht mehr nachzuweisen war (Abb. 32a). Ähnliche Resultate fanden sich am *Kaninchen,* das Totalfluoreszenz des Rückenmarks bis in Höhe D 1/2 bot.

2) Isolierte Füllung des *T. brachiocephalicus rechts* an der *Katze* ergab halbseitige Fluoreszenz im homolateralen Hirnstamm, Kleinhirn und Oblongata sowie im gesamten Halsmark mit Aussparung eines schmalen Randstreifens links bis C 7/8 bzw. C 8 und geringer bis D 2/3. Auf Querschnitten bestand entsprechende Füllung mit Aussparung eines Teiles des contralateralen Seiten- bzw. Hinterseitenstranges, selten auch des Hinterhorns. Sie reichte kaudal bis D 1 (unteres Drittel) und war als großer „Zentralstift" bis in D 2 unten nebst zarter Randfluoreszenz und Hinterwurzelfüllung bis D 3 (unten) sichtbar (Abb. 32 b).

  Physiologie und Pathophysiologie

3) Nach isolierter *Vertebralisfüllung rechts* an der *Katze* lagen ähnliche Ergebnisse mit Füllung des Rückenmarks bis D 1 bei streifiger Aussparung der Gegenseite vor. Bei Querschnittsfüllung in C 1/2 beschränkte sich die Fluoreszenz in den übrigen Halssegmenten auf das homolaterale Dorsaldrittel oder größere Binnenabschnitte in zarter Intensität bis D 3 oben (Abb. 33 a, b).

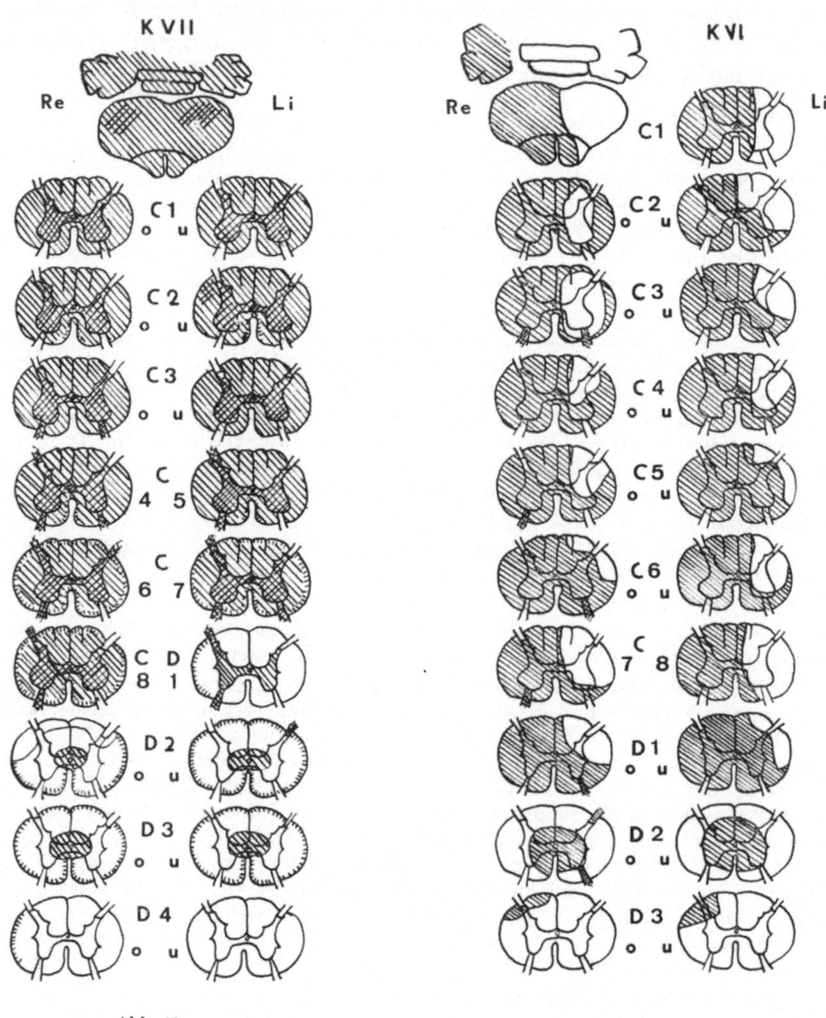

Abb. 32 a.   Abb. 32 b.

Abb. 32. a) Katze (KVII/65). Rhodamin-B-Füllung der brachiocephalen Gefäße beidseits (vgl. Abb. 31 c). Schema der histologisch verifizierten Querschnittsfluoreszenz. — b) Katze (KVI/65). Rhodamin-B-Füllung des Tr. brachiocephalicus rechts durch femorale Aortographie. Schema der Querschnittsfluoreszenz zeigt halbseitige homolaterale Füllung des Hirnstamms und gesamten Halsmarkes mit Aussparung eines Streifens in contralateralen Seiten- und Hinterseitenstrang. Füllung bis D 1 (unten); darunter stiftförmige Zentralfüllung bis D 2 (unten) sowie Randfluoreszenz und Hinterwurzelfüllung in D 3.

Die nach aortographischer Rhodaminapplikation erhobene Rückenmarks-
fluoreszenz als Indikator seiner arteriellen Blutversorgung zeigt nach doppelseitiger Vertebralisfüllung unter normalen Blutdruckverhältnissen an der
Katze eine starke Anfärbung des Halsmarkes bis C 8/D 1, die sich in geringerer
Intensität bis in das mittlere Drittel von D 2 verfolgen läßt. Die Querschnittsfüllung reicht bis zum kaudalen Rand von C 8 und ist von schwacher stiftförmiger Zentralfluoreszenz bis D 2 unten bzw. Randfluoreszenz bis D 3 oben
gefolgt. Diese trotz unterschiedlicher Methodik mit den Befunden von GOUAZE

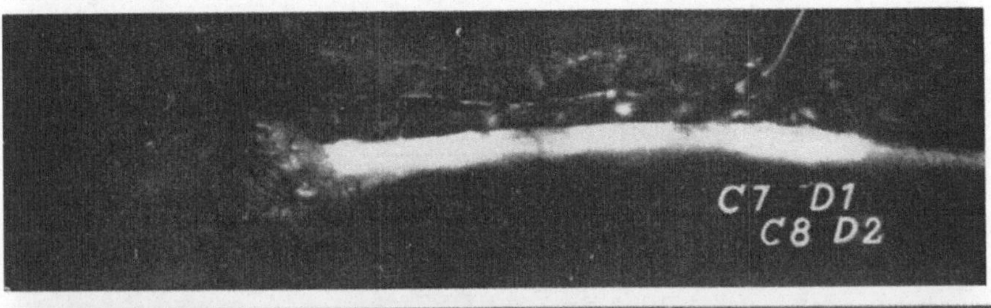

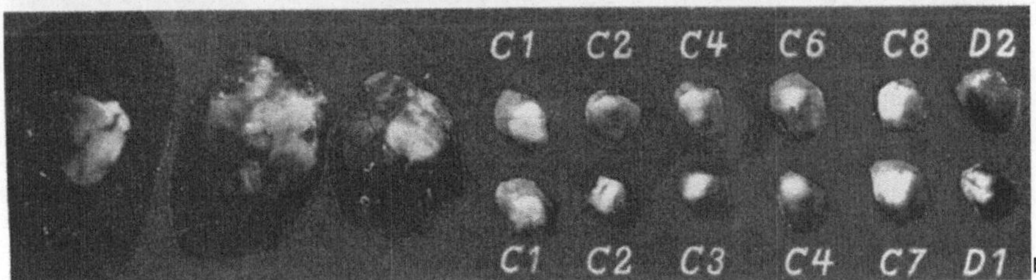

Abb. 33. Katze (KX/65). Rhodamin-B-Füllung der rechten A. vertebralis durch femorale Aortographie. a) Dorsalansicht: Fluoreszenz der A. vertebralis und ihrer Spinaläste sowie der
Oblongata und des Rückenmarks bis D 1/2 mit streifiger Aussparung auf der Gegenseite.
b) Halbseitige Querschnittsfluoreszenz in Brücke und Oblongata; Querschnittsfluoreszenz in
  C 1 und Gewebsfüllung in homolateralen posterolateralen Querschnittsbezirken bis D 1/2.

et al. sowie eigenen unphysiologischen postmortalen Doppelfüllungsversuchen
grundsätzlich übereinstimmenden Ergebnisse lassen den Schluß zu, daß die
*A. vertebralis bzw. A. subclavia bei der Katze das gesamte Halsmark und
die beiden oralsten Brustsegmente, evtl. auch Teile von D 3, versorgt,* wobei
ab C 8/D 1 eine Mischung mit Blut aus der Brustaorta bestehen dürfte. Ähnliche Verhältnisse liegen beim *Kaninchen* vor, dessen *aortales Versorgungsgebiet oralwärts bis D 2/3 reicht,* wie Füllungen der Brustaorta zeigten.
Geringe speciesabhängige Höhenabweichungen erklären sich aus der anatomischen Inkonstanz der ventralen Spinalzuflüsse im oralen Brustabschnitt. Die
schwache Fluoreszenz im zentralen Grau und der subpialen Randzone der
Segmente D 2/3 wird als Ausdruck einer Kollateralversorgung aus der A. subclavia — vermutlich über kurze Längsanastomosen — aufgefaßt. Daraus läßt
sich eine *Überschneidung der beiden spinalen Hauptzuflußgebiete in C 8/D 1
bis D 3 bei Katze und Kaninchen* postulieren.

Einseitige Vertebralisfüllung an der Katze bestätigt die aus früheren Befunden (McDonald u. Potter 1951, Gouaze et al. 1965 a, b) vermutete Lateralisation der Blutströmung im Basilarisbereich infolge ihrer laminären Teilung (McDonald 1960, Wilson u. Landry 1964), die wir auch bei intravitalen und postmortalen Farbstofffüllungsversuchen am Kaninchen bestätigen, in der A. vertebralis und A. spinalis ant. hingegen nicht nachweisen konnten. Im Rückenmark dürfte weitgehende Mischung des Vertebralisblutes bestehen, doch konnten wir frühere Befunde (McDonald, Gouaze et al.) bestätigen, die auf eine enge zirkulatorische Abhängigkeit des Hinterseitenstranges und Hinterhorns von der homolateralen A. vertebralis hinweisen.

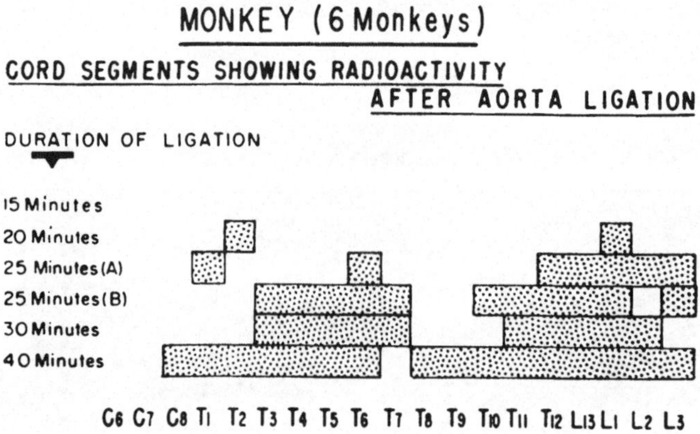

Abb. 34. Segmentverteilung der Radioaktivität im Rückenmark des Affen bei verschiedener Dauer der subclaviären Aortenligatur (aus: OTOMO, E et al. Neurology *10*, 112 (1960)).

d) *Experimentelle Ischämieschäden* des Rückenmarks mit vergleichbaren Ergebnissen stammen von Tureen (1936), der nach Ligatur der Brustaorta unterhalb des Arcus aortae an der Katze eine gute Vitalfärbung des Halsmarks und der obersten Brustsegmente als Indikator für die intakte Zirkulation im oralen Versorgungsgebiet der A. subclavia interpretierte. Otomo et al. (1960 a) verlegten auf Grund autoradiographischer Untersuchungen des Rückenmarks bei Affen und Katzen nach Aortenligatur distal der A. subclavia sin. die Grenze des Versorgungsgebietes der A. subclavia und der Brustaorta in das „untere Hals- und obere Brustmark". Als oberste Grenze der durch erhöhte Radioaktivität angezeigten Ischämieschäden bei Ausfall der aortalen Blutzufuhr ergab sich bei der Katze das Segment C 8 mit Frequenzzunahme der Läsionen ab D 3. Beim Affen wurde als orale Grenze des Aortenterritoriums das Segment D 1 nach kurzen Ligaturzeiten und C 8 nach Klemmung bis 40 Minuten erhoben, während ab D 3 die Läsionen regelmäßig und in großer Intensität vorlagen (Abb. 34).

2. Gliederung der Hauptstromgebiete

Die aus der regionalen Verteilung der Zuflüsse abgeleitete anatomische Untergliederung der Hauptstromgebiete ist experimentell nur teilweise faßbar. Im oralen Abschnitt ist sie zwar theoretisch durch die Masse und Vaskularisationsdichte der Halsanschwellung gegenüber dem oralen Halsmark gegeben, tritt aber funktionell kaum hervor. Wichtig erscheint hingegen eine funktionelle Gliederung des aortalen Stromgebietes in Abhängigkeit von den segmentalen Aortenzuflüssen einerseits sowie der Zutrittshöhe der A. radicularis magna anderseits.

Hinweise auf eine funktionelle Gliederung des aortalen Territoriums in eine mittlere und kaudale Zone geben bereits *postmortale Füllungsversuche,* die jedoch nur beschränkten physiologischen Aussagewert besitzen. Während BOLTON (1939) am Menschen von der 9. Intercostalarterie orale Füllung der A. spin. ant. nur bis D 7, kaudal aber bis zum Filum terminale erzielte, konnte TORR (1957 b) von den Intercostal- und Lumbalarterien große Spinalabschnitte injizieren, betonte aber eine Füllungsdiskontinuität im mittleren Brustmark. *Eigene Füllungsversuche* am *Kaninchen* zeigten nach Klemmung der oberen Brustaorta und des infrarenalen Aortenabschnittes eine Farbstoffausbreitung in den Ventral- und Dorsalgefäßen zwischen D 4/5—L 3/4 ohne Füllungsunterbrechung. Simultanfüllung der Brustaorta nach Klemmung der Brustaorta zwischen oralem und mittlerem Drittel ergab Farbstoffmischung in D 2/3—D 5/6, während Doppelfüllung der Aorta von supra- und infrarenal eine Mischung zwischen L 2/3—L 3/4 ventral bzw. L 2—3 dorsal beim Kaninchen und in L 1—2 bei der Katze bewirkt.

Intravitale Markierungsversuche von GOUAZE et al. (1965 a, b) zeigten nach Füllung der 4.—5. Intercostalarterie am Hund eine kaudale Ausbreitung der Fluoreszenz über 4—6 Segmente bis zur Lumbalanschwellung und sprechen für *gute Kollateralfunktion der Längsanastomosen im mittleren und unteren Brustmark.* Segmentale Füllung der Lendenanschwellung mit Abhängigkeit der Querschnittsausbreitung vom Vorliegen ventraler und dorsaler Wurzeläste ergab die Injektion einzelner Lumbalarterien, während von der 4. Lumbalarterie über die A. rad. magna der gesamte Conus gefüllt wurde. Das spricht für eine Versorgung des gesamten Querschnitts über den Ventral- und Dorsalast der kaudalen Hauptarterie beim Hund.

Experimentelle Rückenmarksischämie durch Aortenklemmung in verschiedenen Höhen, die seit STENSON (1669) wiederholt reproduziert wurde, ergibt neben Hinweisen auf das Verhalten des Spinalgewebes unter O_2-Mangel auch gute Modelle für die regionale Gliederung des aortalen Stromgebietes (vgl. TUREEN 1938, REXED 1940, KROGH 1945—50, GELFAN u. TARLOV 1955, VAN HARREVELD et al. 1960—62, SARTESCHI u. GIANNINI 1960, KOSHELEVA 1963/64, MURAYAMA u. SMITH 1965 u. a.).

3. „Grenzzonen" der Hauptstromgebiete

Die experimentellen Befunde ergeben bei einer Reihe von Species übereinstimmende Ausbreitung der beiden spinalen Hauptstromgebiete und ihrer Grenzzonen, die oft enge topische Beziehung zu der aus der Provenienz der spinalen Zuflüsse und ihrer Verteilung abgeleiteten anatomischen Grenze der Hauptquellgebiete der Rückenmarksversorgung erkennen lassen.

Die durch intravitale Kreislaufmarkierung ermittelte physiologische Ausbreitung der Hauptstromgebiete bei Katze und Kaninchen läßt in Übereinstimmung mit experimentellen Ischämiebefunden den Schluß zu, daß die A. subclavia/vertebralis bei diesen Species das Halsmark und die beiden oralen Brustsegmente mit inkonstanter Einbeziehung zentraler Abschnitte von D 3 versorgt. Als maximale Ausdehnung des aortalen Stromgebietes erwies sich bei Vitalfluorochromierung am Kaninchen die Höhe D 2/3, beim Hund das cervicothorakale Übergangsggebiet bzw. kaudale Ende der Halsanschwellung und konnte an Katze und Affen durch experimentelle Ischämie in die gleiche Höhe von C 8/D 1 lokalisiert werden. Aus der Überschneidung der Ausbreitungsmaxima beider Stromgebiete kann geschlossen werden, daß bei diesen Species in den Segmenten C 8/D 1 bis D 2/3 bzw. D 3 eine Mischung des Blutes der A. subclavia mit jenem der Brustaorta vorliegt. Dafür spricht einerseits die Abnahme der Gewebsfluoreszenz, die auf eine Indikatorverdünnung und damit indirekt auf verminderte Stärke der Gewebsdurchblutung aus einer Quelle hinweist, anderseits die mit Zunahme der Ischämiedauer und -intensität einhergehende Ausbreitung der Gewebsschäden vom engeren Versorgungsgebiet als „Minimal"ausfall auf die „Grenz"- oder Mischungszone als Maximalläsion. Aus den experimentellen Befunden ergibt sich somit für eine Reihe von Species *trotz leicht abweichendem anatomischem Verteilungsmodus der Zuflüsse das Bereich C 8/D 1—D 2/3 bzw. D 3 als weitgehend konstante „Grenz"- oder Mischungszone der beiden Hauptquellgebiete des Rückenmarks.*

Bei der *Katze* stimmt dieses Areal völlig mit der aus der Provenienz der Wurzelzuflüsse, der zuflußfreien Zone (C 8—D 3) und dem Durchschnittsminimum der Zutritte ventraler und dorsaler Äste (D 2 bzw. 3) abgeleiteten „anatomischen" Grenzzone der spinalen Hauptstromgebiete überein. Die aus anatomischen Gegebenheiten postulierte Ausdehnung der Stromgebiete und ihrer Grenzzone besitzt daher bei der Katze auch unter physiologischen und pathologischen Kreislaufbedingungen weitgehende Gültigkeit.

Auch der *Hund* zeigt gute Übereinstimmung der funktionellen „Grenzzone" mit ihrem als anatomisches Korrelat aufgefaßten zuflußfreien Areal (C 8—D 4/5), deren Konstanz allerdings statistisch nicht gesichert ist.

Wichtig erscheint die praktisch identische Ausbreitung der Stromgebiete und ihrer „Grenzzone" bei *Primaten,* die einen dem Menschen sehr ähnlichen, variablen Gefäßverteilungsmodus besitzen.

Nur das *Kaninchen* läßt eine geringe kaudale Abweichung der anatomischen Minimumzone der Ventralzuflüsse (D 4/5) gegenüber dieser generell erhobenen funktionellen „Grenzzone" erkennen. Da aber das experimentell nachgewiesene aortale Stromgebiet nur bis D 2/3 reicht, erscheint bei dieser Species eine geringe Verschiebung der funktionellen Überlappungszone beider Hauptstromgebiete möglich. Dieser Umstand könnte mit der von anderen Species etwas abweichenden plurisegmentalen Versorgung zusammenhängen, bedarf jedoch noch höherer experimenteller Überprüfung. Geringe speciesabhängige und individuelle Schwankungen innerhalb der auffallend konstanten Lokalisation der zirkulatorischen „Grenzzone" erscheinen jedenfalls möglich.

Unter Berücksichtigung dieser kritischen Vorbehalte kann die aus rein anatomischen Überlegungen abgeleitete *„Grenz"- oder Übergangszone der beiden Hauptquellgebiete der spinalen Blutversorgung unter physiologischen und pathologischen Kreislaufbedingungen in bemerkenswert konstanter Lokalisation zwischen C 8/D 1 und D 2/3 bzw. D 3 bei einer Reihe von Species als gesichert gelten.*

Das erscheint von Bedeutung für die Topik der funktionellen Versorgungsgebiete und ihrer als besonders vulnerabel geltenden „Grenzzonen" am menschlichen Rückenmark, obwohl eine Übertragung tierexperimenteller Befunde wegen der anatomischen Diskrepanz im spinalen Gefäßsystem sowie vermutlich abweichender hämodynamischer Bedingungen (aufrechter Gang usw.) nur beschränkt zulässig ist. Der variablen Höhenverteilung der Seitenzuflüsse bzw. den zuflußfreien Abschnitten dürfte zwar nach vergleichend-experimentellen Erfahrungen für die Lage der Grenzzonen der spinalen Hauptstromgebiete nur *untergeordnete* Rolle zukommen, doch erscheinen sie wesentlich für die Frage der Blutstromrichtung in den großen Längsanastomosen, die im engen Zusammenhang mit dem Problem der hämodynamischen „Grenzzonen" im Vertikalgefäßsystem steht.

C. Blutstromrichtung in den spinalen Gefäßsystemen

Die Funktion der aus mehreren Quellen gespeisten spinalen Strombahn ist von hämodynamischen Bedingungen abhängig, die bisher nur teilweise aufgeklärt sind. Zu den umstrittensten Problemen rechnet die Frage der Blutstromrichtung in den verschiedenen Abschnitten des medullären Gefäßsystems. Die Vorstellungen darüber blieben weitgehend theoretisch, wenn nicht hypothetisch, da Beobachtungen am Menschen in vivo bisher kaum möglich sind. Durch die spinale Angiographie lassen sich nur die cerebrospinale Anastomose sowie große lumbale Zuflüsse sichtbar machen (NUNES VICENTE 1964, HOUDART et al. 1965), während die spinalen Längsgefäße am Menschen bisher unter Normbedingungen nicht, im Tierexperiment nur teilweise darstellbar sind. Erst in jüngster Zeit scheinen sich methodische Fortschritte in der angiographischen Aufklärung spinaler Zirkulationsverhältnisse in vivo anzubahnen (DJINDJIAN et al. 1963, 1966).

1. Cerebrospinale Anastomose

Die Blutstromverhältnisse sind hier weitgehend bekannt. Normalerweise fließt das Blut von den Aa. vertebrales gegen die Anastomose und von dieser weg in die A. basilaris und A. spin. ant. Durch Gabelung entstehen in der A. basilaris laminäre Strömungen, die in der A. vertebralis und A. spin. ant. nicht erwiesen sind. Bei proximalem Vertebralisverschluß besteht beim Hund gleiche Stromrichtung, während es nach beidseitigem Carotis- sowie Carotis-Vertebralis-Verschluß zu einer Stromumkehr kommt, wobei die Cerebralversorgung von der A. spin. ant. abhängt (WILSON u. LANDRY 1964). Ähnliches kann bei Vertebralisverschlüssen am Menschen eintreten, wo der Kollateralkreislauf für distale Hirnabschnitte durch die A. spin. ant. gebildet und diese auch angiographisch sichtbar wird (THOMAS et al. 1962), während sie unter Normbedingungen nicht darstellbar ist. Eigene Füllungsversuche am Kaninchen konnten eine Strömungsumkehr nach einseitiger Vertebralisklemmung nicht bestätigen, da die Kollateralversorgung über die oralen Anteile der cerebrospinalen Anastomose und nicht über die A. spin. ant. erfolgte. Nicht wesentlich beteiligt ist der Spinalkreislauf auch beim Anzapfsyndrom der A. vertebralis („subclavian-steal syndrome") bei Verschluß einer A. subclavia proximal des Vertebralisabganges, das infolge Kollateralversorgung über die Aa. vertebrales nicht selten zu cerebralen Zirkulationsstörungen führt (REIVICH et al. 1961, NORTH et al. 1962, WILLIAMS u. TOKARO 1963, COUVES 1963, SPROUL 1963, GONSETTE et al. 1963, HEYMAN et al. 1964, VOLLMAR et al. 1965, HEEGER u. DENCK 1966 u. a.).

2. Arterielle Längsanastomosen

In der *ventralen* Längskette nahm ADAMKIEWICZ (1882) eine Gabelung des Blutstromes aus den Seitenzuflüssen in einander gegensinnige *Partialströme* sowie einen zusätzlichen kaudal gerichteten Teilstrom aus den oralen Spinalästen der A. vertebralis an. Dieser Theorie liegt die Auffassung von der Anastomoseneigenschaft der A. spin. ant. zugrunde. Sie findet eine morphologische Stütze in den bei allen Species relativ übereinstimmenden Gabelungs- und Verzweigungsformen der Vorderwurzelarterien, die eine Teilung des Blutstromes bei bzw. nach Übergang in die Längsanastomose vermuten lassen.

Da die kleinsten Gefäßdurchmesser der vorderen Längsarterie meist annähernd in der Mitte zwischen je 2 Seitenzuflüssen liegen, vermutete man hier ein Zusammentreffen der entgegengerichteten Nachbarströme mit Aufhebung der gegensinnigen Kraftvektoren. Diese hypothetische Nulldruckzone im Bereich der relativen Gefäßrohrenge wurde als „funktionelle Wasserscheide" zwischen den Zuflüssen aufgefaßt (KADYI 1889, SUH u. ALEXANDER 1939, NOESKE 1958, NUNES VICENTE 1964, ZÜLCH 1966 u. a.).

Die Ergebnisse postmortaler Gefäßfüllungen führten zunächst zu abweichenden Vorstellungen. Während TANON (1908) eine vom Lumbalmark aufsteigende Stromrichtung in der A. spin. ant. vermutete, postulierte BOLTON (1939) eine kaudale Hauptstromrichtung. SUH u. ALEXANDER (1939) nahmen 2 entgegengerichtete Hauptströme mit Abwärtsrichtung in der oberen und Aufwärtsrichtung in der unteren Spinalhälfte sowie deren „Wasserscheide" im kaliberschwachen, zuflußarmen mittleren Thorakalbereich an. Diese Ansichten fanden keine Anerkennung, sondern spätere Untersucher wandten sich wieder dem Konzept von ADAMKIEWICZ zu.

PAYNE u. SPILLANE (1957) zogen aus postmortalen Füllungen keine sicheren Rückschlüsse auf die Blutstromrichtung im Halsmark, vermuteten aber aus der Disposition der Seitenzuflüsse sowie den unterschiedlichen Kalibern ihrer auf- und absteigenden Äste die Möglichkeit entgegengesetzter, nicht notwendigerweise kaudalwärts gerichteter Strömungen mit starker Variabilität an. Auch GILLILAN (1957) sowie WOOLLAM u. MILLEM (1955) nahmen einen Abwärtsstrom von der A. vertebralis im Halsmark an, der mit dem aus dem R. ascendens der nächstfolgenden Wurzelarterie in der

Ventralanastomose zusammentreffe. Aus dem Gefäßverzweigungsmuster leiteten sie die Wahrscheinlichkeit entgegengesetzter Blutströme in verschiedenen Höhen der Längsanastomose mit „Wasserscheiden" in mehr minder gleicher Entfernung zwischen den Teilungsstellen der Seitenzuflüsse ab, die sie vornehmlich in das mittlere Brustmark sowie die cervikodorsale und dorsolumbale Übergangszone verlegten.

Mittlerstellung zwischen diesen extremen Thesen nehmen Vorstellungen ein, wonach die Hauptstromrichtung in C 1—D 3/4 kaudal- und zwischen D 9/10 bzw. L 1 und D 3/4 kranialwärts verlaufen soll (KALM 1953, ZÜLCH 1954, 1962, BARTSCH 1960, BARTSCH u. HOPF 1963, LAZORTHES et al. 1962). Darunter wurde eine kurze Zone aufwärtsströmenden Blutes aus dem R. ascendens der A. rad. magna angenommen, während das Blut in seinem R. descendens abwärtsströme, um über die Rr. cruciantes im Dorsalsystem aufwärtszufließen (ROLL 1958). Zwischen den einzelnen „Teilströmen" wurden funktionelle „Wasserscheiden" angenommen, die ZÜLCH (1954—62), BARTSCH (1960) u. a. vorwiegend in Höhe D 4 sowie D 12/L 1 verlegten.

Die Vorstellungen von CORBIN (1961) sowie NOESKE (1958) nähern sich stark der ursprünglichen Hypothese von ADAMKIEWICZ und betrachten die Zirkulation in der ventralen Längskette als ein Mosaik von Partialströmen zwischen den Seitenzuflüssen. Einen Vermittlungsvorschlag bot NUNES VICENTE (1964) an. Danach erfolge der Blutstrom zwischen C 1—3 aus der A. vertebralis abwärts und treffe in C 3—6 je nach Höhe der großen cervikalen Zuflüsse auf einen oralwärts gerichteten Strom aus deren R. ascendens, während ihr R. descendens einen absteigenden Blutstrom nach C 6—D 3/4 entsende. Das steht im Einklang mit METTLER (1948), ZÜLCH (1954), SCHNEIDER (1953) und BARTSCH (1954/60). Mit CORBIN (1961) nimmt er in D 3/4 einen weiteren Zufluß an, dessen Blutstrom sich teile und nach oben dem cervikalen Abwärtsstrom begegne, sich anderseits nach kaudal richte, wo er in D 7 durch Blut aus einem zarten Seitenast ergänzt werde, der aber keine Strömungsumkehr bewirke. Dadurch verlaufe der Blutstrom im mittleren und unteren Brustmark stets kaudalwärts. Die Richtung zwischen D 10—12 sei von der Position der A. rad. magna abhängig, während im kaudalen Abschnitt ein abwärts gerichteter Hauptstrom vorliege, der durch divergente Ströme aus akzessorischen Lumbalästen ergänzt werden könne.

Von diesen anatomisch fundierten Vorstellungen konnte bisher nur die Kaudalrichtung des Blutstromes im R. descendens der A. rad. magna experimentell am Hund bestätigt werden (MARGOLIS et al. 1957). Für die übrigen Abschnitte der ventralen Anastomosenkette stehen intravitale Befunde über die Blutstromrichtung infolge methodischer Schwierigkeiten bisher aus. Die Blutstromrichtung in der A. spin. ant. ist daher noch nicht abgeklärt, doch sind aus dem anatomischen Bauplan starke lokale Schwankungen anzunehmen. Gewisse Hinweise geben auch die Verhältnisse im Dorsalsystem, die weitgehend der „Teilstromtheorie" entsprechen (JELLINGER 1966 b).

In den *Dorsalketten* hatte BOLTON (1939) einen Kaudalstrom von C 1—D 4 und einen Aufwärtsstrom von S 5—D 4 angenommen, doch wird in Anlehnung an die Vorstellungen von ADAMKIEWICZ heute übereinstimmend eine prävalierende Stromrichtung abgelehnt, sondern ein Mosaik aus Einzelströmen postuliert (ROLL 1958). Diese These konnte durch *eigene postmortale und intravitale Füllungsversuche* für die cervikodorsale Übergangsregion erhärtet werden (vgl. Abb. 35).

Postmortale Gefäßfüllung an Kaninchen und Mensch erfolgte in situ von der Aortenkrone mittels gefärbter LATEX-Lösung, deren Strömungsverlauf in den Ge-

6*

fäßen der Rückenmarkshinterfläche nach Laminektomie und Entfernung der Dura unter dem ZEISS-Operations-Binokularmikroskop verfolgt wurde. Übereinstimmend zeigte sich *gegensinnige* Füllung der großen und kleinen Dorsalanastomosen aus benachbarten Wurzelarterien, an deren Verzweigung eine Aufteilung der Farbstoffsäule nachzuweisen war.

Intravitale Strömungsmarkierung durch Rhodamin-Aortographie ergab gleiche Verhältnisse für diese Region, die sich in gegensinniger Ausbreitung der Fluoreszenzsäule in den dorsalen Längsgefäßen durch Füllung aus benachbarten Hinterwurzelarterien manifestierte.

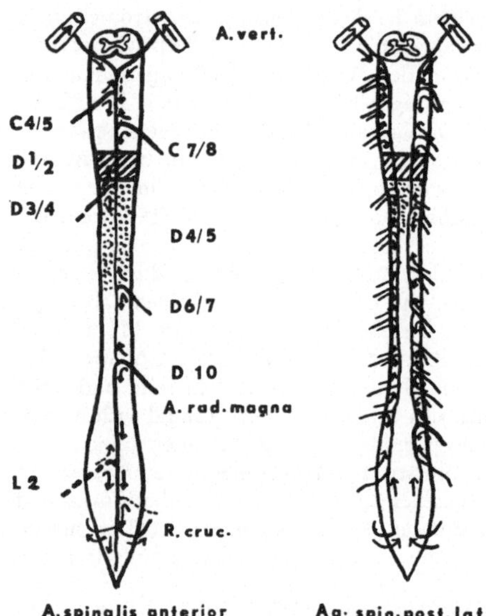

Abb. 35. Blutstromrichtung in den ventralen und dorsalen Längsanastomosenketten des menschlichen Rückenmarks bei Berücksichtigung der durchschnittlichen Zutrittshöhen der Wurzelarterien. Schematische Darstellung der „hämodynamischen Grenzzone" zwischen beiden Hauptstromgebieten. Obere Grenzzone C 8/D 1—D 2/3 schräg schraffiert; variable thorakale Grenzzone für „paucisegmentalen" Typ punktiert.

Unter kritischer Berücksichtigung der anatomisch gleichartigen Verzweigungsformen in beiden Längssystemen scheinen diese Befunde auch auf die Ventralanastomose übertragbar und bekräftigen die These von den *Partialströmen in den arteriellen Längsketten* (Abb. 35).

Lediglich im kaudalen Brust- und Lumbosakralmark besteht ein aufsteigender Blutstrom in den Dorsolateralketten, der aus den Rr. cruciantes des R. descendens der A. rad. magna stammt und durch Ströme aus den stark aufwärts gerichteten untersten Dorsalzuflüssen ergänzt wird. Diese anatomisch fundierte Vorstellung wurde durch intravitale Fluoreszenzbeobachtungen am Hund bestätigt, während an den Teilungsstellen der Seitentruncus in auf- und absteigende Äste abweichende Verhältnisse beobachtet wurden (MARGOLIS et al. 1957).

3. Arterielle Binnensysteme

Im Querschnitt ergeben sich aus dem anatomischen Bau des arteriellen Binnensystems entgegengerichtete Blutströme, die aus den Sulcusarterien zentrifugal und aus den Marginalästen zentripetal zu den Endverzweigungen verlaufen. Neben den Horizontalströmen sind in den sich über kurze Segmentabschnitte erstreckenden Längsverzweigungen der Endstrombahn auch entgegengerichtete Vertikalströme aus benachbarten Segmenten bzw. Segmentanteilen anzunehmen. Daraus dürfte sich eine Überlappung benachbarter Versorgungsgebiete eher als ein echter Kollateralkreislauf ergeben (GILLILAN 1958).

4. Spinale Venensysteme

Der anatomische Bau der spinalen Drainagesysteme gibt nur wenig Hinweise auf die Richtung der Entblutungsvorgänge. Aus dem Rückenmarksinneren dürfte ein gleichmäßiger radiär-horizontaler Abstrom gegen die Peripherie neben zentripetaler Drainage in die Sulcusäste vorliegen. In den Längsketten läßt die große Zahl seitlicher Abflüsse komplexere und weniger konstante Verhältnisse als im Arteriensystem vermuten. Aus den beiden oralen Halssegmenten muß das Blut mangels radikulärer Abflüsse über die Längsvenen entweder in die Schädelsinus oder der Schwere nach zu den nächstfolgenden Wurzelvenen abströmen. Für diese Annahme spricht die Häufigkeit der Abflüsse in bzw. ab C 3 (CLEMENS u. v. QUAST 1960). Über die Abstromrichtung im mittleren Rückenmark bestehen u. W. keine konkreten Vorstellungen. Die V. rad. magna dürfte die Hauptmenge des Blutes aus den kaudal gelegenen Abschnitten drainieren, da im Sakralmark nur wenige Wurzelabflüsse liegen und die Längsketten oralwärts an Kaliber zunehmen. Daraus läßt sich im kaudalen Spinalabschnitt ein kranialwärts gerichteter Abstrom gegen die V. radicularis magna vermuten. Die Stromrichtung in den Wirbelplexus ist bei CLEMENS (1961) und ZOLNAI (1964) erörtert.

Experimentelle Fluoreszenzuntersuchungen am Hund (MARGOLIS et al. 1957) ergaben 2 Hauptrichtungen der dorsalen Venenströmung: Die regionale bzw. segmentale Drainage erfolgt horizontal, während in den Längsketten das Blut kaudalwärts fließt. Dieser Befund scheint aber wegen der kaudalen Position der V. rad. magna bei Vierbeinern auf Humanverhältnisse nicht übertragbar, zumal über diese bisher keine objektiven Befunde vorliegen.

D. Funktionelle Versorgungsgebiete und „Grenzzonen" am Menschen

Anatomischer Bauplan des spinalen Gefäßsystems und daraus abgeleitete Vorstellungen über die Blutstromrichtung implizieren in Analogie zu den Zirkulationsverhältnissen am Gehirn die Annahme funktioneller Versorgungsgebiete am Rückenmark.

1. Arterielle Längsterritorien

Über das funktionelle Verhalten der aus den anatomischen Zuflußverhältnissen schematisch abgeleiteten Stromgebiete in den extramedullären Vertikalsystemen bestehen abweichende Vorstellungen, die sich auf verschiedene hydrodynamische Modelle stützen. Durch Vergleich der Spinalgefäße mit einem Kanalsystem, das durch Abzweigungskanäle die einzelnen Territorien bewässert, wurde diesen weitgehende anatomische und funktionelle Autonomie zugeschrieben (SCHNEIDER 1953, ZÜLCH 1965, LAZORTHES et al. 1962). Dem steht ihr Vergleich mit Nachbargebieten eines Kanalystems gegenüber, dessen Versorgung durch Aneinanderreihung mehrerer Zuflüsse erfolge. Die Abschnitte bildeten keine autonomen Funktionseinheiten, sondern stünden als Abschnitte eines einheitlichen Systems untereinander in ständiger anatomischfunktioneller Verbindung bzw. überlappten sich an ihren Grenzen (GILLILAN 1958, CORBIN 1960/61).

Die regional unterschiedlichen Dichte- und Kaliberverhältnisse der arteriellen Zuflüsse lassen ferner eine regional unterschiedliche Vaskularisation der einzelnen Spinalabschnitte vermuten. Gegenüber den zuflußreichen oralen und kaudalen Abschnitten wurde das relativ zuflußarme mittlere und untere Brustmark als „minder vaskularisierte" Zone angesprochen und daraus weitgehende pathophysiologische Schlüsse gezogen (SUH u. ALEXANDER 1939, ZÜLCH 1954—62, BARTSCH 1960, LAZORTHES 1963). Es gilt als „Lieblingssitz kreislaufbedingter Veränderungen", was LINDENBERG (1957) aber auch auf Länge und Verlauf der thorakalen Segmentäste zurückführt, die Schädigungen leichter ausgesetzt seien.

Der regional unterschiedlichen Vaskularisation steht ein durch die Massen- und Funktionsverhältnisse des Rückenmarks bedingter lokal differenter Blut- und O_2-Bedarf des Gewebes gegenüber. Durchschnittliche Dichte und Stärke der Ventralzuflüsse und Sulcusarterien stehen in enger Korrelation zur versorgten Masse des zentralen Grau. Durch die phylo- und ontogenetisch begründete Abhängigkeit der Vaskularisation von der Entwicklung und Funktionshöhe des Rückenmarks ist nach dem Prinzip der ökonomischen Blutverteilung *für jeden Spinalabschnitt unter physiologischen Bedingungen eine adäquate Blutversorgung garantiert* (GILLILAN 1958, ROLL, NOESKE 1958, JELLINGER 1964 a u. a.).

Andere Bedingungen werden unter *pathologischen* Kreislaufverhältnissen angenommen, bei denen ähnlich wie am Gehirn ein regional unterschiedliches Verhalten des spinalen Gefäßsystems unterstellt wird. Nach der zunächst für den Hirnkreislauf entwickelten *These von der ungleichmäßigen Verteilung des Blutes in den verschiedenen Gefäßsystemen gelten die als funktionelle „Wasserscheiden" aufgefaßten Naht- oder Grenzzonen der Stromterritorien als besonders vulnerabel* (SCHNEIDER 1952, ZÜLCH 1954—66).

Die aus Durchströmungsuntersuchungen über die Permeabilitätsverhältnisse am Katzenhirn bei O_2-Mangel abgeleitete Auffassung der besonderen Gefährdung der Naht- oder Grenzlinien zweier Versorgungsgebiete des Gehirns bei Mangeldurchblutung (EICH u. WIEMERS 1950) war bereits durch humanpathologische Befunde (LINDENBERG u. SPATZ 1940, J. E. MEYER 1953, 1958) nahegelegt worden und erfuhr vielfache experimentelle und humanpathologische Bestätigung (vgl. ZÜLCH 1961, ROMANUL u. ABRAMOWICZ 1964). Die Gefährdung der terminalen Ausbreitungszone eines Gefäßversorgungsgebietes erläuterte SCHNEIDER (1952/53) am hydromechanischen Modell eines Bewässerungssystems, dessen äußerste Peripherie als „letzte Wiesen" bei Nachlassen der Durchströmung als erste von „Austrocknungs"gefahr betroffen sei. Diese These wurde von ZÜLCH (1954) auf Grund klinisch-morphologischer Beobachtungen und unter Berufung auf die topische Prävalenz großer spinaler Zuflüsse auf die Rückenmarksdurchblutung und ihre Störungen übertragen. Gestützt auf den „Minimumtyp" der Spinalversorgung (KADYI u. a.) sowie schematische anatomische Darstellungen von METTLER (1948) nach TOLDT-HOCHSTÄTTER nahm er eine kritische „Wasserscheidenzone" zwischen dem großen kaudalen Cervikalzustrom C 6/7 und dem unteren Thorakalzufluß D 9/10 an und lokalisierte sie als Grenzzone zwischen Vertebralis- und Aortenversorgung in das Segment D 4, dem er besondere Gefährdung bei Mangeldurchblutung zusprach. Weitere „prekäre" Zonen ortete er zwischen oralem und kaudalem Halszufluß theoretisch in C 3/4 und zwischen unterem Brust- und oberem Lumbalzustrom etwa in L 1.

Diese Vorstellung fand als Präzision früherer Ansichten über die bevorzugte Vulnerabilität des Brustmarks weitgehende Anerkennung und vielfache Anwendung für die formalgenetische Interpretation bisher ungeklärter Rückenmarksläsionen im Rahmen verschiedener Grundprozesse (BARTSCH 1954—62, SCHNEIDER et al. 1957—61, HAYMAKER 1956/57, SPERLING 1957, NUNES VICENTE 1961—64, TÖNNIS 1959—63, RAINER 1962, HENNEAUX 1963, WEINGARTEN 1962, HOGAN u. ROMANUL 1966, REZNIK 1965, HETZEL 1965, REISNER 1965 u. a.). Mehrfach wurden jedoch kritische Einwände gegen die These der „minderdurchbluteten" Grenzzonen und ihre starre topische wie pathophysiologische Interpretation von anatomischer (CLEMENS et al. 1957, NOESKE, ROLL 1958, CORBIN 1961, CLEMENS 1966) wie klinisch-pathologischer Seite geäußert (MANNEN 1963, GRUNER u. LAPRESLE 1962, JELLINGER u. NEUMAYER 1962, WEENINK u. SMILDE 1964, KUHLENDAHL 1966 u. a.).

Vor allem CLEMENS und sein Kreis gaben zu bedenken, daß dabei nur die Seitenzuflüsse isoliert, nicht aber die Anastomosenkette als funktionell-anatomisches Gesamtsystem berücksichtigt sei. Unter Berufung auf KADYI (1889) wandten sie ein, daß die ungleichmäßige Verteilung der Spinalgefäße keine wesentliche Auswirkungen für die Versorgung einzelner Gebiete haben könne und innerhalb der als Mosaik von Teilströmen aufgefaßten Zirkulation im spinalen Längssystem eine ausreichend hämodynamische Kompensation möglich sei. Lehnten sie ein unterschiedliches Verhalten einzelner Versorgungsgebiete aus rein anatomischen Gründen wegen der zahlreichen extraduralen Anastomosen ab, so unterstellte CORBIN (1961) ihnen zwar differente funktionelle Validität, sprach sich aber wegen der auch von GILLILAN betonten Überlappung der Stromgebiete in den „limitropen" Zonen gegen deren besondere Gefährdung aus. Er konnte aus dem Schrifttum die „Gefährdung des Segments D 4 nicht bestärkt" finden, zumal die „Mehrzahl der Rückenmarkserweichungen im Bereich der Anschwellungen angetroffen werde, die Myelomalacie im mittleren Brustmark selten sei und jene in der oberen Halsregion eine Ausnahme darstelle", was mit KALM (1953), FAZIO et al. (1965), WOLF (1966) u. a. in Einklang steht.

Wie bereits an anderer Stelle ausgeführt wurde (JELLINGER 1964 a, c), sind diese Einwände nur teilweise berechtigt, da die Annahme *„funktioneller Endstromgebiete" nicht vom anatomischen Standpunkt einer unter Normalbedingungen unzureichenden Blutversorgung ausgeht, sondern von pathologischen Zirkulationsverhältnissen mit kritisch reduzierter Blutzufuhr,* in denen eine kompensatorische Reaktion einzelner Abschnitte zugunsten anderer nicht möglich ist. Aus Erfahrung an einer größeren Serie von zirkulatorischen Myelopathien meldeten wir aber kritische Bedenken gegen eine strenge topische Fixierung der „prekären" Grenzzonen in den von ZÜLCH vorgeschlagenen Höhen an und konnten diese durch vergleichend-anatomische, experimentelle und humanpathologische Befunde untermauern.

Die ausführlich dargestellten experimentellen Daten weisen bei einer Reihe von Säugern auf eine ziemlich konstante Grenz- oder Mischungszone der beiden Hauptquellgebiete der spinalen Blutversorgung sowie deren topischer Identität oder zumindest guter Übereinstimmung mit der als ihr anatomisches Korrelat aufgefaßten zuflußfreien Zone zwischen kaudalstem Subclavia- und oralstem Aortenzufluß hin, die sich graphisch als Minimum der segmentalen Durchschnittsverteilung der Zuflüsse darstellt (Abb. 4 a). Diese Übereinstimmung ist zugleich eine Stütze für die Arbeitshypothese der funktionellen „Wasserscheiden" zwischen den Zuflüssen verschiedener Quellgebiete. Einer einfachen Übertragung dieser Befunde auf das menschliche Rückenmark steht dessen extreme Verteilungsvarianz der Seitenzuflüsse entgegen, obwohl diese nach vergleichend-experimentellen Erfahrungen nicht unbedingt für die Lokalisation der funktionellen Grenzzonen wesentlich erscheint. Unterstellt man die Arbeitshypothese von der topischen Übereinstimmung der zuflußfreien bzw. Minimumzuflußzone der Ventralzuflüsse im oralen Brustmark mit der aus der Provenienz der Segmentzuflüsse ableitbaren anatomischen Grenze der spinalen Hauptquellgebiete, so wäre diese beim Menschen grob schematisch in die Segmente D 1/2 als der durchschnittlichen Minimumzone ventraler und dorsaler Zuflußhäufigkeit zu verlegen. Generelle Rückschlüsse auf die Lage der funktionellen Grenzzone verbieten sich aber wegen der unklaren hämodynamischen Verhältnisse, zumal eigene postmortale Doppelfüllungsversuche am menschlichen Rückenmark Farbstoffmischungen in der A. spin. ant. zwischen C 6 bis D 7 ergaben und trotz ihrer unphysiologischen Bedingungen für die Möglichkeit einer größeren Ausbreitung dieser Mischungszone zwischen beiden Hauptquellgebieten sprechen.

Verbindliche Aussagen lassen sich jedoch bei Bestimmung der individuellen Zuflußverhältnisse an einem größeren Material gewinnen. Es wurde deshalb an 400 menschlichen Medullae[1] die zuflußfreie Zone zwischen unterstem Subclavia-Vertebralisast und oberstem aus der Aorta gespeistem Zufluß als das

---

[1] Vgl. Fußnote S. 62.

postulierte anatomische Korrelat der Grenzzone zwischen beiden Hauptquellgebieten bestimmt (Abb. 36). In 185 Fällen, d. h. *46 % liegt diese Zone oral
von D 4*, da ein aortaler Zuflußast in D 3 (27 %) bzw. D 4 (19 %) an das

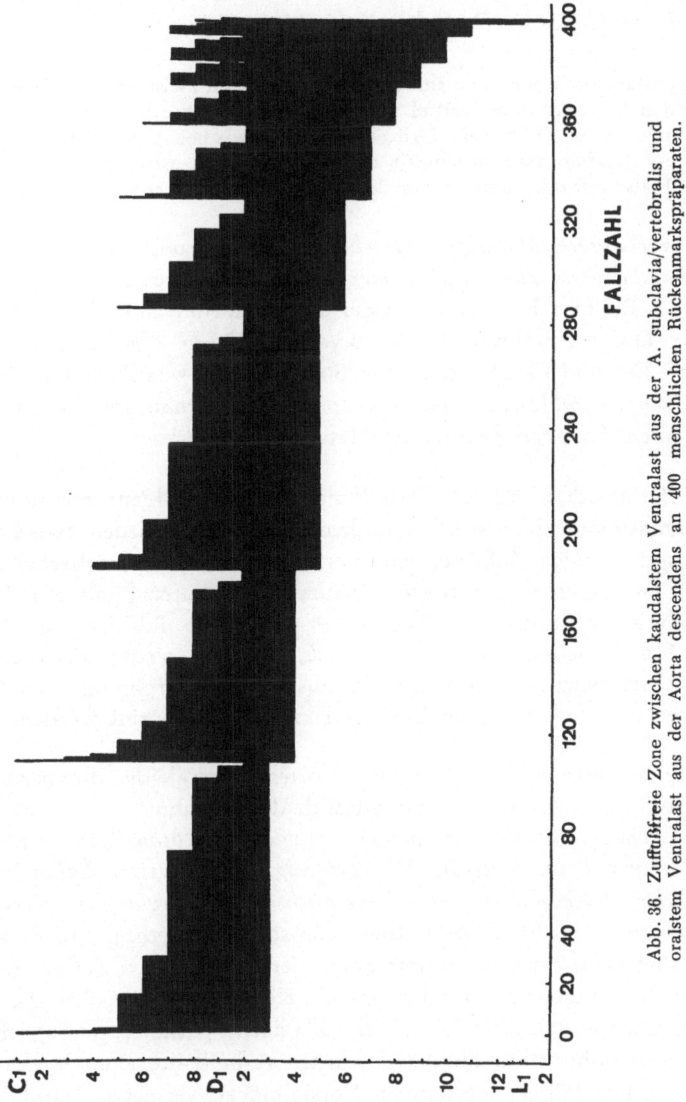

Abb. 36. Zuflußfreie Zone zwischen kaudalstem Ventralast aus der A. subclavia/vertebralis und oralstem Ventralast aus der Aorta descendens an 400 menschlichen Rückenmarkspräparaten.

Rückenmark herantritt. Bei Berücksichtigung der Zutrittshäufigkeit der Vorderwurzelarterien in dieser Höhe an 700 Medullae aus dem Schrifttum und
eigenem Untersuchungsgut erhöht sich diese Zahl für das Segment D 4 auf
24 % bei gleicher Frequenz in D 3. Damit erscheint *in rund der Hälfte der*

*menschlichen Medullae die Lokalisation der Grenzzone zwischen Subclavia-
und Aortengebiet in den Segmenten D 3—4 ausschließbar!* Für diese Fälle
glauben wir uns zur Übertragung der tierexperimentell bestimmten Lokalisation der *„Grenz"- oder Mischungszone zwischen beiden Hauptquellgebieten
in der Höhe C 8/D 1—D 2/3* berechtigt (Abb. 35).

Die zuflußfreie Zone kann sich zwar im Extremfall zwischen C 1—D 4 erstrecken,
doch fehlen in rund zwei Drittel der Fälle Zuflüsse zwischen C 7—D 3 (rund ein
Drittel) bzw. C 8—D 3/4 (ein Drittel), seltener zwischen C 6—D 3/4 (12 %) sowie
C 5—D 3/4 (10 %). Nur vereinzelt erstreckt sich die zustromfreie Zone über das
gesamte Halsmark oder umfaßt nur die obersten Brustsegmente.

*In 54 % unseres Materials erstreckte sich die zustromfreie cerviko-thorakale
Zone kaudalwärts über das Segment D 4* und erreichte im Extremfall die
Höhe L 2. Bei fast der Hälfte trat der höchste aortale Zufluß in D 5, bei rund
20 % in D 6 zu, während er in 13 % bei D 7, in 7 % bei D 8 und in je
4,5 % bei D 9 und 10 lokalisiert war. Somit war *die von* ZÜLCH *als Grundlage
der „Grenzzonen"lokalisation angenommene anatomische Zuflußverteilung
nur in einem knappen Zehntel* des Materials realisierbar!

Bei Berücksichtigung der Vorstellungen über die Blutstromrichtung in der
Ventralanastomose läßt sich bei solchen Höhenunterschieden zwischen vertebralen und aortalen Zuflüssen eine variable Höhe der postulierten „Wasserscheide" im oberen und mittleren Brustmark vermuten (Abb. 35). Innerhalb
derselben erscheint die von ZÜLCH vorgeschlagene Position der Nahtzone
beider Hauptquellgebiete zwar *möglich*, ist aber weder anatomisch noch
experimentell bewiesen und wurde nur aus klinisch-morphologischen Ausfällen
abgeleitet. Sie muß daher im Einzelfall individuell geprüft werden.

Diese Befunde sowie die eingangs erörterten vergleichend-experimentellen
Beobachtungen *rechtfertigen* grundsätzlich die Annahme einer *hämodynamischen „Grenzzone" zwischen beiden spinalen Hauptquellgebieten*, doch ist
eine *Revision bzw. kritische Überprüfung ihrer starren Lokalisation am
menschlichen Rückenmark unter Berücksichtigung individueller Versorgungsbedingungen* zu fordern. Das erscheint um so eher berechtigt, als dieser These
u. W. bisher *keine* exakten Bestimmungen der anatomischen Zuflußverhältnisse
zugrunde liegen und auch das anatomische Korrelat der topischen Ausbreitung
von „Grenzzonenausfällen" an einschlägigen pathomorphologischen Beobachtungen bisher nicht überprüft wurde, weshalb sich eine Generalisierung
der aus solchen Fällen abgeleiteten Vorstellungen verbietet. Darüber hinaus
ist zu berücksichtigen, daß diese funktionell-anatomische wie pathophysiologische Interpretation ausschließlich auf Vorstellungen über die Stromverhältnisse in den *exramedullären Längsarteriensystemen* beruht und keine
schlüssigen Aussagen über die Hämodynamik im Inneren des menschlichen

Rückenmarks gestatten, die vorzugsweise von der regionalen Anordnung des Kapillarnetzes — nach der Vorstellung vom KROGHschen Zylinder — abhängig sind. Über die intramedullären Blutströmungs-, -verteilungs- und -druckbedingungen unter physiologischen und pathologischen Kreislaufverhältnissen beim Menschen liegen jedoch bisher keine objektiven Befunde vor.

Eine weitere Aufklärung dieser Frage ist nur durch umfassende vergleichend-anatomische und experimentelle Untersuchungen sowie Sammlung verifizierter Humanbeobachtungen mit Korrelierung pathologischer „Grenzzonenausfälle" zur anatomischen Gefäßversorgung möglich. Versuche zur intravitalen Bestimmung der Grenzzonen am menschlichen Rückenmark unter physiologischen und pathologischen Bedingungen mittels Fluoreszenzmarkierung des spinalen Blutstromes oder angiographischen Methoden könnten wichtige Hinweise erbringen, während die Anwendung radioaktiver Isotopen wegen der komplexen spinalen Zirkulationsverhältnisse auf methodische Schwierigkeiten stoßen dürfte.

Daneben lassen sich auch innerhalb der großen Stromgebiete einzelne, durch die segmentale Zustromverteilung determinierte hämodynamische „Grenzzonen" vermuten. Im Brustmark sind etwa „Wasserscheidenzonen" zwischen den aus Aortenästen gespeisten Zuflüssen denkbar, die den relativ seltenen Ausfällen im mittleren Thorakalabschnitt zugrunde liegen können, soferne solche aus den anatomischen Gegebenheiten nicht auf die limitrope Zone zwischen den beiden Hauptquellbereichen bezogen werden können. So sahen wir in zwei Fällen arteriosklerotisch bedingter Mangeldurchblutung des Rückenmarks partielle Querschnittsnekrosen im Segment D 5 bei Lokalisation aortaler Zuflußäste in D 4 und 6 bzw. D 3 und 7, die ihrer Interpretation als „Grenzzonenausfälle" zwischen Subclavia- und Aortengebiet entgegenstehen (vgl. Abb. 44).

Von den übrigen anatomisch determinierten Territorien des arteriellen Längsversorgungssystems läßt sich nur für das kaudale Rückenmark eine funktionelle Sonderstellung durch ein „kombiniertes Regelsystem" aus dem arteriellen Doppelzufluß über die Rr. cruciantes, dichte intersegmentale Anastomosen sowie evtl. arteriovenösen Anastomosen vermuten, dem die Möglichkeit hämodynamischer „Anpassungs- und Kompensationsvorgänge" zur Sicherung des hohen Energiebedarfes der Lumbalanschwellung unterstellt wurde (ROLL 1958). Auch experimentelle Erfahrungen, wonach sich durch Ausfall der die A. radicularis magna speisenden Aortenäste nur schwierig eine komplette Ischämie des Lumbosakralmarkes erzielen läßt, sprechen für die Möglichkeit eines Kollateralkreislaufes in diesem Gebiet (ULLMANN 1938, PASCHOLD u. WOLF 1959). Dem stehen jedoch humanpathologische Erfahrungen gegenüber, denen zutolge das Lendenmark zu den Prädilektionsstellen kreislaufbedingter Rückenmarksschäden zählt (KALM 1953, CORBIN 1961, GARCIN et al. 1962, FAZIO et al. 1965), zumal das hypothetische „Regelsystem" bei Ausfall der kaudalen Hauptzuflüsse ebenfalls ausgeschaltet sein dürfte.

Eine Unterteilung des Halsmarks in verschiedene funktionelle Versorgungsgebiete erscheint experimentell und humanpathologisch nicht begründbar. Lediglich REZNIK (1965) erhob eine Prädilektion vasozirkulatorischer Läsionen für das Segment C 3/4 und führte diese Beobachtungen auf die hypothetische cervikale „Grenzzone" von ZÜLCH (1954) zurück.

2. Längsausdehnung arterieller Binnenstromgebiete

Der Abgang ventraler und dorsaler Sulcusarterien von den Längsanastomosen, deren perforierende Äste mit ihren Endverzweigungen das Rückenmarksgewebe versorgen, ergibt eine Aneinanderreihung zahlreicher intramedullärer Versorgungsareale in der Längsausdehnung des Rückenmarks. Während die Stromgebiete beider Spinalhälften als getrennte Funktionseinheiten gelten, bedingt die Anordnung der Sulcusarterien eine deutliche Überlappung der Binnenversorgungsgebiete im Längsschnitt. Aus der Abgangsdichte der Sulcusarterien resultiert, daß jede mit ihren als Endarterien geltenden Zweigen je nach Kaliber und Region ein Areal von 15—20 mm bis 50—60 mm Höhe versorgt. Unterstellt man eine durchschnittliche Dichte von 2—4 Arterien pro cm Rückenmarkslänge bei Extremwerten von unter 1—15, so ergibt sich eine Überschneidung der zentralen Versorgungszonen, die besonders in den zuflußdichten Anschwellungen stark hervortritt. Daraus kann geschlossen werden, daß ein Arterienast verschiedene Nervenzellgruppen des Spinalgrau versorgt und umgekehrt eine Nervenzellgruppe von mehreren Sulcusarterien vaskularisiert wird (KADYI 1889, WOOLLAM u. MILLEM 1955/58, CORBIN 1961). Durch diese anatomische „Sicherung" dürfte auch der geringe Höhenunterschied am Abgang der alternierenden Seitenäste der Sulcusarterien ausgeglichen werden. Analoge Verhältnisse liegen bei den Aa. fissurales vor, die beim Menschen durchweg größere Zahl und Dichte bei kleinerem Kaliber aufweisen. Ferner sind die ventralen und dorsalen Sulcusarterien durch zarte auf- und absteigende Äste mittels kurzer, meist über Segmentabschnitte oder benachbarte Segmente reichender Anastomosen in der Längsrichtung verbunden. Diesen kurzen tiefen Längsketten werden allerdings keine suffizienten Kollateralfunktionen zugeschrieben (GILLILAN 1958, BRIHAYE 1961), wodurch sie gegenüber der großen Ventralanastomose nur untergeordnete Bedeutung besitzen.

3. Arterielle Binnenstromgebiete und ihre Grenzzonen

Die funktionellen Versorgungsterritorien des Spinalquerschnitts sind durch die Endstromgebiete der intramedullären Arterien gegeben, von denen das zentrale Areal der Sulcusäste die übrigen an Ausdehnung und Bedeutung weit übertrifft. Die funktionelle Selbständigkeit und Begrenzungskonstanz der anatomisch begründeten Stromgebiete hängt mit der Frage nach einem intramedullären Kollateralkreislauf zusammen. Wird dem perimedullären Netz eine beschränkte Ausgleichsfunktion zugeschrieben, so gelten die perforierenden Zweige des Binnensystems seit KADYI (1889) als „Endarterien" im Sinne von COHNHEIM (1872).

Diese Auffassung erscheint vom anatomischen Standpunkt nicht korrekt, da Anastomosen zwischen den intramedullären Gefäßen zumindest am

Injektionspräparat nachweisbar sind (BRIGTHMAN 1956, BRADSHAW 1958, PISANI u. CONTI 1959). Obwohl die durch ihre Kapillarnetze verbundenen intramedullären Zweige daher nicht als Endarterien im anatomischen Sinn anzusprechen sind, stehen experimentelle und humanpathologische Beweise für funktionstüchtige Verbindungen zwischen den Binnenversorgungsgebieten wie den getrennt versorgten Rückenmarkshälften bisher aus. Die *intramedullären Zweige* sind daher als *funktionelle Endarterien* anzusehen (GILLILAN 1958—62, LAZORTHES et al. 1957/58, 1962).

Das steht im Einklang mit den Zirkulationsbedingungen am Gehirn, welche den spinalen grundsätzlich vergleichbar erscheinen. Während die morphologische Verflechtung der großen Hirnarterien zu einem oberflächlichen Netzwerk gesichert ist (COBB 1932, VAN DER EECKEN u. ADAMS 1953, VAN DER EECKEN 1959, GILLILAN 1959, VAN DEN BERGH 1961/62), besteht zwischen den perforierenden Stammkern- und den Hirnmantelarterien eine Anastomosierung nur auf Kapillarebene, wodurch die Zweige nach dem Eindringen in die Hirnsubstanz praktisch „Endarterien" darstellen (LINDENBERG 1957). Die über einfache morphologische Verbindungen hinausgehende Funktion der pialen Anastomosen des Gehirns geht u. a. aus ihrer angiographischen Darstellung bei Ausfall von Hauptstämmen (TÖNNIS u. SCHIEFER 1955, LAZORTHES 1961), direkten Blutstrombeobachtungen am Affen (J. S. MEYER et al. 1957) sowie humanpathologischen und experimentellen Befunden hervor, die nach Verschluß eines Hauptstammes die nach der COHNHEIMschen Lehre zu erwartenden Erweichungen vermissen lassen (ZÜLCH 1955, 1961). Da im ZNS-Gewebe arterielle (suprakapilläre) Verbindungen und arterio-venöse Anastomosen zwar vermutet wurden (PFEIFFER 1928, 1930, COBB 1932), aber keine allgemeine Anerkennung fanden (SCHARRER 1939—44, CLARA 1956) bzw. nur ausnahmsweise subcortikal anzutreffen sind (VAN DEN BERGH 1961/62), sind funktionelle Verbindungen der intracerebralen Arteriensysteme nicht erwiesen. Unter diesen Bedingungen kann eine perforierende lange Arterie nur eine ausreichende Zirkulation in einem begrenzten Areal ihres terminalen Kapillarnetzes garantieren. Diese Überlegungen gelten in vollem Ausmaß auch für das Rückenmark.

Diese These impliziert die Annahme funktioneller „Grenzzonen" innerhalb der spinalen Querschnittsversorgung. Nach der anatomischen Ausbreitung der Endverzweigungen perforierender Arterien lassen sich theoretisch folgende Nahtstellen der intramedullären Versorgungsgebiete annehmen (Abb. 30):

a) *Grenzzone zwischen ventralem und dorsalem Gebiet* als Nahtstelle zwischen dem Stromgebiet der Sulcusarterien und perforierenden Posteriorästen. Sie umfaßt CLARKEsche Säule, medioventrale Teile des Hinterhorns, Teile der Commissura post. und Teile des ventralen Hinterstrangfeldes, evtl. auch medioventrale Abschnitte des Pyramidenseitenstranges.

b) *Grenzzone zwischen zentralem und peripherem Gebiet* als Nahtstelle zwischen zentrifugalem und zentripetalem Randsystem. Sie erstreckt sich als wechselnd breiter Streifen in den Markfaszikeln der Vorder-, Seiten- und Hinterstränge bzw. zwischen Oberfläche und Grundstrangbündeln.

Im peripheren Stromgebiet läßt sich eine Grenze zwischen den vom Ventral- und Dorsalsystem versorgten Teilen nicht festlegen.

Für die funktionelle Bedeutung der intramedullären Grenzzonen bestehen ähnliche Modellvorstellungen wie für jene der Längssysteme. Wird einerseits auf die „Überlappung" benachbarter Stromgebiete hingewiesen (GILLILAN 1958, CORBIN 1961), so gelten sie anderseits nach dem Muster der „letzten Wiesen" als bei Mangeldurchblutung besonders gefährdete Areale (ZÜLCH 1954—62, TÖNNIS 1961—63, LAZORTHES et al. 1962).

Basierend auf schematischen Vorstellungen über den Bauplan der intramedullären Stromgebiete wurden vom klinisch-pathologischen Standpunkt mehrere „prekäre" Zonen postuliert.

a) eine breite, streifenförmige „Grenzzone" zwischen vorderem und hinterem Stromgebiet vermutet TÖNNIS (1961/62). Sie soll durch Pyramidenseitenstränge, ventrale Teile der Hinterhörner und Hinterstränge bis in das Gebiet des Zentralkanals verlaufen.

b) eine gefährdete „Grenzzone" wurde in das Gebiet des *basalen Hinterhorns* verlegt und zur Erklärung klinisch beobachteter Sensibilitätsstörungen vom Hinterhorntyp (handschuh- und strumpfförmige dissoziierte Ausfälle an distalen Gliedabschnitten) bei allgemeinen Kreislaufstörungen herangezogen (BARTSCH 1960, ZÜLCH 1961/62, TÖNNIS 1963, BARTSCH u. HOPF 1963, LAZORTHES 1963, NUNES VICENTE 1964).

c) Eine „Grenzzone" zwischen den Endzweigen der perforierenden Ventral- und Dorsaläste wurde in ein *kreisförmiges Gebiet um den Zentralkanal* mit Einschluß des ventralen Hinterstrangfeldes verlegt (ZÜLCH 1954—66). Sie wurde zur formalgenetischen Interpretation der als häufige Form inkompletter mehrsegmentaler Querschnittsläsionen beobachteten zentralen „stiftförmigen" Erweichungen herangezogen (s. S. 139 ff).

Diese klinischen und pathologischen Bedürfnissen entsprungenen Vorstellungen intramedullärer „Grenzzonen" und ihrer Lokalisation sind in der aufgezeigten Form nur teilweise anatomisch und experimentell fundiert, bleiben aber auch vom klinisch-morphologischen Standpunkt nicht unwidersprochen (KALM 1953, CORBIN 1960/61, JELLINGER 1964 b).

Einer kritischen Überprüfung hält zunächst nur die aus ihrer Lage an der Nahtstelle des ventralen und dorsalen Stromgebietes ableitbare *prädilektive Vulnerabilität des zentralen Rückenmarksgrau* gegenüber O_2-Mangel bzw. Minderdurchblutung stand. Dieser bewußt topisch weitgefaßte Begriff stellt keinen echten Widerspruch zur obigen These dar, da ZÜLCH zwar diese Zone schematisch in die „Hinterhornbasis" verlegt (ZÜLCH 1961 — Abb. 27, 1962 — Abb. 11), aber an einer einschlägigen Beobachtung Läsionen dokumentiert, welche das intermediäre Grau mit zentralem Vorderhorn, mediärem Seitenhorn und Hinterhornbasis umfassen (ZÜLCH 1962 — Abb. 12, NUNES VICENTE 1964 — Abb. 206/7). Dagegen ist die Hinterhornbasis oft bei Syndromen der A./V. spin. post. mitbetroffen, wobei sich eine periphere Infarkthöhle im Hinterhorn bilden kann, die gegen die Hinterstränge verdrängend wirkt (BLAKESLEE et al. 1933). Die Verlegung einer „prekären" Grenzzone in das zentrale Grau entspricht weitgehend den experimentell fundierten Vorstellungen über die Vulnerabilität des Rückenmarksgewebes bei O_2-Mangel.

Experimentelle ischämische Rückenmarksschädigungen durch Aortenklemmung bzw. -ligatur in verschiedener Höhe oder Unterbindung einzelner Spinalzuflüsse führten zur Annahme einer regional differenten Sensibilität der medullären Strukturen gegenüber O_2-Mangel. Grundsätzlich am stärksten gefährdet gelten die Anteile mit höchster funktioneller Aktivität und damit höchstem O_2-Verbrauch, die auch die größte Vaskularisationsdichte aufweisen, d. h. Hals- und Lendenanschwellung sowie innerhalb derselben das zentrale Grau entsprechend dem Endversorgungsgebiet der Sulcusarterie bzw. ihrer „Grenzzone" zum Posteriorgebiet. Dabei bestehen feste Beziehungen zwischen zeitlicher Dauer bzw. Intensität der Ischämie sowie Schwere der klinischen und morphologischen Ausfälle, wie aus den Ergebnissen vergleichend-funktioneller (HARREVELD u. MARMONT 1939, TUREEN 1939, REXED 1940, KROGH 1945—50, ROTTER 1950, v. HARREVELD u. SCHADE 1962, GELFAN u. TARLOV 1955—59, KOSHELEVA 1962/63, MURAYAMA u. SMITH 1965 u. a.) sowie cyto- bzw. histochemischer Untersuchungen über das Verhalten des spinalen Parenchyms bei zeitlich gestufter Ischämie (HOCHBERG u. HYDEN 1948, BLASIUS u. ZIMMERMANN 1957/58 u. a.) hervorgeht. Letzteres hat durch jüngste enzymhistochemische Befunde bei zentralnervöser Anoxie eine allgemeine Bestätigung und Aufklärung gefunden (COLMANT 1961, 1965).

Basierend auf älteren morphologischen Befunden erstellten SARTESCHI u. GIANNINI (1960) folgende absteigende *Vulnerabilitätsskala* der spinalen Strukturen: große motorische Wurzelzellen im ventralen Vorderhorn (KROGH 1945—50); periphere motorische Wurzelzellen im Vorderhorn; kleine Vorderhornzellen — gamma-Motoneurone (HÄGGQUIST 1940); Zwischenneurone an Vorder- und Hinterhornbasis; Markfasern. Diese Gliederung ist nach neueren Befunden nicht aufrechtzuerhalten, da sich insbesondere die *kleinen Interneurone* in der Zona intermedia und Hinterhornbasis wesentlich *stärker O_2-mangelempfindlich als die großen Motoneurone* erwiesen. was die relativ früh einsetzenden Muskelspasmen bzw. Rigidität im klinischen Verlaufsbild der experimentellen Spinalischämie durch Wegfall ihrer inhibitorischen Funktion auf die Motoneurone erklärt (v. HARREVELD u. MARMONT 1939, v. HARREVELD 1962, KABAT u. KNAPP 1944, MURAYAMA u. SMITH 1965). Diese Vorstellung ist histologisch ausreichend gesichert (GELFAN u. TARLOV 1959, TARLOV u. GELFAN 1960, v. HARREVELD u. MARMONT 1939, KABAT u. KNAPP 1944, KURKOWSKIJ 1955 u. a.) und durch quantitative cytometrische Befunde erhärtet (SCHADE 1961, v. HARREVELD u. SCHADE 1962). Nach 15—20 Minuten Asphyxie bestehen keine sicheren Zellschäden oder Ausfälle im PT-Neuronenpool; nach 28—35 Minuten erfolgt teilweise Zerstörung der Interneurone im Zentralgrau bis zur Hinterhornbasis sowie Destruktion großer Motoneurone, die jedoch deutlich geringer betroffen sind; nach 28 bis 50 Minuten sind 93—96 % der motorischen Neurone zerstört. Es besteht kompletter Ausfall der Interneurone sowie schwere Schädigung der Vorder- und Hinterhornzellen mit Bevorzugung zentraler Abschnitte und relativer Erhaltung peripherer Elemente.

Überträgt man diese Vulnerabilitätsprädilektion auf das Schema der cytoarchitektonischen Organisation des spinalen Grau (REXED 1964), so entspricht sie im wesentlichen der Lamina VII — Zona oder Pars intermedia früherer Autoren —, die ein Reflexzentrum darstellt und durch Ausdehnung auf das Vorderhorn in den Intumescencen (ECCLES et al. 1954) Teile der inhibitorischen Area der RENSHAW-Zellen umfassen dürfte. Dazu kommen ventral gelegene mediale Teile der Lamina VIII mit exzitatorischem Effekt auf die Motoneurone, der teilweise über die zwischen den großen alpha-Motoneuronen verstreut liegenden gamma-Zellen vermittelt wird. Durch diese Vulnerabilitätsordnung sind im Tierexperiment und am Menschen beobachtete spinale Funktionsausfälle erklärbar.

Die experimentell fundierte *Vulnerabilitätsprädominanz des zentralen Rückenmarksgrau gegenüber* O_2-*Mangel* findet ihr humanpathologisches Korrelat bei akuten und chronischen spinalen Zirkulationsstörungen. Sie manifestieren sich etwa in den „Rarefikationsnekrosen" des zentralen Vorder- und Hinterhorngrau (s. S. 153) bei intakter Peripherie als Substrat atherosklerotischer Mangeldurchblutung bei „progressiver vasozirkulatorischer Myelopathie des höheren Lebensalters" (JELLINGER u. NEUMAYER 1962, 1966, GARCIN u. GRUNER 1953, JELLINGER 1962 a, 1964 a, NEUMAYER 1955, 1965/66). Ähnliche topische Ausfälle dürften auch den klinischen Ausfällen bei kardiovaskulären Dekompensationszuständen zugrunde liegen, deren Frühsymptomatik sich in Reflexsteigerung und latenter, im EMG nachweisbarer Spastizität sowie dissoziierten Querschnitts- und Hinterhornsensibilitätsstörungen äußert (BARTSCH u. HOPF 1963). In gleicher Lokalisation werden ischämische „Minimuminfarkte" nach Aortenklemmung (vgl. Abb. 41) sowie als periphere Ausläufer von Nekrosen im Versorgungsgebiet der A. spin. ant. angetroffen (ZEITLIN u. LICHTENSTEIN 1936; GARCIN et al. 1962, GRUNER u. LAPRESLE 1962, RISER et al. 1953 u. a.; vgl. Abb. 42 a), die topisch und formal den Ausfällen nach mittelgradiger experimenteller Spinalanoxie entsprechen (SCHADE 1961). Damit erscheint die pathophysiologische Bedeutung dieser intramedullären „Grenzzone" hinreichend untermauert.

Die Annahme einer *zentralen „Grenzzone"* um den Zentralkanal bis in das ventrale Hinterstrangsfeld ist zwar durch die lokale Endausbreitung perforierender Anterior- und Posteriorzweige anatomisch begründbar, doch liegen darüber bisher *keine* schlüssigen experimentellen Befunde vor. Die humanpathologische Erfahrung lehrt, daß Rückenmarksinfarkte gesicherter arterieller Genese nur relativ selten in diesem zentromedullären Areal lokalisiert sind (KALM 1953, ZÜLCH 1954—62, HUGHES 1964—66).

HUGHES (1964) beobachtete nach Halswirbeltrauma ohne Fraktur oder Luxation mit Knickung der Aa. vertebralis durch Discustorsion eine große Zentralnekrose in C 6 mit konischen Ausläufern im ventralen Hinterstrangsfeld bis C 4. Das unterstützt die formalgenetische Deutung zentraler Halsmarkläsionen nach cervikalem Hyperextensionstrauma als Folge relativer Vertebralisinsuffizienz infolge Gefäßkompression (SCHNEIDER et al. 1954—1959, CARPENTER 1961, LEWIN 1965 u. a.) bzw. Quetschung und Zerrung bei Schleuderverletzungen (KUHLENDAHL 1964). Diese Vorstellung stimmt mit der These von ZÜLCH (1954) überein, daß eine kritische Durchblutungsstörung zur mehrsegmentalen Nekrose in der zentralen „Grenzzone" mit Bildung einer stiftförmigen Erweichung führe. Die Blutzufuhr reiche nicht für die Versorgung des gesamten Systems aus, wodurch sich der Gewebsschaden auf das Endgebiet der perforierenden Spinaläste bzw. deren Nahtzone beschränke. Diese zentralen Stiftnekrosen zeigen jedoch keine obligate Beziehungen zu den „Grenzzonen" der arteriellen Längssysteme, treten niemals als isolierte „Minimalinfarkte" nach Art der Herdnekrosen im zentralen Grau auf, betreffen niemals die gegenüber O_2-Mangel empfindlichen Grisea und unterscheiden sich formal und topisch von den zentromedullären Läsionen bei typischen Ausfallssyndromen spinaler Arterien bzw. arterieller Mangeldurchblutung.

Aus diesen und anderen Gründen, die im letzten Abschnitt ausführlich erörtert werden (s. S. 144), meldeten wir kritische *Bedenken gegen eine generelle Anwendung der These intramedullärer arterieller „Grenzzonen" ausfälle für die formalgenetische Interpretation stiftförmiger Zentralnekrosen an.* Morphologische Beobachtungen traumatischer Rückenmarksläsionen stellten hingegen die *Bedeutung venöser Durchblutungsstörungen* im Bereich intramedullärer Drainage„grenzzonen" zur Diskussion (JELLINGER 1964 b).

4. Venöse Drainagegebiete und ihre „Wasserscheiden"

Über das funktionelle Verhalten der venösen Drainagezonen des Rückenmarks bestehen bisher nur unklare Vorstellungen. Die bereits hervorgehobenen anatomisch fundierten Unterschiede zu den arteriellen Stromgebieten bestehen in der gemeinsamen Entblutung beider Rückenmarkshälften, den dichten Längsverbindungen zwischen den Sulcusvenen sowie der Zusammenfassung der extramedullären Venen zu einem großen Anastomosennetz, dessen Abschnitte sich auch an der Entblutung fremder Gebiete beteiligen (CLEMENS u. v. QUAST 1960). Daraus lassen sich im extramedullären Abflußsystem funktionelle Drainagezonen kaum abgrenzen, zumal die Spinalvenen durch Klappen von den großen nachgeschalteten Wirbelplexus zumindest teilweise funktionell getrennt sind.

Im *Querschnitt* findet sich dagegen eine Zone, die von den abführenden Radiärvenen am weitesten entfernt und gleichzeitig an der Grenze zwischen ventralem und dorsalem Drainagesystem gelegen ist. Nach der Verteilung der intramedullären Venen lokalisiert sie sich in das Gebiet um den Zentralkanal und das ventrale Hinterstrangsfeld, evtl. mit Einschluß der hinteren Commissur und der CLARKEschen Säule. Dieses Areal des abführenden Schenkels, der „Entwässerung", gilt hinsichtlich der Stoffabfuhr und Spülfunktion des Blutes als am ungünstigsten gelegen und entspricht etwa der „letzten Wiese" des zuführenden Schenkels. Sie wird als „fragile" Zone zwischen den Venenterritorien (SUH u. ALEXANDER 1939, GRUNER u. LAPRESLE 1962) nach der von ORTHNER (1953) für die subcortikalen Gebiete des Hirnmarks geäußerten Vorstellung vom „Sumpf" der venösen „Wassenscheidenzonen" aufgefaßt (STOCHDORPH 1960). Das Gebiet gilt nicht nur als „kritisch" hinsichtlich des Metabolitenabtransports, sondern auch der O_2-Zufuhr sowie eines durch Drainagebehinderung bedingten Ödemfaktors (ORTHNER u. ZOBEL 1960). Wegen der Abweichung der arteriellen und venösen Querschnittsterritorien sind deren zentrale „Grenzzonen" zwar nicht lokal identisch, aber oft eng benachbart. Ähnliches gilt auch für das Gehirn, wo bestimmte topische Ausbreitungsmuster cerebraler Gewebsschäden bei Sinus- und Hirnvenenthrombosen große Ähnlichkeit mit arteriellen „Grenzzonenausfällen" zeigen können (ESCOLA 1962, NOETZEL 1964—66).

Auf die Gefährdung dieses zentromedullären „Drainagesumpfes" weisen experimentelle Befunde hin. WOODARD u. FREEMAN (1956) sahen nach extraduraler Ligatur mehrerer thorakaler Dorsalnervenwurzelpaare am Hund schwere cystische Läsionen im zentralen Mark und Grau hinter dem Zentralkanal, die als Folgen arterieller und venöser Kreislaufstörungen durch Unterbindung dorsaler Wurzelnerven mit konsekutiver Venenstauung aufgefaßt wurden. Ähnliche Läsionen an der Grenze von grauer und weißer Substanz beobachteten McLAURIN et al. (1954) bei experimenteller chronischer Arachnoiditis, während die von Yoss (1950) nach Unterbindung der V. spin. post. am Affen erhobenen Markdegenerationsherde vermutlich artefizieller Natur waren. Zentrale paramediane Nekrosen mit Ödem bzw. hämorrhagischen multisegmentalen Infarkten beobachtete NUNES VICENTE (1964) an Hund und Affen nach Kauterisation der V. spin. post. und von Hinterwurzelvenen, während isolierter Ausfall der V. spin. post. kaum Läsionen verursachte.

Aus der Humanpathologie sind Einzelfälle venöser Zirkulationsstörungen des Rückenmarks mit zentromedullären Nekrosen, etwa bei spinaler Phlebothrombose (GRUNER u. LAPRESLE 1962; HUHN 1965, NEUMAYER 1966 a) oder spinaler Meningitis (BLAKESLEE et al. 1933) bekannt. Morphologisch handelt es sich dabei um typische Ödemnekrosen mit lückenfeldartiger spongiöser Markschädigung (NEUMAYER 1966 a) oder plasmatische Infiltrationsnekrosen bzw. hämorrhagische Infarzierungen ähnlich wie bei cerebralen Phlebothrombosen. Eine obligate Lokalisation venös bedingter Spinalläsionen im Bereich der zentralen „Wasserscheide" läßt sich allerdings ebensowenig wie für die arteriell-ischämischen Infarkte nachweisen (MARTIN 1941—44, CHAVANY u. CLEPETAR 1939, KULENKAMPFF u. MATHEIS 1961, GRUNER u. LAPRESLE 1962, NUNES VICENTE 1964).

Durch diese Befunde erscheint eine *bevorzugte Gefährdung* der als *venöse „Wasserscheidenzone"* aufgefaßten *zentralen Querschnittsareale* im Bereich des Zentralkanals und im ventralen Hinterstrangsfeld bei venösen Zirkulations- und Abflußstörungen experimentell und humanpathologisch erhärtet. Diese venöse „Grenzzone" ist der arteriellen „prekären" Zentralzone funktionell an die Seite zu stellen und muß in der formalgenetischen Interpretation zentromedullärer Gewebsläsionen berücksichtigt werden.

E. Spinale Hämodynamik

1. Untersuchungsmethoden der Rückenmarksdurchblutung

Eine Reihe der für die Messung der Hirndurchblutung geläufigen Methoden sind am Rückenmark wegen des komplexen Bauplans seiner Vaskularisation technisch nicht anwendbar.

a) *Fremdgasmethoden* (KETY u. SCHMIDT 1948, INGVAR u. LASSEN 1962, LASSEN et al. 1961, 1963) sind für Untersuchungen des Spinalkreislaufes als zu- und abflußreichem „offenem" System unbrauchbar.

b) *Angiographische Methoden* zur Darstellung der spinalen Strombahn stoßen wegen der geringen Gefäßkaliber auf Schwierigkeiten, doch liegen bereits Einzeluntersuchungen mittels Vertebralis-, Brachialis- oder Aortenangiographie am Menschen (DJINDJIAN et al. 1962/63, 1966, NUNES VICENTE 1964, HOUDART et al. 1965) und am Tier vor (MARGOLIS et al. 1956—58).

c) *Kreislaufzeitmessungen* erfolgten mittels Fluoreszenzmethoden am Lumbalmark des Hundes und Kaninchens unter serienangiographischer Kontrolle (MARGOLIS et al.

1957—59), beschränken sich aber nur auf das Dorsalgefäßsystem. Radioisotopen-Methoden sind bisher insuffizient (NUNES VICENTE 1964).

d) *Direktbeobachtung der Gefäßkaliber* an der Rückenmarkshinterfläche (OTOMO et al. 1960 b) geben nur beschränkte Hinweise auf das Verhalten der Spinalzirkulation.

e) Indirekte *thermoelektrische Methoden* (mod. Thermistor-Methode nach GIBBS) wurden an Kaninchen (FIELD et al. 1951) und der Katze (CAPON 1961/62) unter verschiedenen Versuchsbedingungen durchgeführt.

f) *Polarographische* Untersuchungen wurden zur Bestimmung des O_2-Druckes im Gewebe durchgeführt (OTOMO et al. 1960 b).

2. Spinale Kreislaufzeiten

Mittels Fluoreszenzmarkierung mit serienangiographischer Kontrolle durchgeführte Kreislaufzeitmessungen an der Dorsalfläche des Lumbalmarks von Hund und Kaninchen ergaben große physiologische Schwankungsbreiten (MARGOLIS et al. 1957—59). Die Zirkulationszeit am Rückenmark beträgt beim Hund 1,9—3,4 sec, beim Kaninchen 1,1—3,5 sec und wurde angiographisch mit 4 sec bestimmt. Ähnliche Ergebnisse zeigten Messungen mit K^{131}, die einen Hauptpeak bei 3,35 sec am Hund ergaben (NUNES VICENTE 1964).

Die spinale Kreislaufzeit am Hund erwies sich etwa doppelt so groß als im Gehirn (0,9—2,0 sec), was in Übereinstimmung mit der spezifischen Blutströmungsrate des Rückenmarksgewebes (LANDAU et al. 1955) steht, wonach diese etwa die Hälfte bis ein Drittel der spezifischen Stoffwechselrate des Gehirns beträgt. Sie ist im Spinalgrau rund viermal höher als im Weiß. Diese Tatsache könnte teilweise die aus experimentellen Ischämiebefunden bekannte relative Resistenz des Rückenmarksgewebes gegenüber O_2-Mangel erklären, doch ist eine Totalischämie am Tier weit schwerer zu erzielen als am menschlichen Rückenmark (MARGOLIS et al. 1957—59, SARTESCHI u. GIANNINI 1960).

3. Faktoren der Kreislaufregulation

Unterstellt man dem Spinalkreislauf die für die Durchblutung aller Organe und in Sonderheit des Gehirns wesentlichen Regulationsfaktoren, so sind zu berücksichtigen (SCHNEIDER 1961):

a) arterielle Blutdruckhöhe,

b) Blutzusammensetzung (pCO_2, pO_2, pH, Viskosität),

c) Gewebsfaktoren (pCO_2, pO_2, pH),

d) vasomotorische Einflüsse,

e) Liquordruck (Wirkung am Rückenmark unbekannt).

Die vorliegenden experimentellen Befunde geben noch keine einheitlichen Hinweise auf das Verhalten des Spinalkreislaufes gegenüber wichtigen Regulationsfaktoren im Vergleich zum Gehirn.

ad a) *Abhängigkeit vom Allgemeinkreislauf* (Blutdruck)

Die Hirndurchblutung ist unter Normbedingungen bei Konstanthaltung der übrigen Faktoren linear vom Blutdruck abhängig, also druckpassiv gesteuert. Diese Abhängigkeit gilt nur bis zu einem „kritischen" Bereich; darunter besteht zunehmender Einfluß des pO_2.

Über die Abhängigkeit der Spinaldurchblutung vom Allgemeinkreislauf bestehen vorläufig diskrepante Ansichten. FIELD et al. (1951) nehmen aus thermoelektrischen Befunden am Kaninchen innerhalb gewisser Grenzen ein von Allgemeinkreislauf und Blutdruck unabhängiges Verhalten der Spinaldurchblutung infolge Eigentonus der Rückenmarksgefäße an. Bei gesunden Tieren ist der spinale Zufluß fast unabhängig vom Blutdruck; geringe Druckänderungen haben wenig Einfluß, und erst starker Blutdruckabfall führt zu einem Abfall auch im Rückenmark. Ähnliche Verhältnisse vermutete CAPON (1961/62) im Sinne einer gegenüber den Lokaleffekten genereller Hypertension unabhängigen aktiven Vasokonstriktion der Spinalgefäße. Dagegen stellten OTOMO et al. (1960 b) am Hund zwar weitgehende Kaliberstabilität der oberflächlichen Spinalgefäße gegenüber Blutdruckänderungen fest — Verblutungskollaps mit RR-Abfall auf 20 % der Norm bewirkt nur Kaliberreduktion um 10 % —, doch ergaben polarographische Befunde eine enge Beziehung zwischen Rückenmarks-(und Hirn-)Durchblutung und Allgemeinkreislauf. Danach müsse der *Blutdruck* bei Fehlen von Gefäßverschlüssen als *Hauptregulationsfaktor für die spinale Durchblutung* und O_2-Spannung im ZNS-Gewebe gelten. Diese Diskrepanz erscheint nicht speciesbedingt, da neuere Befunde am Kaninchen mittels Thermistormethode gleichfalls für eine *druckpassive Regulation der Spinaldurchblutung* analog dem Hirnkreislauf sprechen (MOLNAR 1964). Die am Menschen von klinischer Seite wiederholt geforderte *Abhängigkeit der Spinalzirkulation vom Blutdruck bzw. von Allgemeinkreislauf und Herzaktion* (BODECHTEL 1953, BECKER u. HESS 1954, BARTSCH 1954—65, BARTSCH u. HOPF 1963, BODECHTEL u. MITTELBACH 1964) erscheint damit auch tierexperimentell bekräftigt.

Diese Abhängigkeit war von SCHNEIDER (1951) aus physikalischen Überlegungen durch Vergleich des spinalen Längsarteriensystems mit einem aus einer Quelle gespeisten Kanalsystem mit gleichbleibender Stromrichtung postuliert und zugleich eine unterschiedliche Gefährdung seiner Abschnitte abgeleitet worden, da bei Verengung des Zustromrohres oder Abfall des Initialdrucks eine Zuflußreduktion zuerst in den peripheren Abschnitten erfolge. Bei Versorgung aus 2 sich dichotomisch teilenden Gefäßen mit einem Hauptzufluß ergebe sich dabei ein Durchblutungsmangel an der dem Zufluß gegenüberliegenden Stelle, doch erscheint dieser Vergleich für die spinale Querschnittversorgung nicht völlig zutreffend. Für Rohre mit dichotomer Teilung und unterschiedlichem Kaliber nach Art der A. radicularis magna, ergibt sich stärkere Auswirkung eines Druckabfalls im schlanken R. ascendens als im dicken R. descendens. Erhält der R. ascendens in seinem oralen Verlauf über größere Strecken keine zusätzliche Zufuhr durch einen großen Ventralast, dann ist der Druckabfall in der ventralen Längskette im Bereich der engsten Rohrstelle, also am Ort des größten Widerstandes am stärksten. Diese Vorstellung wurde nach den anatomischen Kaliberverhältnissen in der A. spin. ant. als physikalisches Substrat der Anfälligkeit der „funktionellen Wasserscheidenzonen" herangezogen (ZÜLCH 1961, BARTSCH 1960).

ad b) *Einfluß der CO₂- und O₂-Spannung*

Blut-pCO_2 und O_2 sind wichtige Regulatoren der Hirndurchblutung. Erhöhung des pCO_2 wie des pH bewirkt Steigerung der Hirndurchblutung und umgekehrt. Dieses spezifische Verhalten der Hirngefäße steht im Gegensatz zu jenem der Kreislaufperipherie. O_2-Mangel bewirkt starke cerebrale Durchblutungssteigerung insbesondere bei niedrigem venösem pO_2, während unter Normbedingungen der Gewebs- und Blut pO_2 gegenüber Blutdruck und pCO_2 eine untergeordnete Rolle als Regulator spielt.

FIELD et al. (1951) sahen am Kaninchen nur geringe Sensibilität der spinalen Hämodynamik gegenüber pCO_2-Änderung im Blut. Die oberflächlichen Rückenmarksgefäße verhalten sich weitgehend unabhängig von Änderungen der O_2-Spannung (OTOMO et al. 1960 b), während ihr Abfall bei Anoxie und Asphyxie eine Dilatation der Spinalgefäße erzeugt (CAPON 1961/62).

ad d) *Vasomotoreneinfluß*

Die Vasomotorik intracerebraler Gefäße spielt unter physiologischen Bedingungen untergeordnete Rolle. Der Tonus wird nicht nervös aufrechterhalten, doch ist nach den vorliegenden Ergebnissen elektronenoptischer Untersuchungen (DE ROBERTIS u. PELLEGRINO DE IRALDI 1961, DAHL u. NELSON 1964) das einheitliche Prinzip der noradrenergischen motorischen Innervation der Gefäßmuskulatur als gegeben anzunehmen, wenngleich gerade in den zentralnervösen Gefäßbezirken mit Besonderheiten der Innervation zu rechnen ist (vgl. LASSMANN 1965). Die konstriktorische Wirkung des Sympathicus ist gegenüber der Peripherie gering, während die Hirndurchblutung auch gegenüber Sympathicolytica und Ganglienblockern fast inert ist. Neuronale Tätigkeit erhöhte die Durchblutung.

Während die großen oberflächlichen Spinalarterien keine Reaktion auf lokalen Verschluß und erhöhte Neuronentätigkeit zeigen (OTOMO et al. 1960 b), erfolgt lokale Durchblutungszunahme im Rückenmarksgewebe bei neuronaler Aktivität (FIELD et al. 1951, BLAU u. RUSHWORTH 1959, CAPON 1961/62), was auf aktive, lokal neurogene, vom allgemeinen Blutdruck unabhängige Vasokonstriktion zurückgeführt wird. Dieser Parallelität zwischen Irrigation und Aktivität eines Rückenmarkssegments schrieb CAPON eine Bedeutung für das klinische Phänomen der „Claudicatio intermittens spinalis" (DEJERINE 1906 bis 1912, HUNT 1912, RATINOV u. JIMENEZ-PABON 1961, GIANNINI et al. 1963) zu. Wenn die Spinaldurchblutung zwar in Ruhe ausreiche, sich aber nicht durch akute Zunahme dem gesteigerten Bedarf anpassen könne, entstehe eine relative Ischämie mit frühester Manifestation im vulnerablen Grau.

Die Frage der *nervösen Innervation* der Rückenmarksgefäße ist nicht geklärt. Mit lichtoptischen Methoden nachgewiesene Gefäßnerven an Arterien und Venen mit Endigung in Adventitia und Media (CLARKE 1929, MOTAVKIN 1965) wurden bisher elektronenoptisch nicht bestätigt. Die von STAEMMLER (1939 b) vorzugsweise im Bereich der Sulcusäste und ihrer Verzweigungen im Lumbalmark wiederentdeckten „Gefäßnervenknäuel", die NUNES VICENTE (1964) mit der neurogenen Steuerung der spinalen Vasomotorik in Beziehung setzte, stellen aberrante Nervenfasern verschiedener Provenienz dar, die bei Spinalprozessen differenter Genese anzutreffen sind (vgl. HUGHES u. BROWNELL 1963/65). Nach eigenen Erfahrungen lassen sie alle formalen

Übergänge zu perivasalen neuromartigen Formationen im Rahmen von „formes frustes" bzw. manifesten Phakomatosen bis zur intramedullären Neurinombildung bei v. Recklinghausenscher Krankheit erkennen.

Die *Wirkung gefäßaktiver Substanzen* auf die spinale Vasomotorik gilt als gering, wurde aber unterschiedlich bewertet. FIELD et al. sahen nach i.v. Applikation von Adrenalin trotz allgemeiner Blutdrucksteigerung eine Vasokonstriktion im Rückenmark und leiteten daraus ein den Hirngefäßen gegensätzliches Verhalten gleich der Gefäßperipherie ab. CAPON bestätigte dieses Verhalten an der Katze und nahm eine gegenüber passiven Lokaleffekten der generellen Hypertension unabhängige bzw. diese ausgleichende aktive Kontraktion der Spinalgefäße „auf Distanz" (vgl. LERICHE 1943) an. Er vermutete eine Beteiligung der Vasokonstriktion an der Entstehung vaskulärer Rückenmarkssyndrome und leitete daraus Argumente für die Genese segmentaler Nekrosen sowie therapeutische Aspekte ab. Die Möglichkeit einer Wirkung von Vasodilatatoren auf die Spinalgefäße wird durch eine Reihe von klinischen Beobachtungen unterstützt (BARTSCH 1961—66). Dagegen sprechen OTOMO et al. (1960 b) nach vergleichenden Gefäßkaliber- und intramedullären pO_2-Bestimmungen den gefäßaktiven Substanzen keine wesentliche Direktwirkung auf die Spinalgefäße zu. Sie führen dadurch auftretende Änderungen der Blutströmung vorwiegend auf Beeinflussung des Blutdrucks ähnlich wie am Gehirn zurück. Aus der Abhängigkeit der Wirkung der meisten Substanzen auf die Spinalgefäße von der Blutdruckänderung wird eine *druckpassive Regulation der Spinalzirkulation* unterstellt und auf eine differente vasomotorische Regulation bzw. abweichende autonome Kontrolle der Gefäße des gesamten ZNS gegenüber jenen der Peripherie zurückgeführt. Die Blutflußzunahme auf Adrenalingabe (Vasokonstriktor) und ihre Abnahme auf Histamin (Dilatator, Blutdrucksenker) spricht für die Bedeutung der Blutströmungsgeschwindigkeit im Rückenmark für die Aufrechterhaltung seiner O_2-Versorgung. Die Inertie der oberflächlichen Gefäße auf lokalen Gefäßverschluß und erhöhte Neuronenaktivität, die Metabolitenanhäufung wie lokale Zirkulationsänderungen hervorrufen, gibt keine Hinweise auf das Verhalten der intramedullären Gefäße.

Kreislaufphysiologische Untersuchungen über die spinale Hämodynamik am Menschen sind u. W. bisher nicht durchgeführt worden. Das Verhalten der Blutversorgung des Rückenmarks unter pathologischen Kreislaufbedingungen ist vorläufig nur aus klinischen und morphologischen Ausfalls- und Folgeerscheinungen beurteilbar. Diese ergeben trotz der diskrepanten experimentellen Befunde keine zwingenden Gründe, die grundsätzliche Abweichungen der Blutversorgung und ihrer Regulation in den verschiedenen Anteilen des ZNS rechtfertigen. Anderseits ist auch der ohne Gewebsschäden einhergehende „kritische" Minimumdruck im spinalen Arterienbett unbekannt. Während etwa der Abfall des arteriellen Druckes in der Hundeaorta auf 15 mm Hg für eine Stunde ischämische Rückenmarksläsionen bewirkt (BLAISDELL u. COOLEY

1962), kann ein arterieller Mitteldruck von 40—50 mm Hg beim Menschen ohne Funktionsstörungen des ZNS einhergehen (STEPHEN et al. 1956). Die weitere Aufklärung der Durchblutungsbedingungen am Rückenmark unter physiologischen und pathophysiologischen Verhältnissen ist ein wichtiges Anliegen an die vergleichend-experimentelle Forschung. Zugleich wäre zu überprüfen, ob und welche der für die Durchblutung des Gehirns und anderer Organe gebräuchlichen Methoden auch auf das Rückenmark Anwendung finden könnten. Vorläufig sind wir lediglich auf die formalgenetische Interpretation pathologischer Folgezustände spinaler Kreislauf- und Durchblutungsstörungen angewiesen, auf deren Problematik im letzten Abschnitt eingegangen wird.

F. Ergebnisse

Für das funktionelle Verhalten der spinalen Zirkulation unter physiologischen und pathologischen Bedingungen ergeben sich folgende zusammenfassende Feststellungen:

1. Aus dem anatomischen Bauplan des Spinalgefäßsystems lassen sich mehrere Stromgebiete in der Längsausdehnung und im Querschnitt des Rückenmarks postulieren. Diese *„anatomischen" Stromgebiete* sind wegen der starken Variabilität der Seitenzuflüsse nur grob schematisch abgrenzbar und bleiben weitgehend hypothetisch, ohne sichere funktionelle Hinweise zu gestatten.

2. In der Längsrichtung des Rückenmarks entsprechen den beiden Hauptquellsystemen — A. subclavia/vertebralis und Aorta — 2 große Stromgebiete, deren aus der Provenienz der Seitenzuflüsse ableitbare anatomische Grenze beim Menschen mit einem durchschnittlichen Zutrittsminimum der Ventral- und Dorsalarterien in den Segmenten D 1/2 übereinstimmt.

3. Die Gliederung in 3 vertikale Versorgungsterritorien — ein zuflußreiches Cervikal- und Lumbalgebiet sowie eine „spärlich vaskularisierte" thorakale Intermediärregion (LAZORTHES et al. 1957—62) beruht auf stark schematisierten anatomischen Zuflußverhältnissen und hat nur für einen Teil menschlicher Medullae vom extrem „paucisegmentalen" Versorgungstyp Gültigkeit. Sie gibt jedoch keine Hinweise auf die intramedulläre Hämodynamik.

4. Die *anatomischen Unterschiede in der Vaskularisation* einzelner Spinalabschnitte entsprechen einem aus differenter funktioneller Organisation des Rückenmarks resultierenden regionalen Unterschied des Nährstoffbedarfes und *berechtigen nicht zur Annahme einer primär unterwertigen oder unzureichenden Versorgung eines bestimmten Spinalbereiches* unter physiologischen Bedingungen.

5. Die Unterteilung der beiden Hauptstromgebiete in weitere Subterritorien hat im Cervikalbereich nur theoretischen Wert, während das aortale Versorgungsgebiet durch die Zutrittshöhe der kaudalen Hauptarterie funktionell-anatomisch gegliedert wird.

6. Die kaudalen Zuflußäste des Ventral- und Dorsalsystems sind ähnlich jenen des übrigen Rückenmarks stark variabel und häufig voneinander hinsichtlich Höhe und Lateralisation unabhängig. Nur selten erfolgt die Versorgung durch die A. radicularis magna über einen gemeinsamen Ventral- und Dorsalast. Daneben können kleine Lumbalzuflüsse hinzutreten, die neben dichten intersegmentalen Anastomosen und einer funktionstüchtigen Verbindung zwischen Ventral- und Dorsalsystem eine gewisse Zirkulationssicherung des Lumbalmarks bewirken.

7. Bei den höheren Vertebraten ist eine vergleichbare Gliederung der vertikalen Stromgebiete durch progressive Prädominanz der Intumescencen gegenüber dem Dorsalmark gegeben. Die bei Labortieren aus der Provenienz der Zuflüsse und einer absoluten Zuflußminimumzone ableitbare anatomische Grenze zwischen den Hauptstromgebieten ist gegenüber dem Menschen schmäler und höhenkonstanter. Sie läßt sich bei Hund, Katze, Ratte und Primaten in D 1/2—D 3; beim Kaninchen in D 4/5 lokalisieren. Dem Menschen vergleichbare Versorgungsverhältnisse im oralen Spinaldrittel bestehen bei Species mit relativ „paucisegmentaler" Versorgung — Primaten, Ratte, Katze und Hund —, letzterer allerdings mit abweichender cerebrospinaler Anastomose. Im Conus-Cauda-Bereich liegen bei den Vierbeinern topisch abweichende Zuflußverhältnisse infolge kaudaler Position der A. radicularis magna vor, die beim Kaninchen durchweg von infrarenalen Zuflüssen gespeist wird.

8. Experimentelle Untersuchungen der funktionellen Versorgungsgebiete lassen den Schluß zu, daß bei Primaten, Hund, Katze — evtl. auch beim Kaninchen — die A. subclavia/vertebralis das gesamte Halsmark und die beiden oralen Brustsegmente versorgt, wobei in C 8/D 1—D 2/3 eine Mischung mit dem Blut der Brustaorta bestehen dürfte. Trotz abweichender Segmentversorgung ergibt sich bei verschiedenen Species eine auffallende Konstanz dieser *„Mischungszone" beider Hauptquellgebiete im cerviko-thorakalen Übergangsbereich*. Das spricht für gute Übereinstimmung der funktionellen „Grenzzone" mit der anatomisch abgeleiteten Nahtstelle beider Stromgebiete. Das Ventral- und Dorsalsystem zeigen analoges Verhalten.

9. Daraus wird die Arbeitshypothese abgeleitet, daß die *„zuflußfreie" Zone im cerviko-dorsalen Übergangsgebiet bzw. oralen Brustmark einen anatomischen Indikator für die funktionelle „Grenzzone" beider Hauptstromgebiete* darstellt. Individuelle und speciesabhängige Höhenabweichungen weisen jedoch darauf hin, daß die Überlappung der funktionellen Versorgungsgebiete nicht notwendigerweise von der Höhe und Ausbreitung dieser „Minimumzuflußzone" abhängig ist.

10. Das *arterielle Binnenstromgebiet* gliedert sich in das von den Sulcusarterien versorgte große Zentralterritorium und in ein peripheres Versorgungsareal. Dieses umfaßt das von perforierenden Dorsalästen versorgte hintere

Spinaldrittel sowie die von den Zweigen der Vasocorona gespeiste zirkuläre Randzone. Die intramedullären Stromgebiete sind funktionell weitgehend voneinander unabhängig. Die venösen Drainagezonen zeigen davon abweichende Ausbreitung mit Zunahme des peripheren und dorsalen Abstromgebietes gegenüber der ventralen Zentralzone.

11. Für die *Blutstromrichtung* in den Längssystemen erscheint die „Partialstromtheorie" von ADAMKIEWICZ anatomisch und experimentell ausreichend fundiert. Die Zirkulation in den Längsarterien ist danach als ein Mosaik aus gegensinnig gerichteten Teilströmen zwischen den Seitenzuflüssen aufzufassen. Im Ventralsystem des kaudalen Rückenmarks besteht ein abwärtsgerichteter Hauptstrom, der über die Rr. cruciantes die Dorsolateralketten erreicht und in deren unterem Abschnitt aufwärts fließt. Im Querschnitt bestehen einander zugerichtete arterielle Ströme, während das Blut allseits in horizontaler Richtung zum perimedullären Venennetz abfließt. Die Abstromrichtung in den Längsvenensystemen ist ungeklärt.

12. Der anatomische Bau der Längsarterien mit relativen Engen zwischen je zwei Zuflüssen sowie die arteriellen Stromverhältnisse berechtigen zur Annahme „funktioneller Wasserscheiden" zwischen den Zuflüssen bzw. den beiden Hauptquellgebieten. Diese Zonen sind nach dem Modell der „letzten Wiesen" als „funktionelle Endstromgebiete" aufzufassen und gelten bei Minderdurchblutung als bevorzugt vulnerabel (SCHNEIDER, ZÜLCH). Die These der „minderdurchbluteten" hämodynamischen Grenzzonen ist nicht im Sinne ihrer unzureichenden Versorgung unter physiologischen Bedingungen zu verstehen, sondern gilt nur für pathologische Verhältnisse genereller Mangeldurchblutung.

13. Beim Menschen ist die *Höhe der hämodynamischen Grenzzone* beider Hauptstromgebiete bei fast der Hälfte der Fälle wegen Zutritts aortaler Versorgungsäste (in D 3/4) *oral* des von ZÜLCH vorgeschlagenen Segments D 4 anzunehmen und kann in Übereinstimmung mit vergleichend-experimentellen Befunden in die Höhe C 8/D 1—D 3 verlegt werden. In der anderen Hälfte ist eine Lokalisation dieser Grenzzone in D 4 zwar möglich, aber wegen starker Variationsbreite der als anatomischer Indikator vorgeschlagenen „zuflußfreien" Zone zwischen beiden Stromgebieten nicht generell anzunehmen. Auf Grund systematischer humananatomischer und vergleichend-experimenteller Erfahrung ist eine schematische und starre Lokalisation der bei Mangeldurchblutung bevorzugt gefährdeten hämodynamischen „Grenzzonen" beider Hauptstromgebiete abzulehnen und ihre individuelle Beurteilung zu fordern (vgl. Abb. 35).

14. Im *Spinalquerschnitt* ist eine *hämodynamische Grenzzone* zwischen ventralem und dorsalem Stromgebiet im intermediären Grau zwischen zentralem Vorderhorn und Hinterhornbasis entsprechend der Lamina VII bzw. VIII (REXED 1964) anzunehmen, welche einem gegenüber O_2-Mangel bevorzugt

vulnerablen Endstromterritorium entspricht. Eine weitere zentrale „Grenzzone" um den Zentralkanal ist zwar anatomisch möglich, hinsichtlich ihrer
funktionellen Bedeutung jedoch unklar, da sie sich lokal teilweise mit der
zentralen „Wasserscheidenzone" zwischen den venösen Drainagegebieten überschneidet, die bei Abflußstörungen als bevorzugt vulnerabel gelten kann.

15. Für die Rückenmarksdurchblutung kann aus spärlichen und diskrepanten kreislaufphysiologischen Daten im Tierexperiment eine weitgehende *Abhängigkeit vom Gesamtkreislauf,* d. h. von Herzleistung und Blutdruck, im
Sinne einer druckpassiven Kreislaufregulation ähnlich wie am Gehirn unterstellt werden. Die Frage des Eigentonus der Spinalgefäße sowie die Wirkung
vasomotorischer Kräfte auf die spinale Hämodynamik sind noch ungeklärt.

IV. Allgemeine Pathologie

Für die Störungen der spinalen Blutversorgung gelten die Gesetze der allgemeinen Pathologie (vgl. BÜCHNER 1961/62), wonach die Zirkulation eines Organs am arteriellen Zu- und/oder am venösen Abfluß betroffen sein kann. Im ersteren Fall resultieren Ischämie bei Totalausfall des Blutzustromes und relative Ischämie bei Verminderung oder Insuffizienz der Blutversorgung im Vergleich zur Organaktivität. Die Störungen der venösen Drainage können allgemeiner (Rechtsherzinsuffizienz) oder lokaler Art sein; die resultierende Stase das gesamte Organ oder Teile desselben betreffen.

Die Ursachen spinaler Durchblutungsstörungen liegen in materiell (organisch) und funktionell begründeten Beeinträchtigungen der Zirkulation, die in- und/oder außerhalb der medullären Strombahn lokalisiert sein können.

Die Folgen gestörter Spinaldurchblutung entsprechen den geläufigen Formen kreislaufbedingter Gewebsschäden: komplette Ischämie bzw. Anoxie führt zum völligen Zusammenbruch der für Erhaltung von Funktion und Struktur erforderlichen energetischen Vorgänge und damit zur vollständigen Nekrose. Relative Minderdurchblutung bedingt zunächst reversible Funktionsstörungen, um bei anhaltender Wirkung oder Überschreitung kritischer Grenzwerte zu irreversiblen Läsionen nach Art unvollständiger Nekrosen zu führen, die in Rarefikation, Atrophie und Sklerose enden. Venöse Abflußstörungen bedingen Ödem, Blutung sowie partielle oder totale Nekrose.

Die Analyse der spinalen Durchblutungsstörungen und ihrer Auswirkungen auf das Rückenmark kann nach klinischen, pathomorphologischen, ätiologischen, pathogenetischen oder topischen Gesichtspunkten (SCHMAUS u. SACKI 1901, BODECHTEL u. SCHRADER 1953, CORBIN 1960/61, HENNEAUX 1960, GARCIN et al. 1962, GRUNER u. LAPRESLE 1962, LAZORTHES et al. 1962, SARTESCHI 1962, JELLINGER 1962 a/64 a, NUNES VICENTE 1964, HUGHES 1965/66 u. a.) oder nach praktischen Richtlinien unter Berücksichtigung verschiedener Kriterien (WOLF 1960, SARTESCHI u. GIANNINI 1960, CORBIN 1961, BERNSMEIER 1963, HETZEL 1960—65 u. a.) erfolgen. Wegen der komplexen Verhältnisse der spinalen Strombahn ergeben sich jedoch häufige Überschneidungen einzelner Läsionstypen, die ihrer verbindlichen Gliederung Schwierigkeiten entgegensetzen.

A. Ätiologische Gesichtspunkte

Den Störungen der Rückenmarksdurchblutung liegen Affektionen zugrunde, die an verschiedenen Orten der spinalen Strombahn in- und außerhalb des Wirbelkanals angreifen können. Sie umfassen nicht nur Läsionen der Rückenmarksgefäße, sondern auch Störungen der großen Quell- und Abstromgebiete sowie deren Verbindungen mit dem Spinalgefäßsystem. Im wesentlichen sind folgende ätiologische Faktoren zu berücksichtigen:

1. Allgemeine Kreislaufstörungen

Störungen des Gesamtkreislaufes und der Herzfunktion verschiedener Ursache (Kollaps, Dekompensation) können isoliert zur funktionellen Minderdurchblutung des Rückenmarks führen, sind aber häufig mit organischen Gefäßprozessen vergesellschaftet.

2. Organische Gefäßaffektionen

Atherosklerose und *Hochdruck* sind von Bedeutung durch Affektion der großen aorto-medullären Zuflüsse und ihrer Astabgänge zum Rückenmark (WOLF 1960, SANZ 1962, GRUNER u. LAPRESLE 1962, JELLINGER u. NEUMAYER 1962, 1966 u. a.), aber auch durch seltenen Direktbefall der Rückenmarksgefäße.

Unter den *entzündlichen Vasopathien* stehen sekundäre Angiitiden im Rahmen allgemeiner, insbesondere spezifischer Infekte und entzündlicher Erkrankungen des ZNS und seiner Häute gegenüber spinalen Manifestationsformen unspezifischer generalisierter Angiitiden im Vordergrund. Obwohl über ihre Häufigkeit keine Angaben vorliegen, scheint eine spinale Beteiligung bei Panarteriitis nodosa nicht so selten wie bisher vermutet (vgl. JELLINGER 1963 b), während die Endangitis obliterans der Rückenmarksgefäße als Rarität gilt (STAEMMLER 1938, KÖNIG 1955, NOETZEL u. THEODOSIU 1957, GRUNER u. LAPRESLE 1962, MÜLLER u. WELCKER 1964). Spinale Phlebitiden sind meist fortgeleitet im Rahmen extraspinaler Prozesse (SCHLAPP 1906, MARTIN 1944, GREENFIELD u. TURNER 1939, KULENKAMPFF u. MATHEIS 1960, NEUMAYER 1966 a) bzw. symptomatisch im Rahmen generalisierter Angiitiden (WECHSLER 1959, JELLINGER 1963 b) oder entzündlicher ZNS-Prozesse (GRUNER u. LAPRESLE 1962), insbesondere bei Lues cerebrospinalis (CHUNG 1926, MARGULIS 1930).

Mechanische Gefäßläsionen führen zu Spinalschäden nicht nur durch Affektion der Rückenmarksgefäße bzw. ihrer Zu- und Abflüsse infolge Kompression bei Wirbelprozessen, Geschwülsten und Traumen, sondern auch durch Läsion großer aortaler bzw. brachiocephaler Zuflüsse infolge Kompression (SHEEHAN et al. 1960), Trauma (HUGHES 1965) oder iatrogenen Schäden (vgl. ADAMS u. VAN GEERTRUYDEN 1956).

Gefäßmißbildungen des Rückenmarks umfassen dieselben Formen und Komplikationen wie am cerebralen Gefäßsystem (WYBORN-MASSON 1943, BRION et al. 1952, BERGSTRAND et al. 1964, ANSARI et al. 1965, DAVID et al. 1965) bei seltenem Auftreten congenitaler Aneurysmen (vgl. KRAULAND 1957, BRÄUTIGAM 1960). Die spinalen Angiodysgenien können mit speziellen

Gewebssyndromen einhergehen (vgl. BODECHTEL u. ERBSLÖH 1957, SCHOLZ u. WECHSLER 1959). Dazu kommen spinale Durchblutungsstörungen bei Verbildung großer Gefäße, wie Aortenisthmusstenose und bei deren Korrektureingriffen (vgl. CHRISTIAN u. NODER 1954, CORBIN 1963).

Thrombosen können bei allen genannten Gefäßaffektionen in- und außerhalb des Rückenmarks auftreten, sind aber an den Spinalgefäßen relativ selten (MARGULIS 1930, ZEITLIN u. LICHTENSTEIN 1936, VAN GEHUCHTEN 1956, HETZEL 1960, HUGHES 1966, JELLINGER 1966 b).

Embolien aller Art sind am Rückenmark selten, da es anatomisch und hämodynamisch gegenüber anderen Gefäßprovinzen geschützt erscheint (VOGEL u. MEYER 1937, ULLMANN 1938, KNÜTTGEN 1943, SCHMID 1944, HAYMAKER 1957, DEMANET et al. 1960, NAIMAN et al. 1961, LATERRE 1962, FEIGIN et al. 1965, BORST 1965).

Strahlenschäden des Rückenmarks (Röntgen-Spätmyopathien) werden in erster Linie auf primäre Wandaffektion kleiner intramedullärer Gefäße mit sekundärer metabolischer Gewebsinsuffizienz zurückgeführt, doch führen sehr komplexe Faktoren zur Manifestation der prozeßhaft fortschreitenden Läsion mit bevorzugtem Befall der Marksubstanz (SCHOLZ et al. 1959, ZÜLCH 1960, PALIS et al. 1961, ALAJOUANINE et al. 1961, HAYMAKER 1961, INNES u. CARSTEN 1962, SEITZ u. KALM 1961—66, ZEMAN 1964 u. a.).

Toxische Gefäßschäden liegen spinalen Komplikationen nach Angiographie (MARGOLIS et al. 1957—59) und nach Spinalanästhesie zugrunde (ERBSLÖH u. PUZIK 1959, SCHWARZ u. BEVILLACQUA 1964 u. a.).

3. Funktionelle Gefäßläsionen

Die ätiologische Bedeutung organisch nicht begründbarer Gefäßveränderungen am Rückenmark (Vasokonstriktion) ist unklar, wurde aber mehrfach zur Diskussion gestellt (KNORRE 1961).

4. Sonstige Faktoren

Eine Reihe von Rückenmarksschäden läßt zwar Durchblutungsstörungen ätiologisch vermuten, doch sind die Zusammenhänge bisher unklar, wie etwa bei Myelopathien im Rahmen von Endokrinopathien (SEITELBERGER u. WANKO 1952, PIAT 1956, WARTER et al. 1958) oder bei nicht kompressiven Malignomerkrankungen (MANCALL u. ROSALES 1962—64) sowie der Gruppe der „nekrotisierenden Myelopathien" unbekannter Genese.

Die genannten ätiologischen Faktoren führen weniger zu qualitativ als quantitativ und insbesondere topisch differenten Gewebsläsionen, da diese weniger von der Art als von Sitz und Intensität der kausalen Noxe abhängen. Der ätiologischen Gliederung spinaler Durchblutungsstörungen ist eine Gruppierung nach pathogenetischen Gesichtspunkten vorzuziehen, da sie Einblick in die für die Entstehung spezieller Läsionsformen verantwortlichen Störungsmechanismen geben.

B. Pathogenetische Gesichtspunkte

Störungen der spinalen Blutversorgung können grundsätzlich bedingt sein durch: a) *Reduktion der Durchströmung* bei α) anatomisch und funktionell intaktem Gefäßsystem; β) anatomisch und/oder funktionell beeinträchtigtem Gefäßsystem (organische Erkrankungen, Vasokonstriktion) mit Erhöhung des lokalen Strömungswiderstandes; b) Veränderungen des örtlichen Gefäßsystems durch *vasomotorische* Einflüsse bei regelrechter Gesamtdurchblutung (ZÜLCH 1954); c) *anatomischen Ausfall von Versorgungsästen* (Zu- und Abflüssen) — α) ohne Veränderungen der zentralen und peripheren Vasomotorik; β) mit Veränderungen der allgemeinen Durchströmungsbedingungen.

Die Bedeutung der einzelnen Kausalfaktoren am Zustandekommen spinaler Zirkulationsstörungen ist oft variabel und nicht immer eindeutig abgrenzbar. Eine pathogenetische Gliederung spinaler Durchblutungsstörungen bleibt daher immer schematisch.

1. Pathogenetische Gliederung spinaler Durchblutungsstörungen

Nach obigem Schema der Kausalfaktoren lassen sich in Analogie zur Hirnzirkulation 2 Hauptgruppen von Durchblutungsstörungen des Rückenmarks unterscheiden:

a) *Funktionelle Durchblutungsstörungen,* worunter alle jene verstanden werden, die n i c h t auf organischen Veränderungen der Rückenmarksgefäße beruhen. Darunter fallen nicht nur alle jene, die auf dem Boden funktioneller Störungen der Spinalgefäße selbst entstehen, sondern auch — und vor allem — jene, deren *Ursachen außerhalb des Rückenmarks gelegen* sind.

b) *Organische Durchblutungsstörungen* sind alle jene, denen anatomische Veränderungen an der spinalen Strombahn zugrunde liegen.

Für die daraus resultierenden Rückenmarksschäden schlugen wir zunächst die Abgrenzung in 2 Gruppen vor, die wir als a) *zirkulatorisch-hypoxische Myelopathien* entsprechend der Gesamtgruppe „funktionelle" Durchblutungsstörungen sowie b) *vaskuläre Myelopathien* auf Basis organischer Gefäßprozesse des Rückenmarks bezeichneten (JELLINGER 1964 a).

Wegen der morphologischen und hämodynamischen Besonderheiten der spinalen Blutversorgung ist eine strikte Trennung beider Störungsformen oft nicht möglich. Den „funktionellen" Zirkulationsstörungen liegen oft nicht nur außerhalb des ZNS gelegene Störfaktoren zugrunde, sondern auch organische und/oder funktionelle Veränderungen der medullären Strombahn können maßgeblichen Anteil nehmen. Dieser aus dem pathogenetischen Grundschema der spinalen Zirkulationsstörungen hervorgehenden Tatsache wurde zunächst geringe Beachtung beigemessen. War man doch anfänglich geneigt, die Ursachen kreislaufbedingter Spinalsyndrome nur in Affektionen der Rückenmarksgefäße zu suchen. Anderseits gelten diese als bei allgemeinen Gefäßprozessen selten und gering betroffene Provinz, weshalb man die Hauptstörfaktoren noch mehr als im Gehirn (YATES u. HUTCHINSON 1961, BLACKWOOD et al. 1962) überwiegend in die extraspinalen Strombahnabschnitte verlegte (HUNT 1912, REICHERT et al. 1934, BARTSCH 1954—66, LHERMITTE u. CORBIN 1960, CORBIN 1961, HETZEL 1960, SANZ 1962, FAZIO et al. 1965 u. a.).

Aus früheren Befunden sowie den Ergebnissen eigener systematischer Untersuchungen geht jedoch hervor, daß organische Veränderungen am Spinalgefäßsystem häufiger auftreten als bisher angenommen wurde. Sie dürfen daher als pathogene Faktoren spinaler Durchblutungsstörungen gegenüber Läsionen im extraspinalen Stromabschnitt nicht vernachlässigt werden, da sie die Höhe des spinalen Strömungswiderstandes sowie die begrenzten Ausgleichs- und Anpassungsfunktionen der medullären Kollateralversorgung nachhaltig beeinflussen können. Ähnlich wie am Gehirn wird man daher meist eine *komplexe pathogenetische Konstellation der spinalen Durchblutungsstörungen* unterstellen müssen.

Aus dieser Sicht war es erforderlich, die pathogenetische Gliederung der Substrate spinaler Durchblutungsstörungen weiter zu fassen. Wir möchten daher ihre Abgrenzung in folgende drei Hauptgruppen vorschlagen:

a) *Vasozirkulatorische Myelopathien,*

b) *vaskuläre Myelopathien,*

c) *Myelopathien unklarer Genese* mit vermutlicher Beteiligung vasal-vasozirkulatorischer Faktoren.

ad a) Unter *vasozirkulatorischen Myelopathien* verstehen wir die Folgen kreislaufdynamischer Störungen im extramedullären Zu- und Abstromgebiet mit oder ohne anatomisch und/oder funktionell bedingter Änderung des spinalen Gefäßwiderstandes sowie spinovasaler Ausgleichsfunktionen, jedoch *ohne topische Abhängigkeit* resultierender *Spinalausfälle von organischen Schäden der Rückenmarksgefäße.* Art und Ort der medullären Gewebsschäden sind im wesentlichen von der Intensität und Dauer der Durchblutungsstörung in Abhängigkeit von den Verhältnissen des Gesamtkreislaufes abhängig. Sie können aber durch intraspinale Gefäßfaktoren mehr minder modifiziert bzw. kompliziert werden.

ad b) *Vaskuläre Myelopathien* sind Folgen substantieller (und/oder funktioneller) Ausschaltung spinaler Zu- und Abflüsse, die durch *topisch gefäßabhängige Läsionen* gekennzeichnet sind und als *spinale Gefäßsyndrome* imponieren können. Sitz und Ausdehnung der Läsionen sind hier vornehmlich von Ort und Intensität des organisch bedingten Zirkulationsausfalles abhängig. Nach dem Sitz der Störung innerhalb der spinalen Strombahn sowie ihrer Zu- und Abflußsysteme unterscheidet man (LAZORTHES et al. 1962, JELLINGER 1964 a, HUGHES 1965/66):

α) Ausschaltung der großen vorgeschalteten Zuflüsse (Aorta, A. subclavia, A. vertebralis und ihre Äste); β) Ausschaltung der extramedullären Spinaläste und ihrer Längsanastomosen (Wurzelgefäße; A. spin. ant. et post.), die bevorzugt zu umschriebenen spinalen Gefäßsyndromen im engeren Sinn führen; γ) Läsionen der peri- und intramedullären Gefäße; δ) Störungen der spinalen Venen.

ad c) *Myelopathien unklarer Genese* umfassen eine Gruppe von Spinalsyndromen unbekannter Äthiologie, die zwar formale Ähnlichkeit mit den Folgen spinaler Durchblutungsstörungen aufweisen, deren Ursachen jedoch noch nicht abgeklärt sind. Darunter werden Beobachtungen aus der Gruppe der „nekrotisierenden Myelopathien" subsummiert, die bisher nur teilweise bekannten Krankheitsformen und Syndromen zugeordnet werden konnten.

Tabelle 6 a. *Pathogenetische Gliederung von 196 verifizierten Fällen kreislaufbedingter Rückenmarksschäden im weiteren Sinn mit Berücksichtigung der Ätiologie sowie der morphologischen Läsionstypen und -topik*

a) Vasozirkulatorische Myelopathien . . . . 75 Fälle
b) Vaskuläre Myelopathien (im engeren Sinn: c 1—9) . . . . 63 Fälle
b') Vaskuläre Myelopathien (im weiteren Sinn: c 10—11) . . . . 46 Fälle
c) Nekrotisierende Myelopathien unklarer Ätiologie . . . . 12 Fälle
 (ausgenommen eindeutige Entmarkungserkrankungen!)

                 Summe 196 Fälle

In Tab. 6 wurde der Versuch unternommen, das eigene Erfahrungsgut kreislaufbedingter Rückenmarksschäden im weiteren Sinne nach den obigen pathogenetischen Kriterien aufzuschlüsseln. Es umfaßt insgesamt 196 morphologisch verifizierte Beobachtungen, die dem rund 60jährigen Sammlungsgut des Neurolog. Instituts der Univ. Wien, darunter über 2000 neuropathologischen Autopsiefällen der letzten 15 Jahre, sowie der histopathologischen Sammlung des Path.-anat. Instituts der Univ. Wien aus den letzten 25 Jahren entstammen[1]. Statistische Angaben über die Häufigkeit vasal-vasozirkulatorischer Myelopathien sind daraus nicht möglich, da es sich um vermischtes Material verschiedener Provenienz handelt.

2. Pathogenetische Faktoren

Die Bedeutung der für die genannten Läsionstypen wesentlichen pathogenetischen Faktoren soll kurz erörtert werden, ohne auf den gesamten

---

[1] Für die Genehmigung zur Durchsicht der Sammlung sowie die großzügige Überlassung der Präparate und Sektionsprotokolle sei dem Vorstand des Path.-anat. Instituts der Univ. Wien, Herrn Prof. Dr. H. CHIARI, an dieser Stelle ergebenst gedankt. Über einen Teil des Materials wurde an anderen Orten berichtet (JELLINGER 1962 a, b, 1963 a—c, 1964 a—c, 1966 b; JELLINGER u. NEUMAYER 1962 a, b, 1966; JELLINGER u. VASS 1966). Eine kasuistische Bearbeitung weiterer Beobachtungen sowie die zusammenfassende Erörterung der sich aus dem Gesamtmaterial ergebenden Probleme aus der speziellen Pathologie der Rückenmarkszirkulation ist an anderer Stelle vorgesehen.

Tabelle 6 b. *Vasozirkulatorische Myelopathien*

Klinisches Syndrom	Ätiologie	Morphologischer Läsionstyp (Topik)	Fallzahl
1. Progress. vasozirkulator. Myelopathie im höheren Lebensalter **a)** Nukleäre Amyotrophien 62 b) akut. Querschnitt 4	Chron. relative arterielle Ischämie: Zuflußstenose, Aorten- und Allgemein-sklerose, Hypertonie, allg. Zirkulations-insuffizienz, Spondylose, Spinalgefäß-fibrose (bzw. -atherosklerose)	„Rarefikationsnekrosen" im Spinalgrau ohne Strangaffektionen	66
c) pseudotabisch-paraspastisch 2 d) progr. inkompl. Querschnitt 2	Superposition akuter intermittierender spinaler Zirkulationsinsuffizienz bei de-kompensierter Hypertonie	„Rarefikationsnekrosen" und multiple Mikroinfarkte Zentromedulläre Nekrose Hals-/oberes Brustmark	2 2
e) akut. Querschnitt 2	idem (?)	Hämorrhagische Zentralnekrose Hals-mark	2
f) atyp. spast. Spinalparalyse 2	Atherosklerose, Spinalgefäßfibrose, Malnutrition (?)	atypisch kombinierte Strangdegenera-tion mit Spinalgefäßläsionen	2
2. Myelopathie bei Simmond-Kachexie	chronische Hypoxämie (?), erhöhte Blut-viskosität, Anämie usw.	symmetrische Cysten im Vorderhorn-grau	1
			75

Tabelle 6 c. *Vaskuläre Myelopathien*

Ausfallsort	Ätiologie	Morphologischer Läsionstyp und -topik	Zahl
1. Aorta	Atherosklerose	symmetrische Vorderhornnekrose lumbal	1
	Klemmung (infrarenal)	Minimuminfarkt Zentralgrau L 2/3	1
	Askl., Iliacathrombose	kl. Infarktnarben Tr. Goll L 2/3	1
	Aneurysma diss. (infrarenal)	k e i n e Ausfälle	(3)
2. A. subclavia-vertebralis		progress. Halsmarkquerschnitt (klin.-operativ verifiz.)	1
3. Interkostalarterien	Drahtung askl. Aneurysma mittl. Brustaorta	alter Minimalinfarkt D 5/6	1
4. Wurzelarterien (-venen?)	Discusprolaps mult.	Querschnittsnekrose D 10 — Cauda mit konischer Zentralnekrose bis D 2	1
	Wirbelkaries mit Psoasabszeß	inkomplette Nekrose lumbosakral	1
	„Fernschäden" nach Halswirbel-trauma*	Querschnittsnekrose unt. Brust-Lendenmark (s. GAGEL 1942)	2
5. A. spinalis anterior	Thrombose C 7	ventrozentrale Nekrose C 4—D 2/3	1
	posttraumatische Thrombose (?) BWS-Fraktur	ventrozentrale Nekrose D 2—4	1
	Atherom-Thrombose	inkomplette Querschnittsnekrose lumbal	1
6. A. spinalis anterior +Vasocorona	Panarteriitis nodosa Meningealcarcinose	Vorderhornzysten mit Randentmarkungen (inkompl. Querschn.)	2 / 1
7. Vasocorona	Panarteriitis nodosa	Randentmarkungen 2 Randentmarkung 5	2 / 8
	Meningitis luica Meningitis tuberculosa	Areal-(inkompl. Querschn.-)läsion 3 mit Lückenherden 1 mit Nekrosestift 1	8

	Meningitis chron. purul.			3	
	Meningitis Ätiologie?		Randentmarkungen	1	6
	Meningealsarcomatose/-carcinose			2	
	Arachnitis tbc		Arealentmarkung	2	
			Randentmarkung	1	3
	Posttraum. Meningopathie		Randentmarkung	1	
8. Intramedulläre Zweige	Röntgenspätmyelopathie		ob./mittl. Halsmark	3	
			mittl./unt. Brustmark	1	4
9. Venen	unspez. Thrombophlebitis		spongiöse Nekrosen, Ödemläsionen		2
	Kompression (Ependymom)		inkompl. ob. Halsmarknekrose		1
					13
	Fehlbildungen:				
	Spinale Angiodysgenesie		angiodysgenet. Myelopathie	4	
	Phlebektasien (Varicose)		Randlückenherde bzw.	1	
			inkompl. Querschnittsläsion	1	
	Angioma racem. venos.		inkompl. Querschnittsläsion	4	
	kapill. Angiom (intramed.)		progr. Querschnittsläsion	1	
	Angioblastom+Syringomyelie		inkompl. Querschnittsläsion	2	
10. Kombinierte Gefäß-affektionen (Arterien+Venen) bei Kompressions-prozessen	Carcinose/Sarcomatose	2			
	Wirbelmetastasen	5			
	Plasmozytom	2	Nekrosestifte	5	
	Meningiom	2	„Lückenherde"	15	23
	Wirbelcaries	6	kombin. Läsionen	3	
	Spondylopathie	4			
	Arachnoiditis	2			
11. Kombinierte Gefäß-affektion bei Wirbeltraumen	Lux.-Fraktur Hals-WS	17	Nekrosestift	15	
			„Fernläsionen"	(2)*	
	Frakturen Brust-WS	6	Nekrosestift	4	22
			+Lückenherde	2	
	Fraktur Lumbal-WS	1	Nekrosestift	1	
	Spät-Myelopathie nach Densfraktur		inkompl. Querschnittsläsion C 1—3		1

8*

* Siehe unter b 4

Formenkreis der in- und außerhalb des Spinalgefäßsystems angreifenden Störkomponenten einzugehen. Die Diskussion beschränkt sich vornehmlich auf das Problem der *spinalen Zirkulationsinsuffizienz* als Grundlage vasozirkulatorischer Myelopathien. Auf die spezielle Pathologie der Rückenmarksgefäße und ihrer Zuflüsse soll hier *nicht* eingegangen werden.

Eine kritische *Reduktion der arteriellen Blutversorgung* des Rückenmarks kann durch folgende Faktoren bedingt sein:

a) *Blutdruckabfall* (akut, chronisch) mit Strömungsverlangsamung infolge Kollaps, Herzleistungsschwäche usw.

b) *Erhöhung des lokalen Gefäßwiderstandes* infolge

α) Kaliberreduktion der Gefäße durch organische Läsionen,

β) Kompression von Spinalgefäßen durch äußere Faktoren,

γ) vasomotorische Störungen.

c) Kombination mehrerer Faktoren.

ad a) *Blutdruckabfall und Herzversagen.*

Die engen Beziehungen zwischen Rückenmarksdurchblutung und Allgemeinkreislauf, Blutdruck und Herzleistung, die aus klinisch-experimentellen (BINET et al. 1931) und humanmedizinischen Erfahrungen seit langem postuliert wurden (BODECHTEL 1930, WORMS 1931), wurden durch jüngste kreislaufphysiologische Befunde bestätigt. Kardiovaskulär bedingte Minderdurchblutung wurde als Ursache klinischer Rückenmarkssyndrome postuliert und durch therapeutische Remission der Ausfälle bei Kompensation der Herzleistungsschwäche ex juvantibus bekräftigt (BODECHTEL 1953, BARTSCH 1954—66, BARTSCH u. HOPF 1963, NEUMAYER 1965). Nur selten führen rein kardiovaskuläre Störungen des Spinalkreislaufes zu morphologisch faßbaren Schäden.

Nach BARTSCH u. HOPF (1963) muß eine rein kardial bedingte spinale Minderdurchblutung zu keinem Zusammenbruch des Gewebsstoffwechsels führen, doch bewirken Stoffwechselveränderungen durch herabgesetzte Nähr- und Spülfunktion des Blutes reversible Funktionsstörungen, ohne daß eine kritische Reduktion der Gewebsatmung durch ungenügende O_2-Sättigung vorliegt. Histopathologische Substrate können fehlen, was in Analogie zum Hirnkreislauf den Begriff der *„akuten Dekompensation"* auch für funktionelle Kreislaufstörungen des Rückenmarks nahelegt (NEUMAYER 1965, ROTH u. HANAK 1965, JELLINGER u. NEUMAYER 1966). Eine solche mag auch dem durch passagere Ausfälle mit oft kompletter Remission gekennzeichneten klinischen Bild der „spinalen Apoplexie" (vgl. REISNER 1965, FAZIO et al. 1965) zugrunde liegen.

ad b) *Erhöhung des spinalen Gefäßwiderstandes.*

Aus dem funktionell-anatomischen Aufbau des spinalen Arteriensystems mit relativ kaliberschwachem extramedullärem Zuflußsicherungs- und Verteilungssystem sowie ungenügender intramedullärer Kollateralfunktion kommt einer Lumenänderung der Spinalgefäße große pathophysiologische Bedeutung zu. Neben Anstieg des lokalen Gefäßwiderstandes und Abnahme der örtlichen Durchblutungsgröße kommt es zur Einschränkung der hämodynamischen Ausgleichsfunktionen zum Schutze bedrohter Versorgungsgebiete. Bei

Hinzutreten allgemeiner Zirkulationsstörungen wird sich diese bevorzugt in Gebieten manifestieren, deren Versorgung durch allgemeine Widerstandserhöhung bereits gestört ist.

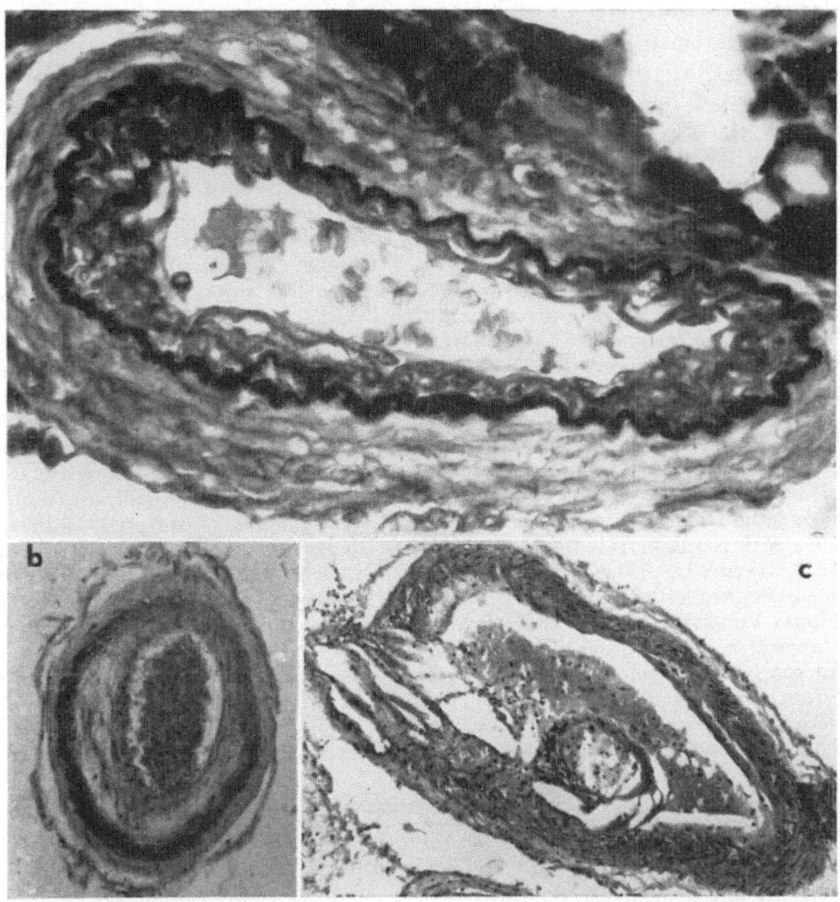

Abb. 37. a) NI 21/57. Mittelgradige nichtstenosierende Intimakollagenisierung und Elasticahypertrophie der A. spin. anterior bei D 6. 49jährige Frau mit maligner Hypertonie und progressiver zirkulatorischer Myelopathie. Gieson-Elastica 560mal. b) NI 154/59. Subintimale Bindegewebsproliferation mit Elasticaneubildung und inkompletter Obliteration der A. spin. post. im Brustmark bei 61jährigem Mann. H. E. 70mal. c) Rp 396,59. Atherom der A. spin. anterior mit subintimalen Cholesteringranulomen im oralen Lumbalmark mit akutem inkomplettem Dorsolumbalinfarkt bei 69jährigem Hypertoniker mit schwerster Allgemeinsklerose. H. E. 54mal.

α) *Organische Wandveränderungen.* Organische Wandschäden der Spinalgefäße können außer zu deren materieller Ausschaltung mit konsekutiver Ischämie auch durch Lumenreduktion zur relativen Ischämie oder lokalen Manifestation kreislaufbedingter Spinalschäden beitragen, wie das für die entzündlichen Angiopathien aufgezeigt (WECHSLER 1959, JELLINGER 1962 a, 1963 b) sowie für die Genese chronischer Mangeldurchblutung des Rückenmarks im höheren Lebensalter diskutiert wurde (GRUNER u. LAPRESLE 1962, JELLINGER u. NEUMAYER 1962 a, b, 1966). Hier sei nur kurz die Bedeutung der *spinalen Atheromatose* und der *„senilen" Gefäßfibrose* auf Grund eigener statistischer Untersuchungen über das Verhalten der Rückenmarksgefäße im Senium, bei Allgemeinsklerose und Hochdruck erörtert, deren Ergebnisse an anderer Stelle ausführlich mitgeteilt werden (JELLINGER u. KRÖNER 1966).

Die *Atheromatose der Spinalgefäße* gilt im Vergleich zu anderen Gefäßprovinzen als selten (SCHMAUS u. SACKI 1901, HENNEBERG 1911, COBB u. BLAIN 1933, STERN 1936, STAEMMLER 1938, MANNEN 1963, NUNES VICENTE 1964 u. a.). Nur gelegentlich finden sich geringe atheromatöse Läsionen der extramedullären Arterien (HAMILTON 1910, KUTTNER 1928, D'ANTONA 1928, LANZA 1938, ANTONI 1941, ACZOAGA 1959. FIESCHI u. DE CAROLIS 1962, NUNES VICENTE 1964, RIEDEL 1965, HOGAN u. ROMANUL 1966 u. a.) oder stärkere Wandveränderungen (KESCHNER u. DAVISON 1933, ARENDT u. WÜNCHER 1954, MANNEN 1963), die vereinzelt zu Gefäßverschlüssen führen (SACHS 1904, THILL 1923, ZEITLIN u. LICHTENSTEIN 1936, ANTONI 1941, HENNEAUX 1956, GARSTKA 1957, LINDENBERG 1957). Intramedulläre Atheromatose bzw. Angiolosklerose ist selten (NAKA 1907, MAGLIULIO 1928, LANZA 1938, ARENDT u. WÜNSCHER 1954) bzw. wurden andere Läsionen damit identifiziert (HIRSCH 1903, DAVISON et al. 1943, GROSSIORD et al. 1959, GRUNER u. LAPRESLE 1962). Im höheren Lebensalter bestehen jedoch praktisch obligate Veränderungen der extra- und intramedullären Gefäße, die als „Perisklerose" (LÜTHI u. ZOLLINGER 1946, RIEDEL 1965), Kapillarfibrose (BOHNHOFF 1939, HEINLEIN u. SELBACH 1940) bzw. Adventitiafibrose (KUTTNER 1933, STERN 1936, VAN GEHUCHTEN u. BRUCHER 1963) oder als Hyalinose (NAKA 1907, MAGLIULIO 1928, STAEMMLER 1938, CARPENTO 1938, DAVISON et al. 1943, BAILEY 1953, DAVISON 1960, FUJIWARA 1964) bzw. Fibrohyalinose (KLISSUROW 1930, GRAUX et al. 1962, NUNES VICENTE 1964) oder Sklerohyalinose (FIESCHI u. DE CAROLIS 1962) angesprochen wurden. Sie sind mit zunehmendem Alter im ZNS ohne Beziehung zu Erkrankungen oder als symptomatische Sekundärläsionen anzutreffen (GELLERSTEDT 1933, SCHOLZ u. NIETO 1938), gelten aber nicht als eigentliche Altersveränderungen, sondern als Folgen chronisch-recidivierenden Ödems (JACOB 1948) oder von Hypertension (SCHEINKER 1948). Ihre Beziehung zur Atherosklerose wird übereinstimmend abgelehnt.

Eigene Untersuchungen an 1016 Medullae[1], darunter 534 über 41 Jahren mit hohem Anteil schwerer Allgemein- und Cerebralsklerose bzw. Hypertonie (Abb. 38 a) ergaben in 12,4 % Veränderungen der extramedullären Spinalarterien aus dem arteriosklerotischen Formenkreis (entspricht über 22 % für Altersgruppen über 41 Jahre). Davon boten 82,4 % nur leichte Läsionen ohne Lumenbeengung nach Art zirkulärer oder sektorförmiger Subintimawucherung — stets unterscheidbar von „physiologischen" Intimapölstern (HASSLER 1961)

---

[1] Zur Untersuchung standen Stufenserien aus verschiedenen Höhen des Rückenmarks mit üblichen Routinefärbungen zur Verfügung. Ausgewertet wurden nur Fälle mit mindestens 4 Blöcken, doch standen in der Mehrzahl mehrere Blöcke aus jedem Spinalabschnitt bis zu 15 pro Rückenmark zur Verfügung. An den extramedullären Spinalarterien wurden Subintima- und Adventitiafibrose, Elasticahypertrophie und kombinierte arteriosklerotische Wandveränderungen nach 5 subjektiven Graden; die Wandfibrose der Piavenen und intramedullären Gefäße nach 4 Schweregraden beurteilt.

—, Elasticahypertrophie und/oder Adventitiafibrose; 14 % mittelschwere Veränderungen mit leichter Stenose (Abb. 37 a) und nur je 2 Fälle eine Obliteration durch Subintimawucherung bzw. mit Rekanalisation (Abb. 37 b) oder echte Atherome mit Cholesterin- bzw. Schaumzellgranulomen (Abb. 37 c). Für das Gesamtkollektiv ergibt sich eine mittlere Häufigkeit von *1,77 % mittelschwerer Atheromatose* sowie *je 0,2 % schwerer stenosierender Atheromatose bzw. Atherombildung an extramedullären Spinalarterien.* Dem entsprechen

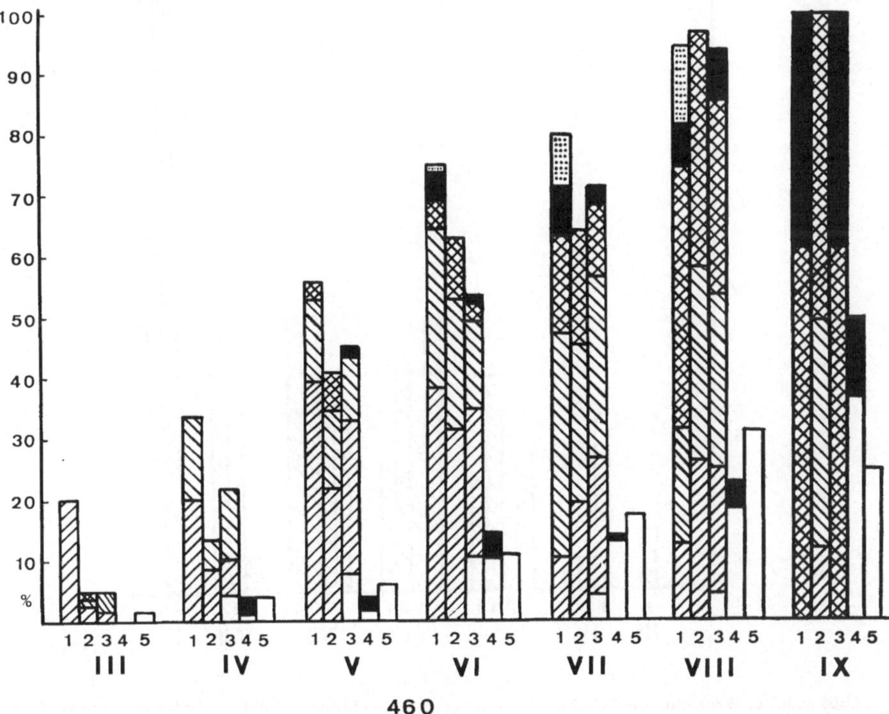

Abb. 38 a. Prozentuelle Häufigkeit peripherer und zentraler Arteriosklerose bei 460 Fällen des Gesamtkollektivs. 1 Aortensklerose; 2 Coronarsklerose; 3 Hirnbasisarteriensklerose; 4 Cerebrovaskuläre Ausfälle, ▭ Encephalomalacie, ▮ Massenblutung; 5 Hochdruckkrankheit. ////// leichte, \\\ mittlere, XX schwere, ▮ schwerste Veränderungen. :::: Aortenthrombose bzw. -ulceration. Dekade in römischen Ziffern.

Frequenzen von 3,3 % bzw. je 0,4 % für die Altersgruppen über 41 Jahren, was mit Befunden von MANNEN (1963) übereinstimmt. Abhängigkeit vom Lebensalter sowie Beziehungen zur Sklerose anderer Gefäßprovinzen waren nicht verifizierbar. Die faktische Vergleichbarkeit dieser Befunde an einem neuropathologischen Material mit einem unausgelesenen Sektionsgut ergibt sich etwa aus der Häufigkeit der Hirnbasisarteriensklerose, die im eigenen Kollektiv 39,7 % gegenüber 39,44 % in dem von ZSCHOCH (1966) statistisch ausgewerteten Sektionsgut von über 13.000 Fällen beträgt. Auch die mittlere

Häufigkeit der peripheren Arteriosklerose in unserem Material entspricht ungefähr den bekannten Durchschnittswerten.

Interessante Ergebnisse zeigt aber der Vergleich einer Gruppe von 74 Fällen von „progressiver vasozirkulatorischer Myelopathie des höheren Lebensalters" bei schwerer Allgemein- und Aortensklerose (80 %), Cerebralsklerose (75 %) mit Encephalomalacien (23 %) und Hochdruckkrankheit (40 %) gegen-

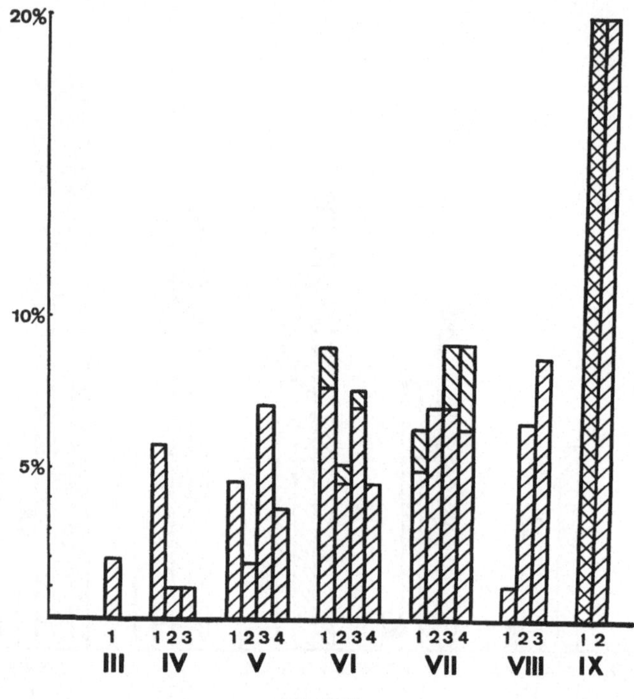

Abb. 38 b.

Abb. 38 b, c. Prozentuelle Häufigkeit spinaler extramedullärer Gefäßveränderungen aus dem arteriosklerotischen Formenkreis. b) Mittelwerte bei 926 Fällen (Alter 0—89 a) ohne kreislaufbedingte Rückenmarksschäden (unausgelesenes Material). c) Mittelwerte bei 74 Fällen verifizierter senil-arteriosklerotischer Myelopathie (akute und progressive Verläufe). 1 Subintimafibrose bzw. Intimakollagenisierung; 2 Elasticahypertrophie; 3 Adventitiafibrose; 4 kombinierte Wandläsionen; 5 Atherombildung.
//// leichte, \\\ mittlere, ✕✕ schwere Veränderungen.

über dem Restmaterial (385 Fälle) ohne atherosklerotisch-senile Spinalausfälle (Abb. 38 b, c). Der Vergleich der Häufigkeit extraspinaler und spinaler Arteriosklerose beider Gruppen erfolgte mittels der Chi-Quadratmethode. Für die Myelopathiegruppe ergab sich geringes, aber nicht signifikantes Überwiegen der Aortensklerose und der Frequenz cerebrovaskulärer Läsionen (P 0,1—0,2), aber echtes Überwiegen der Coronar- und Hirnbasisarteriensklerose (P > 0,005) sowie morphologischer Hochdruckzeichen (P > 0,05). Bei gleicher Frequenz einfacher Subintimafibrose bestand bei sklerotischen Myelopathien fast doppelte Häufigkeit von Elasticahypertrophie, fünffache Frequenz von Adventitiafibrose sowie zehnfache Häufigkeit mittelschwerer bis schwerer atheromatöser Veränderungen der extramedullären Gefäße gegenüber dem Mittel des übrigen Kollektivs. Damit ergibt sich ein signifikantes Überwiegen der spinalen Arteriosklerose bei zirkulatorischer Myelopathie des höheren

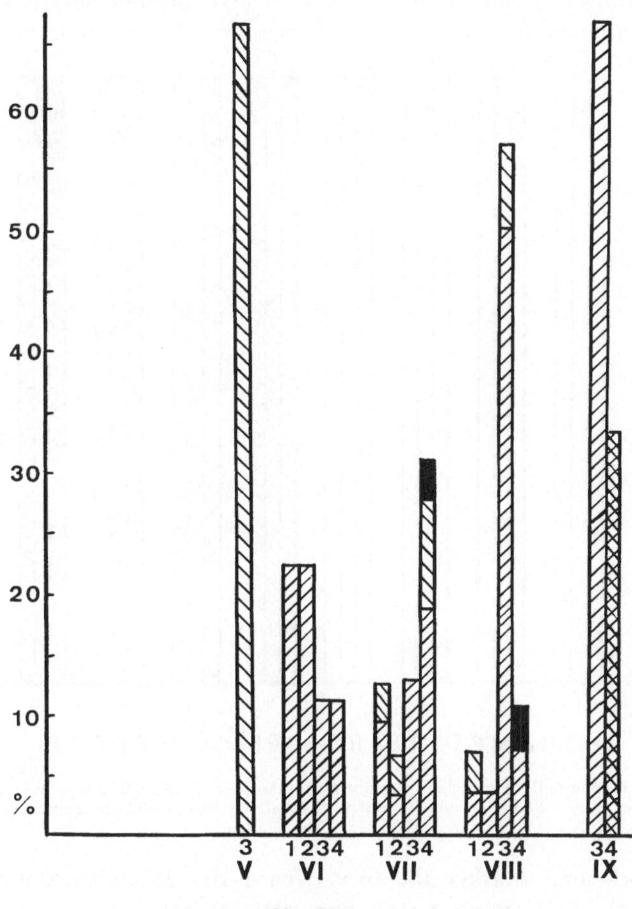

Abb. 38 c.

Lebensalters gegenüber gleichen Altersgruppen ohne Spinalausfälle. Zudem erscheint die arteriosklerotisch-senile Myelopathie positiv zur Hypertonie sowie zur Allgemein- und Cerebralsklerose korreliert.

Diese Befunde bestätigen die *Seltenheit höhergradiger Atherosklerose der Rückenmarksgefäße* gegenüber anderen Provinzen, sprechen aber für ihre Bedeutung als *akzessorischer Faktor für die Genese spinaler Durchblutungsstörungen* bei Allgemeinsklerose und Hypertonie. Lokale Abhängigkeit der

Gewebsläsionen zu den Wandveränderungen der Spinalgefäße bestehen jedoch kaum (MANNEN 1963, JELLINGER u. NEUMAYER 1966), was für den *Hauptsitz der Störung im extraspinalen Gefäßsystem* spricht.

Die Wandveränderungen an den Piavenen, Wurzelästchen, Sulcusgefäßen und intramedullären Zweigen lassen sich mit SEITELBERGER (1954), ARENDT u. BACHMANN (1966) u. a. als extra- und intramedulläre *Gefäßfibrose* charakterisieren. Sie stimmt formal mit den Veränderungen der kleinen

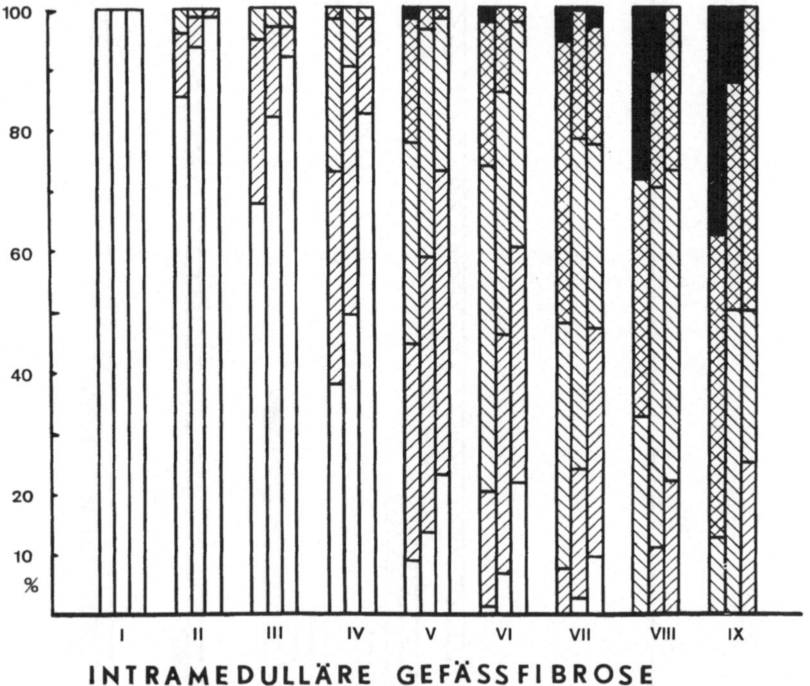

Abb. 38 d. Prozentuelle Häufigkeit der intramedullären Spinalgefäßfibrose bei 1000 unausgelesenen Fällen. Die 3 Säulenabschnitte entsprechen Hals-, Brust- und Lendenmark. Schweregrade vgl. Abb. 38 a, b.

Meningeal- und Markgefäße bzw. Venen des alternden Gehirns überein (KLISSUROW 1930, SCHOLZ u. NIETO 1938, MEESSEN u. STOCHDORPH 1957, BAKER et al. 1959, DAMBSKA 1963 u. a.) und ist von seniler „drusiger" Angiopathie (SCHOLZ 1939, SCHLOTE 1965) und echter Hyalinose als Hochdruckangiopathie (SCHOLZ 1939, ANDERS u. EICKE 1940) gut abgrenzbar. Erstere konnten wir an Spinalgefäßen niemals, letztere nur selten an Piaästen nachweisen, wo sie aber eher als hyalin umgewandelte Wandkollagenose imponiert (Abb. 39 a). Die extramedulläre Gefäßfibrose betrifft vorwiegend die Adventitia, kann aber zu Stenose und Obliteration führen (Abb. 39 b); an Sulcusgefäßen und intramedullären Zweigen bewirkt sie kompletten Wand-

umbau bei intakter Intima bis zur Stenose und Obliteration (Abb. 39 c, d).
Die Fibrose extramedullärer Venen betrifft das Dorsalsystem stärker als die

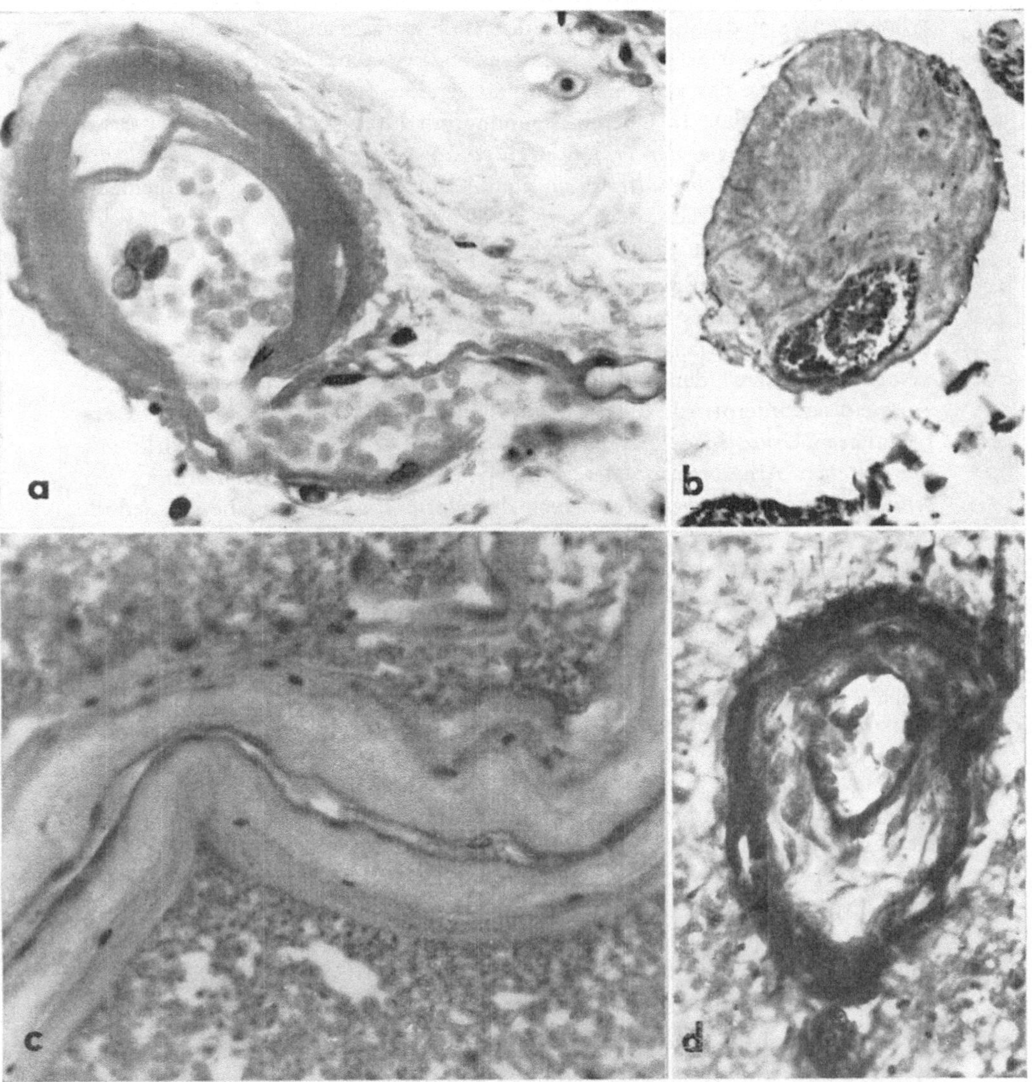

Abb. 39. a) Hyalinose einer lateralen Piavene in L 1 bei 80jährigem Sklerotiker mit ausgedehnten grisealen Rarefikationsnekrosen (NI 145/64), H. E. 560mal. b) AH 25/64. Schwere stenosierende Wandfibrose einer dorsalen Piavene im Brustmark bei 61jährigem Mann mit progressiver zirkulatorischer Myelopathie. Gieson-Elast. 160mal. c) NI 156/59. Schwere obliterierende intramedulläre Gefäßfibrose der Fissura post. bei 76jährigem Sclerotica mit subakuter zirkulatorischer Myelopathie. H. E. 350mal. d) NI 113/64. Schwere intramedulläre (adventitielle) Gefäßfibrose im Hinterseitenstrang in C 8 bei 81jährigem Sklerotiker mit atypischer zirkulatorischer Myelopathie. Gieson-Elastica 560mal.

Ventralvenen. Sie nimmt von cervikal nach lumbosakral an Intensität zu, während wir entgegen MAGLIULIO (1928), LANZA (1938) u. a. häufig umgekehrtes Verhalten der intramedullären Gefäßfibrose mit Prädominanz im Halsmark erhoben (Abb. 38 d). Sie bevorzugen dorsale Fissuräste und Zweige des Hinterstrangs bei geringer grisealer Gefäßaffektion. Die spinale Gefäßfibrose betrifft das arterielle wie das venöse System und erreicht durchweg höhere Grade als an den Hirngefäßen. In Übereinstimmung mit NUNES VICENTE (1964) sahen wir enge *Beziehungen der Häufigkeit und Schwere der spinalen Gefäßfibrose zum ansteigenden Lebensalter* ohne signifikante Abhängigkeit von Allgemeinsklerose und Hochdruck, doch war sie bei arteriosklerotisch-senilen Myelopathien meist deutlich stärker ausgeprägt.

Die „senile" Gefäßfibrose bedingt neben genereller und lokaler Erhöhung des Gefäßwiderstandes mit Reduktion der Blutströmung — analog der cerebralen Strömungsverlangsamung bei Senilen (LASSEN et al. 1963 u. a.) — eine „Anpassungsstarre" des spinalen Gefäßsystems gegenüber hämodynamischen Ausgleichserfordernissen, die sich bei Reduktion der Blutzufuhr aus extramedullären Ursachen deletär auswirken kann. Die Gefäßfibrose bewirkt mit der seltenen Atheromatose der Spinalgefäße eine *erhöhte Gefährdung des senilen Rückenmarks bei allgemeiner Zirkulationsinsuffizienz*, die sich jedoch nur in diskreten morphologischen Läsionen manifestieren kann.

Ob die intramedulläre Gefäßfibrose allein zur Genese „vasozirkulatorischer" Rückenmarksveränderungen ausreicht (KUTTNER 1928, KESCHNER u. DAVISON 1933, SELBACH 1939, HEINLEIN u. SELBACH 1940) muß nach eigenen Erfahrungen bezweifelt werden, da solche mit pseudosystematischen Strangaffektionen einhergehende, klinisch als Syndrom der spastischen Spinalparalyse imponierende Bilder nicht immer von Residuen kombinierter Strangerkrankungen abgrenzbar sind (SCHOLZ 1940, ERBSLÖH 1958 b) und eine Malnutritionskomponente bei senilen Myelopathien diskutiert wird (GRAUX et al. 1962, 1966; NEUMAYER 1955).

β) *Kompression von Spinalarterien* und ihren Zuflüssen kann zu umschriebenen Ausfällen im abhängigen Gebiet und damit zu typischen spinalen Gefäßsyndromen führen (SPILLER 1909, ALAJOUANINE et al. 1938, MAIR u. DRUCKMANN 1953, GARCIN et al. 1959/62, NEU 1958/61, BECK 1952, CARROT et al. 1959, COSSA et al. 1962). Häufig beschränkt sie sich nicht nur auf Arterien, sondern kann auch zu venösen Abflußstörungen, etwa im Rahmen von Wirbelprozessen, führen (BODECHTEL 1930, ERBSLÖH 1958 a, HÖÖK et al. 1960, PECKER u. STABERT 1959, SEITZ 1964, DASTUR et al. 1965 u. a.).

γ) *Vasomotorische Faktoren* sind in ihrer Wirkung auf die spinale Hämodynamik nach experimentellen Befunden und humanpathologischer Erfahrung umstritten, doch erscheinen sie im allgemeinen für die Genese spinaler Durchblutungsstörungen von untergeordneter Bedeutung.

Bereits VULPIAN (1875) lehnte eine pathogenetische Rolle spinaler Vasomotorik ab, doch wurde eine solche aus klinischer Sicht immer wieder vermutet (BARRE et al. 1930). Vasomotorische Faktoren wurden zur Erklärung spinaler Nekrosen bei Gravidität (BARRE u. D'ANDRADE 1938, ULLMANN 1938), nach i. v. Astmolysininjektion

(KNORRE 1961) sowie bei und nach Rückenmarkstraumen herangezogen (KLAUE 1948, STAFFELDT 1963 u. a.). Sie wurden auch als Ursachen spinaler Angiographieschäden diskutiert (HOL u. SKJERVEN 1954), doch konnten diese experimentell vorzugsweise auf vasotoxische und schrankenstörende Faktoren zurückgeführt werden (MARGOLIS et al. 1956—59, TARAZI et al. 1957, TINDALL et al. 1958, KILLEN u. FOSTER 1960, GOTT-LOB 1956, 1964 u. a.). Dagegen nehmen HUGHES u. BROWNELL (1965 b) eine toxische Myelitis infolge direkter neurotoxischer Wirkung des Kontrastmittels an.

ad c) *Kombination zirkulatorisch-vasaler Faktoren.*

Ähnlich wie am Gehirn führt eine Reduktion der Rückenmarksdurch-blutung im Rahmen allgemeiner Zirkulationsinsuffizienz zu manifesten Gewebsausfällen, vor allem bei vorgeschädigtem Allgemein- und/oder Spinal-gefäßsystem sowie Einwirkung akzidenteller Faktoren. Das beweisen verifi-zierte Beobachtungen „hämodynamisch" bedingter Myelonekrosen ohne organische Zuflußausschaltung, etwa bei Kollapszuständen (ZÜLCH 1954, ULLMANN 1938, GARCIN et al. 1962 — Fall 8 bzw. GRUNER u. LAPRESLE 1962 — Fall 11), Herzstillstand (ZÜLCH 1962), Myokardinfarkt (MADOW u. ALPERS 1949, ZÜLCH 1962, BODECHTEL u. MITTELBACH 1964) oder kardialer De-kompensation (ZÜLCH 1962, JELLINGER 1962 b, 1964 a, LAZORTHES 1963).

Ähnliche Konstellationen sind für die Genese akuter Spinalsyndrome bei Aorten-sklerose ohne nachweisbaren Gefäßverschluß (ALAJOUANINE et al. 1938, WINKELMANN u. ECKEL 1932, GARCIN et al., GRUNER u. LAPRESLE 1962) sowie bei Aortenaffektio-nen, insbesondere Aneurysmenrupturen mit schweren Kollapszuständen (McCUNE 1956; HOGAN u. ROMANUL 1966 u. a.) bzw. Aortensklerose und Wirbelaffektionen, wie Spondylose und Diskopathien (GROSSIORD et al. 1959, GARCIN et al. 1959, 1962, ZÜLCH 1962, GIRARD et LOIRE 1964) sowie chronischer Durchblutungsstörungen als Ursache klinischer Syndrome nach Art der myatrophischen Lateralsklerose anzunehmen (KAHN 1947, GISPERT-CRUZ 1950, BARRE 1953, SKINHOJ 1954, BOUDOURESQUES et al. 1959, STORTEBECKER 1960, ʹFACON u. CONSTANTINESCO 1962, BONDOUELLE et al. 1962).

Als Prototyp spinaler Zirkulationsinsuffizienz infolge Kombination patho-gener Faktoren können jene chronisch-progressiven Spinalsyndrome des höhe-ren Lebensalters gelten, die seit langem als „Gangstörungen der Greise" (MALAISE 1910) oder „senile Paraplegie" (LEYDEN 1892, LEJONNE u. LHERMITTE 1905, LHERMITTE 1907) bzw. „spastische Paraparese der Sklerotiker" (REVER-CHON 1902, PIC u. BONNAMOUR 1903) bekannt sind und in letzter Zeit zu-nehmende Beachtung fanden (GARCIN u. GRUNER 1953, NEUMAYER 1955). Diese klinisch durch das Syndrom der nukleären Amyotrophie („pseudo-myatrophische Lateralsklerose"), seltener durch spastische Spinalparalyse oder inkomplette Querschnittssyndrome gekennzeichneten Formen (klinische Über-sicht bei NEUMAYER 1965, 1966 b) stellten wir zunächst in Anlehnung an GRUNER u. LAPRESLE (1962) als *„arteriosklerotisch-senile Myelopathien"* her-aus (JELLINGER 1962 b). Mit NEUMAYER (1965) wurden sie schließlich unter dem Begriff *„progressive vaskuläre (vasozirkulatorische) Myelopathie des höheren Lebensalters"* als syndromatische Einheit von anderen Spinalprozessen des Seniums abgegrenzt (JELLINGER u. NEUMAYER 1966). Ihrem morphologi-

schen Substrat mit schweren Vorderhornschäden bis zystischen „Rarefikationsnekrosen", selten auch zentralmedullären Nekrosen (Abb. 44), liegt eine chronische spinale Mangeldurchblutung infolge Zustromdrosselung durch Atherosklerose der aortomedullären Zuflüsse, Zunahme des spinalen Strom-
widerstandes und Störungen des Allgemeinkreislaufes (Hochdruckkrankheit,
Herzdekompensation, Kollaps) neben venösen Abflußstörungen durch Gefäßfibrose und Spondylose zugrunde. Damit übersteigen die Läsionen meist weit
das Ausmaß einfacher „seniler" Rückenmarksveränderungen (SANDER 1900,
HAMILTON 1910, STERN 1936, NAKA 1907, BAILEY 1953, MORRISON et al.
1959 u. a.).

C. Topische Schädigungsmuster

Aus den anatomischen und pathophysiologischen Gegebenheiten der
Rückenmarkszirkulation lassen sich für bestimmte Arten spinaler Durchblutungsstörungen prinzipielle Läsionsorte und Ausbreitungsmuster der
Gewebsschäden ableiten (CORBIN 1960/61; ZÜLCH 1962; LAZORTHES 1963;
JELLINGER 1964 a). Eine solche *regionale Kreislaufpathologie des Rückenmarks*
muß sich wegen der funktionell-anatomischen Variationsbreiten und Überschneidung pathogener Faktoren bzw. ihrer verschiedenartigen Angriffsorte
auf eine weitgehend schematische Gliederung beschränken (Abb. 40).

1. Spinale Zirkulationsinsuffizienz

Bei globaler Reduktion der Blutzufuhr im Spinalgefäßsystem sind im allgemeinen nicht alle Stromgebiete des Rückenmarks gleichmäßig betroffen, sondern bestimmte Areale von der Gefahr der Mangeldurchblutung zuerst und
bevorzugt ergriffen. Bei kardial bedingter Strömungsverlangsamung und
Druckabfall kommt es in diesen Gebieten zu einer Reduktion der Nährstoff-
zufuhr, die bei Überschreitung bestimmter Grenzen sowie bei pathologischen
Wandläsionen der Spinalgefäße nicht durch kompensatorische Reaktion anderer Abschnitte ausgeglichen werden können und daher zum kritischen Zusammenbruch der Versorgung in diesen „prekären" Zonen führen. Ähnlich
wie am Gehirn entsprechen sie den Nahtstellen der Hauptstromgebiete, die
als „funktionelle Endstromgebiete" gelten können. Anderseits bedingt der
regional unterschiedliche O_2-Bedarf des Gewebes eine bevorzugte Gefährdung
der Zonen größten Energieverbrauchs, vor allem bei Versagen kollateraler
Ausgleichsmechanismen aus anderen, weniger bedürftigen Regionen.

Die „kritischen" Zonen der Spinalversorgung unter Bedingungen allgemeiner Minderdurchblutung liegen vorzüglich an den „Grenzen" der beiden
Hauptquellgebiete. Sie betreffen prädilektiv die orale Thorakalregion etwa
bis D 3 (JELLINGER 1962 b/64 a), können aber auch weiter kaudal sich über ein
oder mehrere Segmente erstrecken, woraus konische zentromedulläre Nekrosen
resultieren können. Solche werden mitunter auch bei Extremformen reiner

Anoxie, etwa nach intrauteriner CO-Intoxikation, beobachtet (COLMANT u. WEVER 1963). Der von ZÜLCH (1954, 1962) hervorgehobene metamere Ausfall von D 4 bzw. D 4/5 erscheint selten (ZÜLCH u. BEHREND 1961, BARTSCH 1960, KNORRE 1961, GARCIN et al. 1962 — Fall 9). Diese bzw. Läsionen des „mittleren" Brustmarkes (MADOW u. ALPERS 1949, GARCIN et al. 1961 — Fall 8 bzw. GRUNER u. LAPRESLE 1962, F. 13, FIESCHI u. DE CAROLIS 1962) glauben

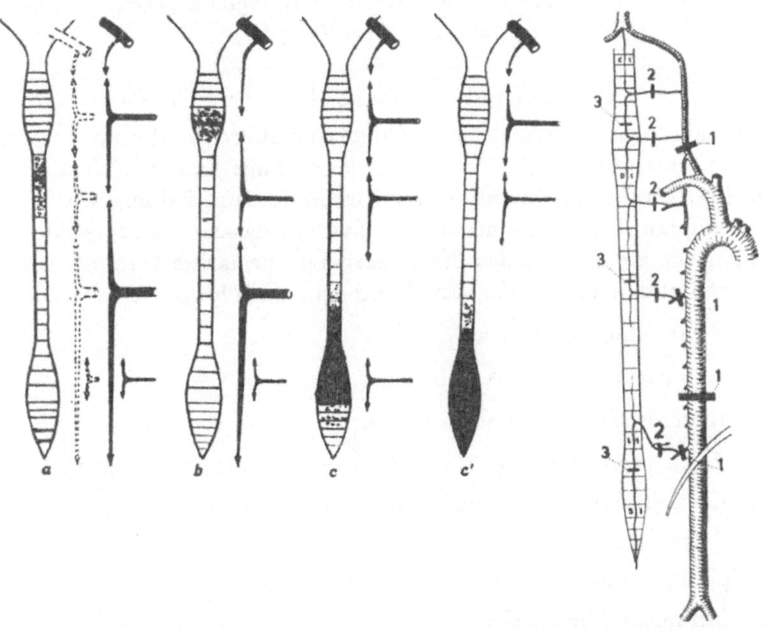

Abb. 40. Links: Schematische Darstellung der Prädilektionstopik ischämischer Rückenmarksläsionen (modif. nach *Corbin*). a) „Grenzzonenausfall" im oralen Brustmark bei allgemeiner Minderdurchblutung. b) Ischämie der Halsanschwellung. c, c') Ausfall der A. radicularis magna mit und ohne akzessorische Lumbaläste. Rechts: Schema des Ausfalles der großen Zuflüsse des Rückenmarks (nach *Lazorthes* et al. 1962). 1 Ausfall der großen aortomedullären Zuflüsse, 2 Ausfall der Wurzeläste, 3 Ausfall der A. spin. anterior.

wir nach den obigen Erörterungen über die Topik der hämodynamischen Grenzzonen durch ihre variable Ausdehnung infolge individueller Schwankung der zuflußfreien Zone zwischen den Hauptstromgebieten erklären zu können. Daneben könnte es sich auch um „innere" Grenzzonenausfälle im aortalen Stromgebiet bei großer Distanz der Seitenzuflüsse handeln. Über die anatomischen Versorgungsgrundlagen dieser Fälle liegen aber keine Angaben vor.

Der seltene isolierte Befall des Segments D 4/5 wurde von KALM (1953), CORBIN (1961), GRUNER u. LAPRESLE (1962), JELLINGER u. NEUMAYER (1962/66) u. a. betont. Im eigenen Material von rund 75 akuten bis chronischen Myelopathien zirkulatorischer Genese konnten wir eine metamere Schädigung in D 4/5 nur bei 5 Fällen vom extrem „paucisegmentalen" Versorgungstyp mit „zuflußfreien" Zonen in C8 — D6 bzw. C7 — D10 beobachten. Dagegen fanden sich in etwa einem Drittel der Fälle Läsionen im cerviko-thorakalen Übergangsbereich (C8/D1 — D2/3) als hämodynamischer „Grenzzone" des relativ plurisegmentalen Typs, was mit den Erfahrungen von MANNEN (1963) übereinstimmt.

Anderseits erweisen sich die ausgezeichnet vaskularisierten, aber bevorzugt O_2-bedürftigen Anschwellungen als Prädilektionsorte spinaler Mangeldurchblutung (KALM 1953, CORBIN 1960/61, GRUNER u. LAPRESLE 1962, JELLINGER 1962, 1964 a, FAZIO et al. 1965, WOLF 1966 u. a.).

Im *Querschnitt* liegen die „kritischen" und zugleich gegenüber O_2-Mangel vulnerabelsten Gebiete im zentralen Grau (s. S. 95).

2. Ausfall arterieller Zuflüsse

Der anatomische Ausfall eines Zuflußastes führt im allgemeinen zur Nekrose in einem umschriebenen Gebiet, dessen Lage und Ausdehnung aber je nach Sitz, Dauer und Intensität der Zirkulationsausschaltung variiert. Nach dem Bauplan des aorto-medullären Systems lassen sich folgende *Unterbrechungspunkte der spinalen Blutversorgung* schematisch herausstellen, wobei auf die Möglichkeit lokaler Läsionsüberschneidungen hingewiesen werden muß:

a) Brust- und Bauchaorta,

b) A. vertebralis bzw. A. subclavia,

c) Intercostal- und Lumbalarterien,

d) Aa. nervomedullares (Wurzeläste) — A. radicularis magna,

e) Längsarterien — A. spinalis anterior et posterior

f) Sulcusarterien,

g) perimedulläre Äste der „Vasocorona" sowie

h) intramedulläre Zweige.

Grundsätzlich kann der Ausfall großer vorgeschalteter Zuflüsse zwischen Aorta und Wurzelarterien über mehrere bis viele Segmente reichende komplette oder partielle Querschnittsnekrosen; Ausfall extramedullärer Längsäste mehrsegmentale Läsionen inkompletter Querschnittsausbreitung bzw. zentraler Prädilektion und Ausfall der Sulcusarterien eine segmentale Zentralnekrose erzeugen, während sich die Ausfallsfolgen perimedullärer Äste auf die Randzone beschränken. Bei Affektion mehrerer Zuflußabschnitte resultiert ein komplexes Läsionsmuster.

ad a) *Ausfall der Aorta.*

Die Spinalschäden betreffen nur ausnahmsweise das Halsmark — bei Aneurysma dissecans des Aortenbogens (GRUNER u. LAPRESLE 1962 — Fall 10) —, sondern gehen meist mit thorakolumbalen Myelonekrosen einher, was WOLF (1960) veranlaßte, ein „medulläres Aortensyndrom" oder „Syndrom der mittleren und unteren Wurzelarterien" dem klassischen Syndrom der A. spinalis ant. gegenüberzustellen. Medulläre Läsionen resultieren vorwiegend bei Ausfall der Brustaorta (Levy u. Strauss 1942, Lam u. Aram 1951, Eiseman u. Summers 1955) und der Bauchaorta oral des Abganges der Nierenarterien (Adams u. van Geertruyden 1956, Rudar et al. 1962, Heberer et al. 1966), während infrarenale Ausschaltung nur ausnahmsweise bei tiefer Position der A. rad. magna zu Spinalsyndromen führt (McCune 1956,

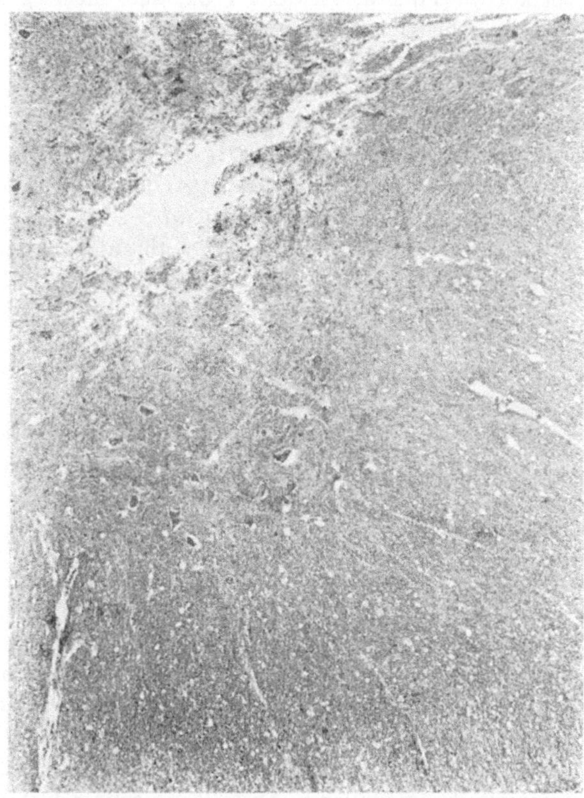

Abb. 41. NI 42 63. Minimuminfarkt im zentralen (intermediären) Spinalgrau L 2/3 rechts nach infrarenaler Aortenklemmung (Klemmzeit 60 Minuten) bei sklerotischer Verschlußkrankheit. Akutes lumbales Querschnittsyndrom. Zutritt der A. rad. magna bei L 2 rechts. H. E. 40mal.

Roberte et al. 1959, Hara u. Lipin 1960, Gruner u. Lapresle 1962 — Fall 15; Jellinger et al. 1964; Hogan u. Romanul 1966).

Das steht im Einklang mit klinischen Erfahrungen, daß Bifurkationsthrombosen (Lueth 1940) und tiefe Aortenklemmung (Szilagyi et al. 1955) keine neurologischen Ausfälle bedingen bzw. Aortenembolien nur dann dadurch kompliziert sind, wenn sie bis zum Abgang der Nieren- und Mesenterialarterien reichen (Wolf 1960, Hiddema 1963, Alexander 1906, Hetzel 1965 — F. 8), während infrarenale Ausfälle eher ischämische Neuropathien der Beine erzeugen (Giroire et al. 1962). In 3 eigenen Fällen von infrarenalem Aortenaneurysma bzw. -thrombose entsprachen fehlende klinisch-morphologische Spinalausfälle einer Zutrittshöhe der A. rad. magna in bzw. oral von D 12.

Die Skala der spinalen Gewebsläsionen reicht von plurisegmentalen Infarkten mit Ausfall des Gesamtquerschnitts (SCHWARZ et al. 1950, BALLANTINE 1952, WOLF 1960, HUGHES 1964, GRUNER u. LAPRESLE 1962) evtl. einschließlich der Wirbelkörper (HILL u. VASQUEZ 1962) über mehrsegmentale inkomplette Quernekrosen meist mit Bevorzugung der grauen Substanz in toto (REITTER 1916, THOMPSON 1956, HOGAN u. ROMANUL 1966, KEPES 1965), selten der weißen Substanz (SCOTT u. SANCETTA 1949) oder das Gebiet der A. spin. ant. (WEISMAN u. ADAMS 1944) bzw. der A. spin. post. (GARCIN et al. 1962 — Fall 6; GRUNER u. LAPRESLE 1962 — Fall 14, 15) bis symmetrischen Ausfall des Vorderhorngrau (KALISCHER 1914; HUNT u. CORNWALL 1925; EKSTRÖM 1952; GRUNER u. LAPRESLE 1962; RUDAR et al. 1962; ZÜLCH 1962; JELLINGER u. NEUMAYER 1966). Sie kann sich auch auf „Minimalinfarkte" im zentralen Grau (BODECHTEL u. MITTELBACH 1964, GRUNER u. LAPRESLE 1962 — Fall 10; JELLINGER et al. 1964; Abb. 41) oder diskrete Vorderhornzellschäden (BEATTIE et al. 1953, LANGE-COSACK u. KÖHN 1962, HIDDEMA 1963) beschränken, während vereinzelt morphologische Ausfälle im Rückenmark völlig fehlen (SWAINE-LATHAM 1855/56; MOERSCH u. SAYRE 1950; LANGE-COSACK u. KÖHN 1962). In einem Fall von Aorten- und Iliacathrombose ohne klinische Ausfälle sahen wir kleine Fokalnarben im seitlichen Hinterstrang der Segmente L 1—3.

In der Längsausdehnung des Rückenmarks bewirken Ausfälle der Bauch- und unteren Brustaorta im allgemeinen Läsionen entsprechend dem Versorgungsgebiet der A. rad. magna, während Affektionen der Brustaorta durch Ausfall der Intercostaläste eine variable Läsionsausbreitung im mittleren und unteren Brustmark hervorrufen. Die Art der Aortenläsion (Thrombose, Embolie, Atheromatose, Klemmung, Ligatur, Isthmusstenose, Aneurysma dissecans — abgesehen von direkter Rückenmarkskompression [KRABBE 1936, DE LUCCIA et al. 1951, KYRATSOS 1956] —) ist von untergeordneter Bedeutung für die Topik und Schwere der medullären Ausfälle gegenüber Ort und Intensität der Ausschaltung der Aorta bzw. ihrer Seitenäste.

ad b) *Ausfall der A. subclavia - vertebralis*
Isolierte Ausschaltung der *A. subclavia* führt kaum zu spinalen Läsionen, doch konnten wir einen klinischen Fall von progressivem unterem Halsmarksyndrom mit operativ verifizierter partieller Querschnittsnekrose nach traumatischer Subclaviathrombose ohne Vertebralisverschluß beobachten (BRENNER et al. 1965). Ein vergleichbarer Fall bei Subclavia-Vertebralis-Thrombose stammt von BOUDIN et al. (1959).
Ausfall der *A. vertebralis* führt — oft isoliert von Hirnstammläsionen — zu schweren ein- oder mehrsegmentalen Halsmarknekrosen, die halbseitig lokalisiert sein können (MORITZ et al. 1964) oder den gesamten Querschnitt

umfassen (Hughes 1965; Ederli et al. 1962). Zirkulationsbeeinträchtigung der A. vertebralis wird nicht nur bei cervikalen Hyperextensionstraumen (Schneider et al. 1954—59, Kuhlendahl 1964, Hughes 1965, Lewin 1965) und cervikaler Spondylose diskutiert (Sheehan et al. 1960, Maslowski 1960, Hardin et al. 1960), sondern ist auch für die Läsionstopik arteriosklerotisch-seniler Myelopathien von Bedeutung (Jellinger u. Neumayer 1966).

ad c) *Ausfall der Intercostal- und Lumbalarterien.*

Die Ausschaltung der *Intercostaläste* führt gleich jener der Brustaorta zu mehrsegmentalen totalen oder partiellen Querschnittsnekrosen im mittleren und unteren Dorsalmark. Das gilt nicht nur für Aneurysma dissecans, Aortenthrombosen und -embolie evtl. mit Thrombose der Segmentäste (Hirsch 1951), sondern auch bei Isthmusstenose und deren Resektion (Haberer 1903, Christian u. Noder 1954, Corbin 1963, Grossiord et al. 1959, Bodechtel u. Mittelbach 1964, Weenink u. Smilde 1964, Borst 1965), Thoraxeingriffen (Billings u. Robertson 1955, Rouques u. Passelecq 1957, König u. Aranow 1961) sowie Sympathektomie (Mosberg et al. 1954, Nathan 1956, Tyler u. Clarke 1958, Hughes u. McIntyre 1963). Auch hier können sich die Läsionen auf zentrale Vorderhornnekrosen in D 3—5 beschränken (Zülch 1962), während wir solche in D 5/6 nach Drahtung eines atheromatösen Aneurysmas der Brustaorta beobachten konnten. Auf die Bedeutung atheromatöser Plaques am Abgang der Intercostalarterien für die Genese medullärer Läsionen wies Sanz (1962) hin.

Ausfall der *Lumbaläste* bedingt im wesentlichen Läsionen im Versorgungsgebiet der A. radicularis magna (Winkelman u. Eckel 1932, Alajouanine u. Hornet 1938, Gruner u. Lapresle 1962, Bogorodinskij et al. 1962), worauf auch die spinalen Komplikationen nach abdominaler Aortographie bezogen werden (Sarteschi u. Giannini 1960, Weingarten 1962, Garcin et al. 1962; Lazorthes et al. 1962, Foex et al. 1964, Jellinger 1964 d).

ad d) *Ausfall der Wurzelarterien.*

Medulläre Läsionen resultieren nur bei Ausschaltung der größeren, an der Spinalversorgung beteiligten Wurzeläste, die zu mehrsegmentalen Nekrosen mit kompletter oder partieller Querschnittsbeteiligung unter Bevorzugung zentraler Anteile führen. Wegen ungenügender Kollateralfunktion der Längsanastomosen erstrecken sich die Läsionen meist bis zum Gebiet des benachbarten Zuflusses, wobei sie sich in der Grenzzone nach Art eines „Minimuminfarkts" auf das zentrale Grau beschränken und damit eine konische Längsausdehnung aufweisen können. Je nach dem Verzweigungstyp der Wurzelarterie können der Gesamtquerschnitt (Hughes 1965) bzw. das ventrale oder dorsale Gebiet betroffen sein (Thill 1923, Alajouanine et al. 1938, Lindenberg 1957, Neu 1958, Garcin et al. 1959—62, Hetzel 1960, Flament-Durant 1960).

Bei Ausfall der *A. radicularis magna* hängen die Spinalläsionen von der Höhe und Verzweigungsform der kaudalen Hauptversorgungsarterie ab. Sie erstrecken sich meist mehrsegmental über das gesamte Lumbosakralmark (Margulis 1930, Nunes Vicente 1964) evtl. unter Verschonung des unteren

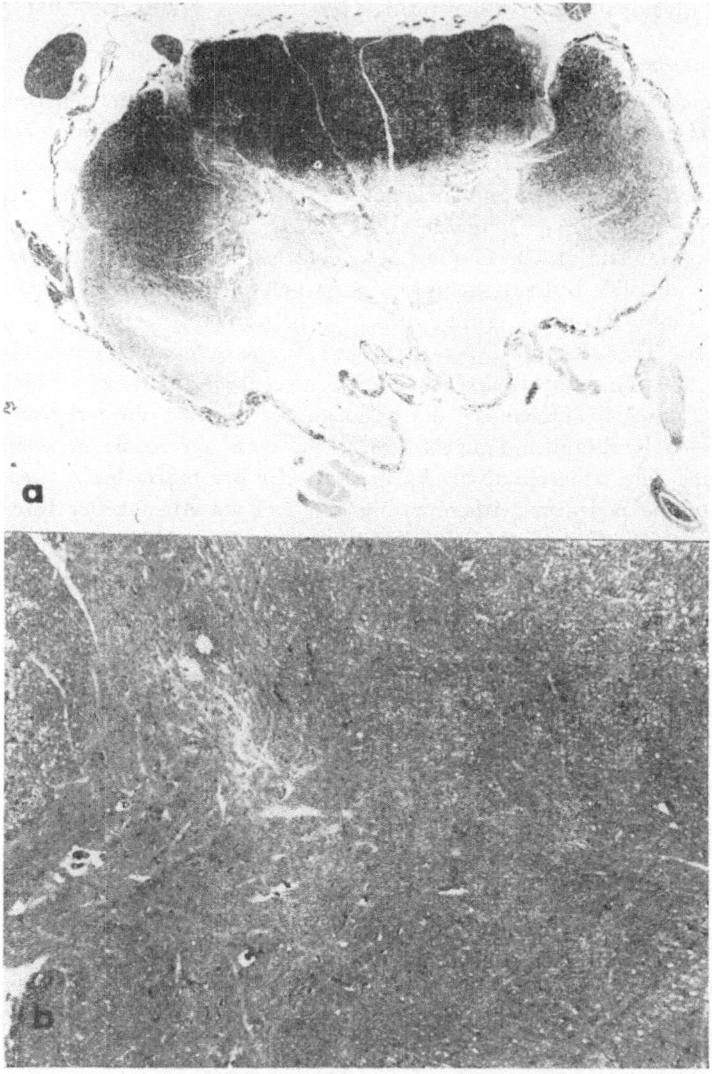

Abb. 42. NI 35/58. Ventrales Querschnittssyndrom bei Thrombose der A. spinalis ant. in C 6.7. a) Maximalinfarkt im zentralen und peripheren Versorgungsgebiet der A. spin. ant. in C 7. Vorderwurzeln entmarkt. Vorderwurzelarterie C 7 re intakt. Klüver-Barrera 8mal. b) Minimum-infarkt am oralen Ende der konischen Zentralnekrose im Intermediärgrau des Segments C 4. H. E. 22mal.

Conus-Cauda-Abschnittes (DHAENE 1958, GARCIN et al. 1959/62, GRUNER u. LAPRESLE 1962, FAZIO et al. 1965) und können das untere Brustmark bis D 6 erfassen (ALAJOUANINE u. HORNET 1938). Neben totalen Querschnittsnekrosen einschließlich der Randzone (MARGULIS 1930 — Fall 1, 7; NATHAN 1956, GARCIN et al. 1959—62, GRUNER u. LAPRESLE 1962 — Fall 12, 18, 19; COSSA et al. 1962, NUNES VICENTE 1964) finden sich ventrale Infarkte (STANILOWSKI 1905, SCHOTT 1915, ALAJOUANINE u. HORNET 1938, GARCIN et al. 1962, GRUNER u. LAPRESLE 1962) oder Ausfälle im Posteriorgebiet (GUIZZETTI 1902, GARCIN et al. 1962, GRUNER u. LAPRESLE 1962 — Fall 13—15, 17; PERIER et al. 1960) oder beschränken sich auf Vorderhornläsionen bzw. Schädigung des zentralen Grau (GARCIN et al. 1962, GRUNER u. LAPRESLE 1962 — Fall 2, 3; JELLINGER u. NEUMAYER 1966). Von klinischer Seite wurde mehrfach eine operativ oder durch Gasmyelographie verifizierte „Rückenmarksatrophie" im Thorako-lumbalabschnitt auf Durchblutungsstörungen im Gebiet der A. radicularis magna bezogen (LAZORTHES et al. 1958, RIEGROVA 1962, ROMAGNOLI u. TRABUCCHI 1962, ROTH u. HANAK 1965).

ad e) *Ausfall der Längsarterien.*

Die Ausschaltung der Längsanastomosenketten — A. spin. ant. et post. — führt zu inkompletten Querschnittsausfällen, die durch eine typische Symptomatik als eigentliche „*spinale Gefäßsyndrome*" gekennzeichnet sind, obwohl diese auch im Rahmen anderer Ausfallstypen manifest wird. Trotz vertikaler Überlappung der Versorgungsgebiete der Sulcus- und Fissuralarterien sowie deren kurzen Intersegmentalketten erstrecken sich die Läsionen im allgemeinen über mehrere Segmente. Die unterschiedliche Zutrittsdichte der Seitenäste bedingt Ausdehnungsdiskrepanzen zwischen dem Ventral- und Dorsalsystem, indem sich Ausfälle der A. spin. ant. über größere Längsabschnitte erstrecken, während jene der A. spin. post. sich meist auf ein bis zwei Segmente beschränken. Im Querschnitt kann die Nekrose als „Totalausfall" das gesamte Stromgebiet des Ventral- oder Dorsalsystems einschließlich der Randzone umfassen, mitunter auch auf das Nachbarterritorium, insbesondere die Hinter- und Pyramidenseitensträge, übergreifen (Abb. 42 a). Mit zunehmender Entfernung vom Verschlußort und Läsionsmaximum nimmt die Querschnittsausdehnung der Nekrose infolge ausreichender Kollateralversorgung der peripheren Randzone ab, um sich an der Grenze zum Versorgungsgebiet eines benachbarten Wurzelzuflusses nur noch als „Minimalinfarkt" auf das zentrale Grau zu beschränken (Abb. 42 b). Daraus ergibt sich für Läsionen im Bereich der A. spin. ant. nicht selten eine mehrsegmentale konische Längsausdehnung des Infarkts, die bei Ausfällen im Posteriorgebiet nur äußerst selten angetroffen werden (SCHOTT et al. 1959).

Ausfälle der *A. spinalis anterior* durch verschiedene ätiologisch gesicherte oder ungeklärte Faktoren (Lit. b. HENNEAUX 1960, JELLINGER 1964 a, HETZEL 1965) betreffen das Rückenmark in verschiedenen Höhen, wie zahlreiche morphologisch verifizierte Beobachtungen zeigen: Die Affektion im *obersten Halsmark* kann auf die kaudale Oblongata mit Läsion der Pyramiden, medialen Lemnisci, des Fasc. long. med. sowie ventraler Olivenanteile übergreifen (SPILLER 1908, MARGARETTEN 1930 — Fall 4; DAVISON 1937, 1944). Häufig betroffen sind *mittleres/unteres Halsmark* (GRINKER u. GUY 1927, VAN GEHUCHTEN 1927, BECK 1952, HENNEAUX 1956/60, KRAMER 1959, HÜBNER 1959 bzw. BAHLMANN u. OSSENKOPP 1963; DHAENE 1961 bzw. NUNES VICENTE 1964; DHAENE 1958 bzw. GRUNER u. LAPRESLE 1962 — Fall 10 bzw. GARCIN et al. — Fall 9; GRUNER u. LAPRESLE 1962 — Fall 7 bzw. GARCIN et al. 1962 — Fall 1; HETZEL 1965), wobei sich die Nekrose auf das Brustmark erstrecken bzw. in der *cerviko-dorsalen Übergangsregion* liegen kann (SPILLER 1909, ZEITLIN u. LICHTENSTEIN 1936, HOGAN 1942, KNÜTTGEN 1943, NEU 1958, HETZEL 1960, HENNEAUX 1960, LATERRE 1960, BAHLMANN u. HEMPEL 1962, HUGHES u. BROWNELL 1964). Eine eigene Beobachtung mit typischem cervikalem Spinalis-anterior-Syndrom infolge teilweise rekanalisierter Thrombose der A. spin. ant. bzw. A. sulci bot einen konischen Längsausfall von C 4—D 2/3 mit „Maximuminfarkt" in C 5—7/8 (Abb. 42 a) und griseozentralem „Minimuminfarkt" in C 4 (Abb. 42 b). Etwas seltener ist das *Brustmark* betroffen (CADWALADAR 1921, LINDENBERG 1957, HINRICHS 1928, BECKER 1958, WOLMAN 1965 u. a.), während die Läsionen im *Lumbalmark* durchweg dem Syndrom der A. rad. magna entsprechen (STANILOWSKI 1905, SCHOTT 1915, MARGULIS 1930 — Fall 1, 2, 7; VOGEL u. MAYER 1937; NATHAN 1956, GARSTKA 1957, GARCIN et al. 1959—62; GROSSIORD et al. 1959, NUNES VICENTE 1964; HUGHES 1966 u. a.). Solches sahen wir etwa bei Thrombose durch lokales Atherom (vgl. Abb. 37 c).

Der Ausfall der *A. spinalis posterior* bedingt ein umschriebenes Läsionsbild entsprechend dem dorsalen Versorgungsgebiet. Er betrifft das *Halsmark* (STONE u. ROBACK 1937; FROBOESE 1956; SCHNEIDER et al. 1958; SAMSON u. FORTHOMME 1962); mit Übergang zum Brustmark (GARCIN et al. 1962 — Fall 7), häufig das *mittlere/untere Brustmark* (WILLIAMSON 1895; HENNEBERG 1920, HINRICHS 1928, HOERNER 1935 bzw. ULLMANN 1938; ANTONI 1941 — Fall 2; SCHOTT et al. 1959; FEIGIN et al. 1965), ist aber nur selten im oralen Brustmark (HETZEL 1960) und lumbal lokalisiert, worauf bei Ausfällen der A. rad. magna bereits hingewiesen wurde.

ad f) *Ausfälle von Ästen der A. spinalis anterior.*

Isolierte Affektion der Sulcus- bzw. Sulcocommissuralarterien werden selten beobachtet und führen zu kleinen, ein- oder mehrsegmentalen ventrozentralen Nekrosen (BRISSAUD 1902 — C 8/D 1; HINRICHS 1928), während GARSTKA (1957) bei sklerotischer Thrombose der A. sulcocomm. eine Nekrose des mittleren und unteren Lumbalmarks beobachtete.

ad g) *Ausfall perimedullärer Äste.*

Affektionen der pialen Äste der „Vasocorona" bedingen mehr minder zirkulär ausgebreitete Randschädigung des Markes, die thorakale Abschnitte und im Querschnitt die Seiten- und Hinterseitenstränge, also die Grenzzone zwischen Ventral- und Dorsalgebiet, bevorzugt. Auf die Problematik der von „thorakaler Randentmarkung" (WECHSLER 1959, 1961, JELLINGER 1963 b) bis zu inkompletten Querschnittsnekrosen reichenden Randläsionen wird im letzten Abschnitt näher eingegangen.

ad h) *Ausfall intramedullärer Zweige.*

Mehr minder isolierte Ausschaltung kleiner intramedullärer Zweige ist vornehmlich durch embolische Prozesse bedingt, die zu variablen Herdnekrosen bis inkompletten Querschnittsläsionen führen. Darunter fallen Gasembolie bei Caissonkrankheit (HAYMAKER 1957; LANGLOIS und VEYRAT 1960) oder nach O_2-Insufflation (WIKLER et al. 1937; POLLTER 1955) oder korpuskuläre Embolien durch Cholesterinkristalle (PERIER et al. 1960, DEMANET et al. 1960), Teile eines Nucleus pulposus (NAIMAN et al. 1961, LATERRE 1962, FEIGIN et al. 1965, STOCHDORPH 1966), Deciduazellen (BORST 1965), während Blutembolien bei Endocarditis und kardialen Vitien als ungewöhnliche Komplikationen gelten (HARRINGTON 1925, ULLMMANN 1938 u. a.). Befall der intramedullären Zweige bei generalisierten Angiitiden ist selten (MÜLLER u. WECKEL 1964).

3. Venöse Abflußstörungen

Störungen der venösen Drainage können intra- und extramedullär sowie außerhalb des Wirbelkanals gelegen sein. Das venöse Spinalsystem ist durch seinen funktionell-anatomischen Aufbau im allgemeinen weniger anfällig gegenüber organischen Ausfällen als die arterielle Versorgung, doch wird die Bedeutung venöser Zirkulationsstörungen des Rückenmarks zweifellos unterschätzt. Topische Korrelationen sind infolge der geringen Zahl verifizierter Beobachtung schwierig zu erstellen. Grundsätzlich ergeben sich folgende Ausfallsmöglichkeiten:

a) Ausfall kleiner *intramedullärer Venen* führt zu kleinen, oft perivasal gebundenen herdförmigen Ödemnekrosen oder „lückenfeld"artigen Markläsionen mit oder ohne Blutungen.

In diesem Sinne möchten wir auch eine zunächst als Folge des Ausfalls von Sulcusarterienästen interpretierte inklompette Querschnittsläsion mit subakutem Verlauf im hohen Halsmark bei einem 46jährigem Mann auffassen, als dessen Ursache ein kleines zentrales Ependymon aufgedeckt werden konnte (JELLINGER 1964 a, HETZEL 1965 — Fall 3). Gestufte Serienschnittuntersuchungen der von C 1 — 3 reichenden zentralen und ventrolateralen, teils hämorrhagischen Nekrose ergaben keine für ein arterielles Versorgungsgebiet typische Ausbreitung der Nekrosen. Ferner ließen sich in der Nähe des Tumors komprimierte bzw. thrombosierte zentrale Venen bei durchgängigen Sulcusarterienästen nachweisen. Eine starke generelle Stauung der Radiärvenen bei ödembedingter Volumenvermehrung des oralen Halsmarkes spricht für eine gleichzeitige Drainagestörung im peripheren Territorium.

b) Ausfall hinterer *Sulcusvenen* ergibt größere fokale Ödemnekrosen und lückenfeldartige Ausfälle in den Hintersträngen (Abb. 43 b) (NEUMAYER 1966), während sich bei Ausfall größerer Radiärvenen verschieden lokalisierte periphere Partialnekrosen im Mark manifestieren (JELLINGER 1964 b).

c) Ausfälle im *perimedullären Venennetz* führen zu gleichartigen Läsionen oder peripheren streifen-, keil- oder herdförmigen Partialnekrosen mit lückenfeldartiger Gewebsdesintegration (Abb. 43 a) bis zu inkompletten Querschnittsfällen, die arterielle Läsionsmuster imitieren können (KULENKAMPFF u. MATHEIS 1960).

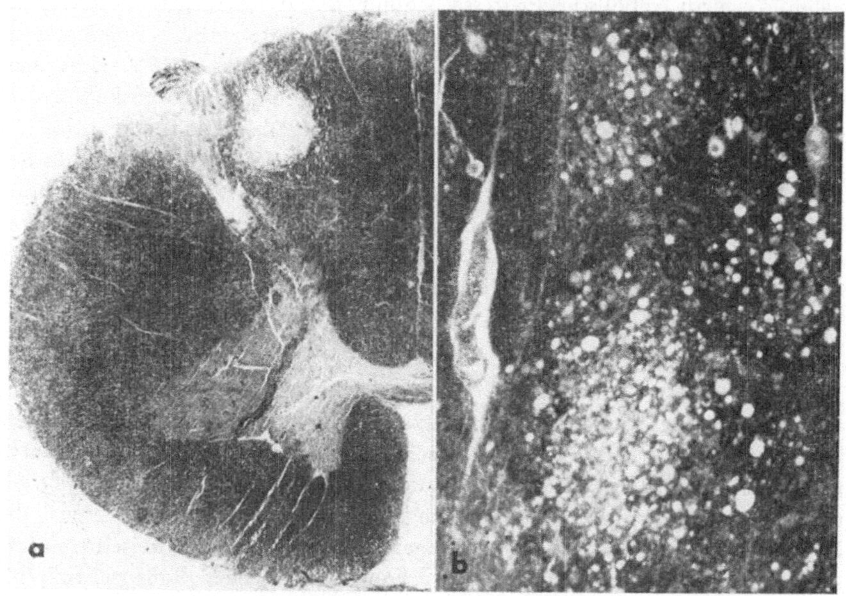

Abb. 43. NI 47/55. Spinale Thrombophlebitis mit akutem Querschnittssyndrom bei chron. Phlebitis migrans (Darmvenen). a) Halsanschwellung. Zystische Ödemnekrose im dorsolateralen Tr. Burdach bei Thrombose posterolateraler Venen. Spielmeyer 12mal. b) Mittleres Brustmark. Spongiöse Marködemnekrosen nach Art von „Lückenherden" im ventralen Hinterstrangsfeld bei Phlebothrombose der Vv. fissurae (linker Bildrand). Spielmeyer 48mal.

d) Bei Ausfall von *Wurzelvenen* sind partielle Querschnittsläsionen vom Typ der Ödem- oder hämorrhagischen Infarzierungsnekrose zu erwarten. (VOJIR 1960, NUNES VICENTE 1964; HETZEL 1965 — Fall 4).

e) Affektion der *Längsvenenketten* lassen gleichartige Läsionsmuster vermuten, werden aber im Rahmen akuter Prozesse am Menschen kaum angetroffen.

f) Eine Sonderform venöser Rückenmarksläsionen stellt die *„angiodysgenetische nekrotisierende Myelopathie"* (SCHOLZ u. MANUELIDIS 1951) oder FOIX-ALAJOUANINEsche Krankheit dar, bei der es im Rahmen extra- und intraspinaler Gefäßmißbildungen vorwiegend nach Art racemöser venöser Angiome und Phlebektasien zu ausgedehnten progressiven „plasmatischen Infiltrationsnekrosen" (Scholz u. Wechsler 1959) kommt. Diese schreiten meist von der Peripherie nach zentral fort, doch ist auch das zentrale Grau durch intraspinale Angiomatose betroffen, die schweren Wandumbau, vereinzelt mit Pseudokalkniederschlag aufweisen (Tyama 1931, Osterland 1960, Hetzel 1960, Wechsler 1964). Die fortschreitende Gewebsschädigung ist meist in den kaudalen Spinalabschnitten frühzeitig und bevorzugt ausgeprägt und zeigt eine orale Progressionstendenz (Wechsler 1964). Eigene Erfahrungen an 4 verifizierten Fällen, darunter einer Kombination mit Hydromyelie, bestätigen die topischen Beziehungen dieser „Mißbildungskrankheit" zum dysrhaphischen Symptomenkomplex (Bodechtel u. Erbslöh 1957, Hetzel 1960, Bredemann 1965).

4. *Vergleichend-experimentelle Untersuchungen* durch Ausschaltung spinaler Zuflüsse geben zwar gewisse Modelle für die spinale Läsionstopik, lassen sich aber nur mit größtem Vorbehalt auf Humanverhältnisse übertragen. Dabei sind nicht nur abweichende funktionell-anatomische und hämodynamische Bedingungen, sondern auch die bei vielen Species im Vergleich zum Menschen schwierige Erzielbarkeit kompletter Rückenmarksischämie zu berücksichtigen.

Ausfälle der *Aorta* bewirken mehrsegmentale komplette oder partielle Querschnittsnekrosen, die sich häufig auch auf das zentrale Vorderhorngrau beschränken können (Rexed 1938, Van Harreveld u. Schade 1962, Sarteschi u. Carta 1952 u. v. a.). Hinsichtlich der erforderlichen Klemmungshöhe bestehen starke speciesabhängige Unterschiede: während bei Kaninchen Klemmung der Bauchaorta oder Aa. iliacae zur Erzielung von Lumbalnekrosen genügt, ist bei Hund und Katze dafür suprarenale oder supradiaphragmale bzw. hohe thorakale Aortenausschaltung erforderlich (Sarteschi u. Giannini 1960, Murayama u. Smith 1965, Killen 1965).

Ausschaltung von *extramedullären* und Wurzelarterien ergeben inkonstante Ausfälle, wie negative Befunde nach Klemmung der die A. radicularis magna speisenden Lumbalarterien zeigen. Ausfälle sind oft nur durch Klemmung mehrerer Lumbaläste oder zusätzlicher Aortenausschaltung bei Katze und Hund erzielbar. (Reichert et al. 1934, Ullmann 1938, Paschold u. Wolf 1959). Nach Ligatur mehrerer Intercostalarterien am Affen konnte Nunes Vicente (1964) selbst bei Blutdruckabfall keine Spinalläsionen nachweisen.

Ähnliche Bedingungen gelten für die Unterbrechung einzelner *Wurzeläste*, durch welche Bradshaw (1958) an der Katze keine konstanten Ausfälle erzielen konnte, während Yoss (1950) am Affen durch Ligatur kaudaler Thorakaläste bzw. der Wurzelarterie L 2 lumbale Querschnittsnekrosen erzeugte.

Ausschaltung der *Längsarterien* ergeben inkonstante Befunde. Yoss (1950) erzielte am Affen durch Ligatur der A. spin. ant. et post. partielle Querschnittsnekrosen, während Tagaki (1928) sowie Nunes Vicente (1964) am Hund und Affen durch Ausschaltung der A. spinalis anterior keine adäquaten Läsionen ohne arterifizielle Begleitschäden reproduzierten.

Die experimentelle Spinalischämie erlaubt meist keine bindenden Rückschlüsse auf die Längsausbreitung kreislaufbedingter Rückenmarksläsionen am Menschen. Einzelne „klassische" medulläre Gefäßsyndrome der Humanpathologie sind vorläufig nicht einwandfrei reproduzierbar.

D. Formalgenetische Probleme

Die Verlaufspathologie kreislaufbedingter Rückenmarksveränderungen unterscheidet sich grundsätzlich nicht von jenen des Gehirns. Durch komplette Ischämie bzw. Anoxie verursachte Nekrosen durchlaufen mit Kolliquation und zystischer Organisation die von SPATZ (1939) für die Hirnerweichungen in klassischer Weise dargelegten Stadien und werden von Wallerscher Degeneration der abhängigen Fasersysteme gefolgt. Auch venöse Abflußstörungen bringen am Rückenmark analoge Läsionen wie am Gehirn mit sich.

Die Besonderheiten der Topik und Ausbreitung vasal-zirkulatorischer Spinalinfarkte wurden bereits erörtert. Die arteriellen Nekrosen entsprechen entweder dem Versorgungsgebiet der ausgeschalteten Zuflüsse oder beschränken sich auf deren Endausbreitungs- bzw. funktionelle Endstromgebiete. Ähnlich wie am Gehirn besteht zwar enge Abhängigkeit der ischämischen Läsion zur Lage bzw. Höhe des Zustromausfalles, indem das zunächst gelegene abhängige Areal nach Art eines Stumpfinfarktes der Totalnekrose anheimfällt. Mangels suffizienter Kollateralversorgung wird dabei meist das gesamte Versorgungsgebiet einschließlich der Randzone einbezogen. Das oberflächliche Gefäßnetz ermöglicht jedoch mit zunehmender Entfernung vom Störungszentrum eine ausreichende Kollateralversorgung der peripheren Querschnittsareale, die zu den beschriebenen topischen Eigenarten der Spinalinfarkte in verschiedenen Quer- und Längsschnitthöhen führt.

Bei relativer Minderdurchblutung macht sich die kritische Reduktion der O_2-Versorgung zunächst an bestimmten Zonen und Parenchymelementen bemerkbar, die durch unterschiedliche Blutverteilung im Versorgungssystem oder regional differenten Energiebedarf einer kritischen Reduktion der Gewebsatmung bevorzugt ausgesetzt sind. Bei akuter relativer Ischämie resultieren ähnlich wie im Gehirn nicht zur Erweichung führende unvollständige bis subtotale Nekrosen. Chronische relative Ischämie führt zu schleichenden Veränderungen, die oft ohne Nekrosen einhergehen, sondern in partiellem Parenchymschwund ohne nennenswerte gliöse Reaktion resultieren. Für die Topik dieser Läsionen gelten meist die gleichen Gesetzmäßigkeiten wie für die Totalischämiefolgen.

Obwohl für Störungen des arteriellen Zu- und venösen Abflusses am Rückenmark grundsätzlich gleiche formalgenetische Bedingungen wie im übrigen ZNS gelten dürften, treten spezielle spinale Läsionsformen hervor, die sich durch morphologische und topische Besonderheiten kennzeichnen und dadurch von den am Gehirn geläufigen Veränderungen formal abweichen. Das gilt in erster Linie für einen häufigen Typ akuter spinaler Gewebsschädigung in zentraler Lokalisation, der sich über größere Längsabschnitte erstrecken kann und dadurch als „zentrale stiftförmige Nekrose" imponiert.

Auch unter den Bedingungen chronischer Mangelversorgung, sei es nach Art chronischer relativer arterieller Ischämie (BÜCHNER 1961), sei es im Rahmen protrahierter Abflußstörungen, resultieren spinale Gewebsläsionen, deren formale Besonderheiten durch die Eigenart der Rückenmarksdurchblutung gegeben erscheinen. Sie betreffen das Rückenmarksgrau als *„zentrale Rarefikationsnekrosen"* oder sind im Mark als *„vasozirkulatorische Randschädigung"* ausgebildet.

Die morphologischen und formalgenetischen Besonderheiten dieser für das Rückenmark charakteristischen Läsionsformen, die von den üblichen Gewebsschäden des ZNS in mancher Hinsicht abweichen, sollen einer kurzen Diskussion unterzogen werden.

1. Zentrale stiftförmige Nekrosen

Bei der Erörterung der hämodynamischen Grenzzonen und ihrer Ausfälle wurde auf das Problem mehrsegmentaler zentromedullärer Nekrosen von stiftförmiger Konfiguration hingewiesen, die seit LEYDEN (1888) als „typische" Läsionsform am Rückenmark bekannt sind. Für die bei Spinalprozessen verschiedener Art, Topik und Genese auftretende Schädigung, die sich durch gewisse Uniformität der morphologischen Veränderung sowie weitgehende Lokalisationskonstanz im Querschnitt auszeichnet, steht eine verbindliche formalgenetische Interpretation bisher aus. Die auffallende Gleichförmigkeit der zentralen Spinalnekrosen führte zu der von ZÜLCH (1954) inaugurierten Annahme einer einheitlichen vasozirkulatorischen Genese. Aus der Lokalisation der Nekrose„stifte" wurden sie als Folgen einer Gewebsschädigung im Bereich einer zentralen arteriellen Grenzzone bei ausreichender Kollateralversorgung des peripheren Querschnittsareals gedeutet.

Die generelle Interpretation stiftförmiger Zentralnekrosen als arterielle „Grenzzonenausfälle" blieb indes nicht unwidersprochen (GRUNER u. LAPRESLE 1962, JELLINGER 1964 b). Kritische Einwände stützen sich vor allem auf exakte Vergleiche der morphologischen Wesensart und Ausbreitungstopik zentromedullärer Nekrosen bei Spinalprozessen verschiedener Genese. Daraus ergibt sich eine morphologische und formalgenetische Abgrenzbarkeit der im Rückenmarkslängsschnitt als konische oder stiftförmige Läsionen imponierenden Nekrosen, worauf bereits D'ANTONA (1926) auf Grund formaler Ausbreitungsunterschiede von Erweichungsherden in der grauen und weißen Substanz hingewiesen hatte. Grundsätzlich lassen sich *zwei Formen zentromedullärer Nekrosen* unterscheiden, die deutliche Abweichungen im morphischen Verhalten und der Querschnittstopik aufweisen:

a) *konische zentromedulläre Nekrosen* als Substrat ischämischer Gewebsläsionen und ihrer oralen und kaudalen Ausläufer im zentralen Querschnittsbereich, die im Rahmen vasaler oder zirkulatorischer Spinalschäden *arterieller* Genese auftreten;

b) *zentrale Nekrosenstifte* im engeren Sinn, die bei verschiedenen Spinalläsionen differenter Genese auftreten und sich durch spezielles morphologisches

Verhalten sowie bevorzugte oder „elektive" Lokalisation im ventralen Hinterstrangsfeld auszeichnen. Eine formale und topische Überschneidung beider Läsionsformen ist zwar möglich, aber selten.

ad a) Gewebsnekrosen mehrsegmentaler Ausbreitung auf der Basis *arterieller* Ischämien sind dadurch gekennzeichnet, daß sie im Bereich des Maximalausfalles als Totalinfarkt des Gesamtquerschnitts oder einer arteriellen Versorgungszone — meist des Zentralgebietes — imponieren, der mit zunehmender Entfernung vom Ort des kompletten Zustromausfalles innerhalb des Querschnitts konzentrisch an Größe abnimmt und sich schließlich auf das Endversorgungsgebiet des betroffenen Zuflusses beschränkt. Das durch zunehmende Kollateralversorgung peripherer Querschnittsareale durch die Marginaläste bedingte Phänomen bewirkt im Rückenmarkslängsschnitt eine typische konische Ausbreitung der Nekrose mit Zuspitzung am oralen und kaudalen Ende. Im Bereich des Maximalinfarktes sind graue und weiße Substanz in mehr oder weniger kompletter Querschnittsausbreitung betroffen, während die Nekrosenausläufer zentrale Querschnittsanteile umfassen. Sie betreffen meist das vulnerable Zentralgrau und können sich auf das Hinterhorn erstrecken, greifen aber nur selten auf das benachbarte ventrale Hinterstrangsfeld über. Die zentromedullären Nekrosen arterieller Genese umfassen somit meist Anteile der *grauen und weißen* Substanz und können mit ihren Ausläufern vereinzelt im ventralen Hinterstrang lokalisiert sein. Histologisch imponieren sie als typische ischämische Infarkte, die im Frühstadium mit Stase, Ödem und Axonquellung einhergehen, regelrechtem Zerfall und mobilem Abbau unterliegen und in unregelmäßige, oft mehrkammerige, von gliös-mesodermalen Septen durchzogene Zysten mit gemischter Randnarbenbildung übergehen können. Diese Ausbreitungsform tritt eher bei extramedullärer Zustromausschaltung und kardiozirkulatorischer Mangeldurchblutung als bei Ausfallssyndromen von Spinalarterien im engeren Sinn (Schott et al. 1959) hervor.

Konische zentromedulläre Nekrosen mit Affektion der grauen und evtl. der weißen Substanz wurden etwa bei Aortenaneurysmen (Zülch 1962, Thompson 1956, Kepes 1965), Aortenklemmung (Hogan u. Romanul 1966), Aortensklerose (Van Gehuchten u. Brucher 1963), nach Herzstillstand (Zülch u. Behrend 1961, Zülch 1962), Myocardinfarkt (Madow u. Alpers 1949), dekompensierten Cor pulmonale (Erbslöh 1958 a) und dekompensierter Hypertonie (Jellinger 1962 a) beobachtet (Abb. 44). Herdinfarkte in Vorderhörnern und ventralem Hinterstrang bestehen bei Aortensklerose (Gruner u. Lapresle 1962 — F. 7—9; Garcin et al. 1962 — F. 1; Grossiord et al. 1959; Dhaene 1958), Kollaps (Gruner u. Lapresle 1962 — F. 9) evtl. bei Posteriorinfarkt (Gruner u. Lapresle — Fall 13; Garcin 1961; Garcin et al. 1962 — F. 8), bei dekompensierter Hypertonie (Jellinger 1962 a, Jellinger u. Neumayer 1966), Allgemeinsklerose (Gruner u. Lapresle 1962 — F. 21), während Reznik (1965 — F. 5) einen hämorrhagischen Nekrosestift bei sklerotischer Aortitis luica beschrieb.

Auf das ventrale Hinterstrangsfeld beschränkte Nekrosen beschrieb Kalm (1953) bei Aortenaneurysma und Zülch (1954) als umschriebenes Marködem bei dekompensiertem Hochdruck. Als Infarktausläufer wurden sie bei Aortenthrombose (Dhaene 1958 bzw. Gruner u. Lapresle 1962 — F. 14) und Aortentrauma (Hughes 1964) gesehen. Im Fall von Hughes (1965), der 4 Tage nach traumatischer Knickung der A. vertebralis überlebte, zeigt sich bereits deutlicher Gewebszerfall (Abb. 3), während kleine Hinterstrangsinfarkte nach posttraumatischer Vertebralisthrombose mit 10 Tagen ÜLZ bei einer Beobachtung von Lewin (1965) bereits als im Abbau befindlich imponieren.

ad b) Der häufigere Typ zentromedullärer Nekrosen wird von scharf begrenzten Herden repräsentiert, die als isolierte multisegmentale *Nekrose-„stifte"* auftreten oder sich über ein oder mehrere Segmente oral und/oder kaudal an eine totale oder partielle Querschnittsnekrose anschließen. Im

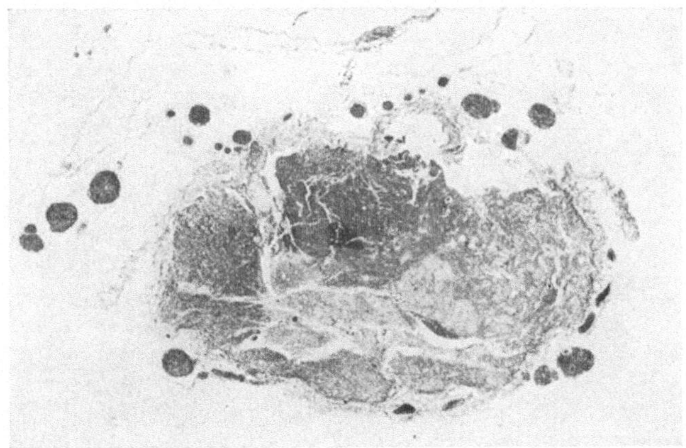

Abb. 44. NI 112/60. Zentromedulläre Nekrose vorwiegend im Grau des Segments D 6 bei mehrsegmentaler „konischer" Läsion von D 4—D 6.7. 58jährige Hypertonica mit progressivem inkomkomplettem Querschnittssyndrom. Ventralzuflüsse in C 8, D 3, D 7, D 10, L 2, L 3. Heidenhain 7 mal.

Querschnitt beschränken sie sich durchweg „elektiv" auf das ventrale Hinterstrangsfeld in unilateraler oder medialer Position, greifen nur selten auf die Commissura post. und auf die Hinterhörner, kaum auf tiefe Abschnitte der Seitenstränge und praktisch nie auf die Vorderhörner über. Mit Ausnahme des oralen Halsmarks können sie in sämtlichen Höhen angetroffen werden, doch ergibt sich aus dem Vorzugssitz der Kausalnoxen eine Prädilektion für das Brustmark (McAlhany u. Netsky 1955, Barron et al. 1959, Gruner u. Lapresle 1962, Silverstein u. Doninger 1963).

Histologisch sind sie zunächst gekennzeichnet durch schwere Axonschwellung und -zerfall mit relativer Persistenz der geblähten und schwach angefärbten Markscheiden bzw. diskontinuierlichem Myelinverlust. Es besteht starke Schwellung und Schädigung der Makro- und Oligodendroglia mit Zerfall, während Nervenzellen im Herdbereich auffallend gut und lange erhalten sind bzw. nur unspezifische akute Läsionen aufweisen (Sperling 1957, Gruner u. Lapresle 1962). Die bald von einer porösen Ödemrandzone demarkierten Herde imponieren somit als *partielle oder subtotale Marknekrosen*. Blutungen können das Läsionsareal durchsetzen und den Eindruck hämorrhagischer Nekrose oder „Hämatomyelie" vermitteln (Klaue 1948, Zülch 1954, Flament Durant et al. 1961, Reznik 1965, Hughes 1966). Spongiöse Gewebsauflockerung und perivasales Ödem betreffen bevorzugt die Randzone. In der noch

nicht demarkierten Partialnekrose und ihrer Umgebung treten starke venöse und
kapilläre Stase sowie seröse Wanddurchtränkung und -verquellung kleiner Gefäß-
zweige hervor, die sich meist auf das dorsozentrale Läsionsareal beschränken
Abb. 45 b). Sie sind daher nicht als reaktive Dilatation der Gefäße (SPERLING 1957)

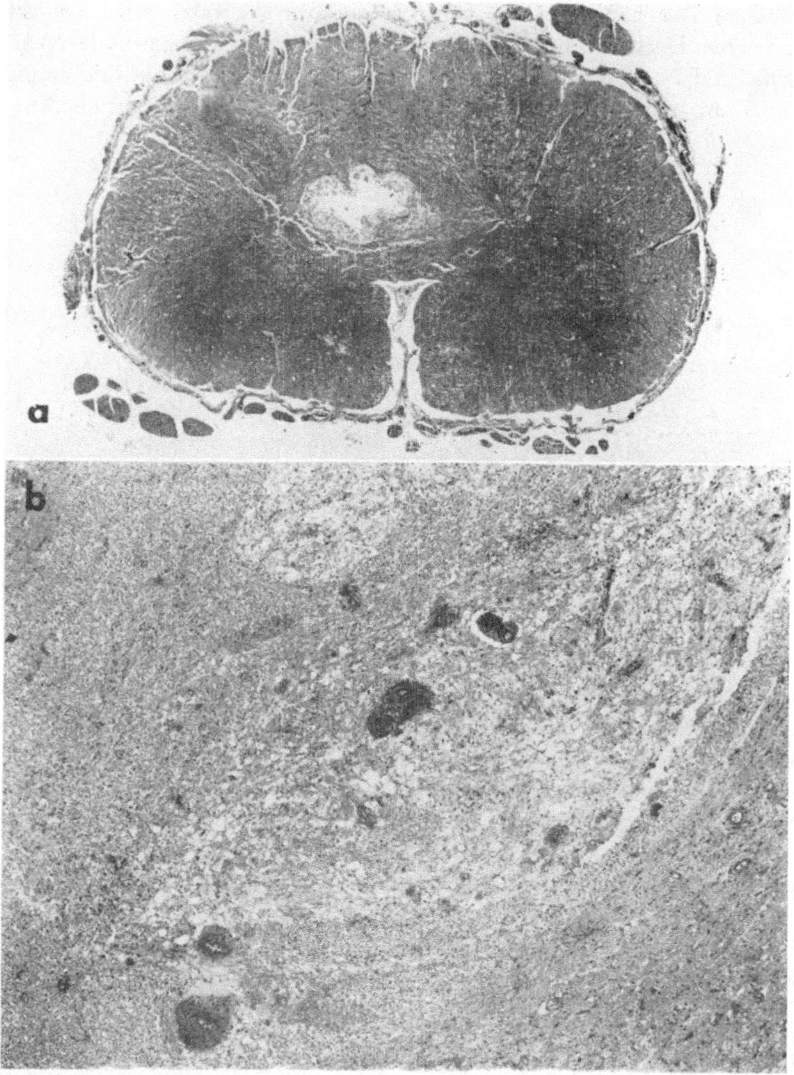

Abb. 45. Zentraler Nekrosestift nach Halswirbeltrauma. a) NI 167/63. Cyste „mit nekrotischem
Inhalt" und Verflüssigungstendenz im ventralen Hinterstrangsfeld des Segments C 6 nach
Luxationsfraktur 6.—7. HWK mit Kompressionsnekrose C 8. ÜLZ 47 Tage. Heidenhain 6mal.
b) NI 49/61. Frühstadium umschriebener Partialnekrose im ventralen Hinterstrangsfeld C 6 bei
partieller Kompressionsnekrose in C 4 nach Luxationsfraktur 4./5. HWK. ÜLZ 4 Tage. Poröse
Gewebsauflockerung, schwere Gefäßwandverquellung und Plasmaaustritte ohne Blutungen.
Hinterhorn intakt. Gieson Elastica 56mal.

oder Begleitreaktion der Parenchymschädigung, sondern vor allem als Ausdruck direkter Gefäß- und Schrankenstörung in umschriebener Prädilektion aufzufassen (Jellinger 1964 b). Die durch mächtige Axonauftreibungen oft „raumfordernd" wirkenden Läsionen unterliegen allmählich nahezu reaktionsloser Auflösung mit nur geringem oder fast fehlendem mobilem Abbau und ohne Reparationstendenz. Dieses Verhalten erscheint durch eine schwere Schädigung des Gliaapparates und des Gefäßmesenchyms im Herdbereich begründet, während es in der Randzone zu deutlicher gliös-mesodermaler Umgebungsreaktion ohne Vordringen in das Herdinnere kommt. Nachdem nekrotische Gewebsreste auffallend lange reaktionslos im Herdbereich verblieben waren, kommt es mit fortschreitender humoraler Auflösung zur Bildung großer, flüssigkeitsgefüllter Zysten („mit nekrotischem Inhalt" — Abb. 45 a — Marburg 1936, Klaue 1948, Kautzky 1950), die noch nach Jahren als raumfordernde oder progressiv an Volumen zunehmende Gebilde nachweisbar sein können. Sie sind randständig von Massen grobtropfigen Neutralfetts erfüllt, das langsam resorbiert wird, ohne daß Schaumzellgranulome entstehen. Die von einer Gefäß-Gliamembran umgebenen Zysten (Bassoe u. Hassin 1923, McAlhany u. Netsky 1955) lassen sich im Spätstadium mitunter schwer von Höhlen und Spalten nach traumatischen Zentralnekrosen abgrenzen, obwohl diese Endzustände typischer Erweichungen mit differenter Gewebsreaktion darstellen. Diese „pseudosyringomyelischen Liquefaktionsnekrosen" (Garcin et al. 1962) mögen vereinzelt das klinische Syndrom einer „traumatischen" oder vaskulär bedingten Syringomyelie bedingen (Cossa 1943, Schneider et al. 1954—59, Schott et al. 1962, Martin u. Maury 1964, Barnett et al. 1966).

Zentromedulläre Nekrosestifte dieser Art sind häufige *Traumafolgen* (Kocher 1896, Holmes 1915, Bufe 1937, Gagel 1942, Marburg 1936, Rossi 1931, Schneider et al. 1954/59, Zülch 1954/62, Kautzky 1950, Klaue 1948, Sorgo 1950, Kalm 1953, Tönnis 1961/63, Gros et al. 1960, Vlahovitch et al. 1963, Jellinger 1963 a/64 b, Fontan et al. 1964, Nadvornik et al. 1965, Hetzel 1965, Barnett et al. 1966 u. a.), ohne sich auf Halswirbelverletzungen zu beschränken. Sie treten ferner als Begleitläsionen *symptomatischer Myelomalacien* und Myelopathien bei extraduralen *Kompressionsprozessen,* wie Wirbelmetastasen (Schlesinger 1898, D'Antona 1926, Ulmann 1938, Suh u. Alexander 1939, McAlhany u. Netsky 1955, Alexander et al. 1956, Keschner u. Davison 1933, Barron et al. 1959, Sarteschi u. Giannini 1960, Schott et al. 1959, Flament-Durant et al. 1961, Gruner u. Lapresle 1962, Zülch 1962, Nunes Vicente 1964, Hetzel 1965 u. a.), Kyphoskoliosen, Spondylosen und Discopathien (Wilkinson 1960, Höök et al. 1960, Iwata 1960, Zülch 1962), Epiduralhämatom (Gruner u. Lapresle 1962), ferner *Arachnoitiden* und *Pachymeningealprozessen* (Pollak 1931, Brouwer 1931, Bassoe u. Hassin 1921, Keschner u. Davison 1933, Alajouanine et al. 1938, Lubin 1940, Vogel 1946, Ederli u. Marchiafava 1955, Giannini u. Sarteschi 1960, Nunes Vicente u. a.), chronischen *Meningealprozessen* (Camus u. Roussy 1914, Mager 1900, Blakeslee et al. 1933, Dansmann 1940, Gruner u. Lapresle 1962, Hughes 1966) sowie bei *Myelitis necroticans* unklarer Genese, Neuromyelitis optica usw. (Tietzen 1886, Mager 1900, Cassirer u. Lewy 1922, Van Gehuchten 1927, Silbermann 1928, Moersch u. Kernohan 1934, Kreissel 1941, Gagel u. Reiner 1942, Klaue 1951, Kalm 1953, Sperling 1957, Laterre 1961, Amaducci 1963, Hoffmann u. Norman 1964, Kahle u. Schaltenbrand 1955, Samson et al. 1963 u. a.) bzw. metacarcinomatöser *nekrotisierender Myelopathie* (D'Antona 1926, Juba 1938, Mancall u. Rosales 1964) auf. Sie wurden ferner bei experimentellen arachnitischen Myelopathien (McLaurin et al. 1954, Akamatsu 1964) und anderen Spinaleingriffen beobachtet (Woodard u. Freeman 1956, Nunes Vicente 1964).

Im *eigenen Material* fanden sich zentromedulläre Stiftnekrosen bei chronischer Arachnoiditis und Pachymeningitis, tuberkulöser Meningitis mit und ohne dorsaler

Phlebitis, Meningealsarkom, Meningealcarcinose mit und ohne intramedulläre Metastasen, bei Kompressionsmyelopathien infolge Wirbelkaries, Plasmocytom und Metastasen, nekrotisierenden Myelopathien, darunter einer paraneoplastischen Form bei Lymphosarkom ohne Wirbelmetastasen und nach Wirbelverletzungen jeder Lokalisation. Nicht selten waren sie mit anderen Läsionen verbunden, die von partieller bis totaler Querschnittsnekrose über streifigen Ödemnekrosen und Randentmarkung, porösen „lückenfeldartigen" Mark-, Rand- und Keilherden mit starker Axonauftreibung bis zu ähnlichen kleinen Nekrosestiftchen im Vorderseitenstrang (JELLINGER 1963/4 b) reichen (vgl. Tab. 6 c — 10, 11).

Das uniforme morphologische Bild entspricht formal weder den Kriterien einfacher ischämischer oder traumatischer Erweichungen mit Kolliquation, unterscheidet sich trotz Persistenz des nekrotischen Materials von typischen Koagulationsnekrosen insbesondere durch fehlende Bildung von Schaumzellgranulomen und läßt sich scharf von der plasmatischen Infiltrationsnekrose abgrenzen. Mit HOLMES (1918), GREENFIELD (1958) sowie BARRON et al. (1959) sind sie formal am ehesten Ödemnekrosen vergleichbar, zeigen aber Abweichungen von typischen Ödemschäden im Hirnmark. Wir möchten sie daher als *„atypische" Ödemnekrosen* ohne Organisations-, aber mit Verflüssigungstendenz („Liquefaktionsnekrosen") charakterisieren. Nur in frischen Stadien sind sie uncharakteristisch und von ischämischen oder traumatischen Läsionen kaum unterscheidbar, während sie später einen eigengesetzlichen Verlauf nehmen.

Die fast elektive Beschränkung dieses Läsionstyps auf das ventrale Hinterstrangfeld als einem vermutlich unter pathologischen Kreislaufbedingungen unterwertig versorgten Areal infolge örtlicher Beziehungen zu den arteriellen wie venösen „Wasserscheidenzonen" des Querschnitts legte die Annahme zirkulatorischer Störungen als Ursache dieser Nekrosen nahe. Bereits MAGER (1900) brachte ihre lokale Prädilektion mit einer „bestimmten Gefäßversorgung dieser Portion" in Zusammenhang, während mehrfach diskutierte mechanische Ursachen (MCVEIGH 1933, SCHNEIDER et al. 1954) kaum für ihre pathogenetische Interpretation bei verschiedensten Spinalprozessen ausreichen.

Für die *Formalgenese* der zentralen Nekrosestifte erscheinen folgende Überlegungen wesentlich:

1. Ihr morphologisches Substrat weicht grundsätzlich vom üblichen Bild arterieller Infarkte oder partieller Ischämieschäden ab.

2. Die zentromedullären Nekrosestifte betreffen fast nie die gegenüber O_2-Mangel vulnerablen zentralen Grisea, sondern beschränken sich fast elektiv auf die „ödembereite" Marksubstanz.

3. Die Nekrosestifte können in arteriellen Grenzzonen der Längssysteme auftreten, sind aber nicht obligat an solche gebunden.

4. Auf das ventrale Hinterstrangsfeld beschränkte Stiftnekrosen sind bei eindeutigen arteriellen Spinalläsionen kaum oder nur ausnahmsweise verifiziert.

5. Im Gegensatz zu ischämischen Infarkten bzw. Partialnekrosen zeigt ihre morphologische Manifestation eine gewisse Latenz, vor allem im Gefolge von Rückenmarkstraumen. Sie sind kaum vor dem 4. bis 6. oder 8. Tag nachweisbar, beharren aber lange im Stadium I der Nekrose (MARBURG 1936, KLAUE 1948, ZÜLCH 1954, JELLINGER 1964), woraus auf die Wirkung sekundär-reaktiver vasozirkulatorischer Störungen geschlossen werden kann.

6. Dorsozentrale Stiftnekrosen sind nicht selten mit Läsionen wahrscheinlich venöser Genese nach Art partieller Ödemnekrosen anderer Markabschnitte mit Axonauftreibungen verbunden, wie sie in typischer Weise bei spinalen Phlebothrombosen auftreten können (NEUMAYER 1966 a). Daneben lassen sich nicht selten eindeutige Läsionen der intra- und extramedullären Venen, insbesondere im Rahmen epiduraler und meningealer Prozesse nachweisen (MAGER 1900, KESCHNER u. DAVISON 1933 c, POLLAK 1931, MCALHANY u. NETSKY 1955, BARRON et al. 1959, GRUNER u. LAPRESLE 1962 u. a.), was wir mehrfach bestätigen konnten.

Diese Fakten unterstützen die von uns aus morphologischen Beobachtungen an Spinalläsionen nach Halswirbeltraumen abgeleitete *pathogenetische Beziehung der dorsozentralen Stiftnekrosen zu venösen Zirkulations- und Abflußstörungen.*

Analoge Zusammenhänge wurden für die Genese stiftförmiger Zentralnekrosen bei medullären Traumafolgen (BUFE 1937, SORGO 1951, JENSEN 1960, VLAHOVITCH et al. 1963) bzw. posttraumatischer Myelomalacie (BODECHTEL u. GUTTMANN 1930, KYRATOS 1958), Extradural- und Arachnoidalprozessen (SUH u. ALEXANDER 1939, SPERLING 1957, MOORE 1950, LE MENN 1955, BARRON et al. 1959, PLAGNE 1961, GRUNER u. LAPRESLE 1962, JELLINGER 1962 b) sowie bei metacarcinomatöser Myelopathien (MATHEIS u. STOCHDORPH 1960).

Als wesentliche *pathogenetische Faktoren* kommen mechanische Kompression von Wurzelvenen bzw. der perimedullären Venenplexus, Verschluß von Drainageästen sowie vasomotorische Faktoren in Frage, die durch venöse Rückstauung zur Behinderung der Spülfunktion des Blutes sowie Schrankenstörungen mit konsekutivem Ödem mit oder ohne Blutaustritt führen. Sie erzeugen zunächst eine unterschwellige lokale Störung im Bereich der „fragilen" zentralen Drainagezone und schließlich durch Versagen hämodynamischer Regulations- und Ausgleichsmechanismen sowie Schädigung nervöser Transportstrukturen (Astroglia) einen krisenhaften Zusammenbruch der Gewebsernährung mit konsekutiver inkompletter Nekrose. Diese erscheint vorzugsweise durch Affektion der Schrankenfunktion und der Transportstrukturen bedingt, doch sind daneben auch venöse und sekundäre arterielle Hypoxie als wesentliche Faktoren anzunehmen, wie sie gleichermaßen für venöse Zirkulationsstörungen im Gehirn diskutiert werden (vgl. SCHOLZ 1949, HUHN 1965, NOETZEL u. JERUSALEM 1965).

Aus der Topik der Nekrosestifte, die annähernd dem Ausbreitungsbereich der zentralen arteriellen und venösen „Wasserscheidenzonen" entspricht, sowie der seltenen Überschneidung beider eingangs nach Lokalisation und Substrat abgegrenzten zentromedullären Nekroseformen ist im Einzelfall auch die Möglichkeit eines *Zusammenwirkens mehrerer zirkulatorischer Störfaktoren* zu diskutieren, von denen jeweils — in Abhängigkeit von der kausalen Noxe bzw. vom Grundprozeß — der venösen Abflußstörung und/oder Beeinträchtigung des arteriellen Zustroms im zentralen Endstromgebiet eine unterschiedliche Bedeutung zukommen dürfte.

„Gemischte" arterielle-venöse Genese zentromedullärer Nekrosen wurde von GREENFIELD (1958), BARRON et al. (1959), PLAGNE (1961) und GARCIN et al. (1962) insbesondere bei spinalen Kompressionen erörtert. Ähnliche Vorstellungen entwickelte ORTHNER (1953) für die Genese ödematöser Marknekrosen in subcortikalen Hirngebieten sowie NOETZEL (1964—66) für die Formalgenese hämorrhagischer Infarzierungsnekrosen bei Hirnvenen- und Sinusthrombosen, die allerdings formale Unterschiede zu den Nekrosestiften ausweisen.

Für die Genese dorsozentraler Stiftnekrosen im Gefolge von *Wirbeltraumen* müssen besondere Verhältnisse angenommen werden, da infolge Ausdehnung auf weiße *und* graue Substanz eine Überschneidung der beiden eingangs abgegrenzten zentromedullären Nekrosetypen möglich ist (SCHNEIDER et al. 1958, GROS et al. 1960, REZNIK 1965). Daneben sind hämorrhagische Zentralnekrosen als primär-traumatische „Hauptherde" (KLAUE 1948, JELLINGER 1963 b, 1964 b) evtl. infolge traumatischer Gefäßrupturen zu berücksichtigen (MARBURG 1936, KLAUE 1948, BLACKWOOD 1949, PRIBILLA 1962, HETZEL 1965, WOLMAN 1965 u. a.), die den fälschlichen Eindruck einer traumatischen „Hämatomyelie" vermitteln können. Solche „echte" traumatische Blutungsstifte sind selten (KLAUE 1948, ZÜLCH 1954 u. a.) und lassen sich morphologisch meist von den als zirkulatorisch aufgefaßten Stiftnekrosen abgrenzen. *Mechanischen* Entstehungsursachen durch „Kneifzangenmechanismen", Kompressions- und Quetschvorgänge des Rückenmarks (TAYLOR 1951, SCHNEIDER et al. 1954, KUHLENDAHL, GROS et al. 1959, HETZEL 1965 u. a.) dürfte nur *lokal beschränkte* Bedeutung im Rahmen cervikaler Traumen bzw. Stiftnekrosen in unmittelbarer Nachbarschaft traumatischer „Hauptherde" zukommen. Da solche jedoch häufig ohne räumlichen Zusammenhang mit mechanischen Kontusions- und Kompressionsschäden sowie bei Wirbelverletzungen jeder Höhe auftreten können, erscheint eine generelle mechanische Entstehung nicht vertretbar, während sich vasozirkulatorische Faktoren anbieten (MARBURG 1936, KLAUE 1948, ZÜLCH 1954, TÖNNIS 1961/63, JELLINGER 1963 b, 1964 b u. a.). Schließlich wird die Entstehung zentromedullärer Nekrosen nach Halsmarktraumen ohne mechanische Wirbelaffektion, insbesondere bei Hyperextensionsverletzungen durch Kompression, Torsion oder Knickung der A. vertebralis und des periarteriellen Nervengeflechtes diskutiert (SCHNEIDER et al. 1956—59, CARPENTER 1961, GURDJIAN et al. 1963, BARRAQUER-BORDAS et al. 1964, BARRAQUER-FERRE et al. 1964, KUHLENDAHL 1964, 1966 b, RAND u. CRANDALL 1962, HETZEL 1965, HUGHES 1965, WOLMAN 1965 u. a.). Für die Genese zentraler Stiftnekrosen nach cervikalen Überstreckungstraumen ist daher eine *Kombination von vasal-vasozirkulatorischen, mechanischen und dynamischen Faktoren* anzunehmen, deren Validität im Einzelfall kritischer Bewertung bedarf.

2. Zentrale Rarifikationsnekrosen

In der *grauen* Rückenmarkssubstanz beschränken sich die kreislaufbedingten Schäden nicht nur auf partielle bis totale Nekrosen als Folgen akuter totaler oder relativer arterieller Ischämie. Bei einer Reihe von chronischen Spinalprozessen vasozirkulatorischer Genese trifft man ein davon abweichendes Substrat, das wir mit dem Begriff der *zentralen „Rarefikationsnekrosen"* umreißen möchten, wiewohl er den feingeweblichen Gegebenheiten nur teilweise gerecht wird.

Morphologisch handelt es sich um Läsionen des spinalen Grau in symmetrischer oder unilateraler Lokalisation, die zunächst als partieller Schwund der Nervenzellen im Sinne der numerischen und volumenmäßigen Reduktion imponieren und mit mehr weniger deutlicher axonaler Reaktion einhergehen können. Die Nervenzellen bieten mit Hyperchromasie der geschrumpften Perikaryen und Kernschrumpfung im allgemeinen das Bild der „einfachen Atrophie" in verschieden starker lokaler Ausprägung (Abb. 46 a). Vereinzelt sind sie von Axonauftreibungen mit „Schollen"-bildung begleitet, deren Abkunft morphologisch nicht eindeutig identifizierbar ist, doch imponieren sie meist als umgewandelte, kernlose Perikaryen mit Verlust der Nissl-Struktur (Abb. 46 b), seltener als perlschnurartige Veränderungen des Axonstumpfes, die einer Fraktionierung bzw. dem Zerfall unterliegen können (Abb. 46 c). Diese Parenchymveränderungen sind von auffallend geringer oder nahezu fehlender Reaktion der ortsständigen Glia mit Auftreten einzelner plasmatischer Astrocyten („Spinnenzellen") sowie diskreter bis fehlender Gliafaserproliferation begleitet. Lokalisatorisch beschränkt sich diese Schrumpfung und Rarefikation des nervösen Zellparenchyms vorzugsweise auf die *zentralen Abschnitte* des spinalen Grau mit Prädilektion für die zentralen Vorder- und angrenzenden basalen Hinterhornareale samt Intermediärzone, während die peripheren Neuronen meist weitgehend verschont bleiben. Die Perikaryen der geschrumpften und intakten Neurone enthalten häufig — dem Alter entsprechend — grobgranuläre Lipopigmentdepots.

Die grisealen Veränderungen können sich auf diesen Läsionsgrad beschränken, reichen aber häufig bis zur völligen Zellrarefikation mit grobporöser Gewebsauflockerung oder feincystischer Desintegration (Abb. 48 a), seltener auch mit Bildung unregelmäßig konfigurierter, spalt- und höhlenförmiger Dehiszenzen ohne nennenswerte Abbau- und Organisationsvorgänge (Abb. 47 a). Innerhalb der bereits makroskopisch bei der Lamellierung als bis stecknadelkopfgroße Zysten im Vorderhorn oder zentralen Grau imponierenden Läsionen, die durch Präparationsartefakte vergrößert sein können, findet sich ein lockeres Maschenwerk mit vereinzelten geschrumpften Nervenzellperikaryen, Oligodendrocyten und kaum hyperplastischen Astrocyten. Um die erhaltenen, meist wandverdickten und im Sinne der Fibrose homogenisierten und kernlosen Kapillaren, Arteriolen und Venolen treten in den extrem erweiterten Periadventitialräumen grobgranuläres Lipoidpigment sowie einzelne mit schwerlöslichen Lipoiden beladene Makrophagen hervor. Nur gelegentlich finden sich um kleine Gefäße lockere Gitterzellhäufchen, doch läßt sich niemals ein mobiler Abbau höheren Grades nachweisen (Abb. 48 b). In der Umgebung der porös-zystischen Desintegrationsareale und Höhlen besteht eine Reduktion des nervöszelligen Parenchyms ohne gliös-mesodermale Randreaktion oder nur einzelnen hyperplastischen Astrocyten.

Am Rand der Zysten finden sich häufig Axonschäden mit Auftreibung, Fraktionierung und Axon„kugeln", die mit den diskreten Zeichen protrahierten fixen Abbaues sowie dem durch generellen Zellschwund im Läsionsbereich gekennzeichneten Gewebs-

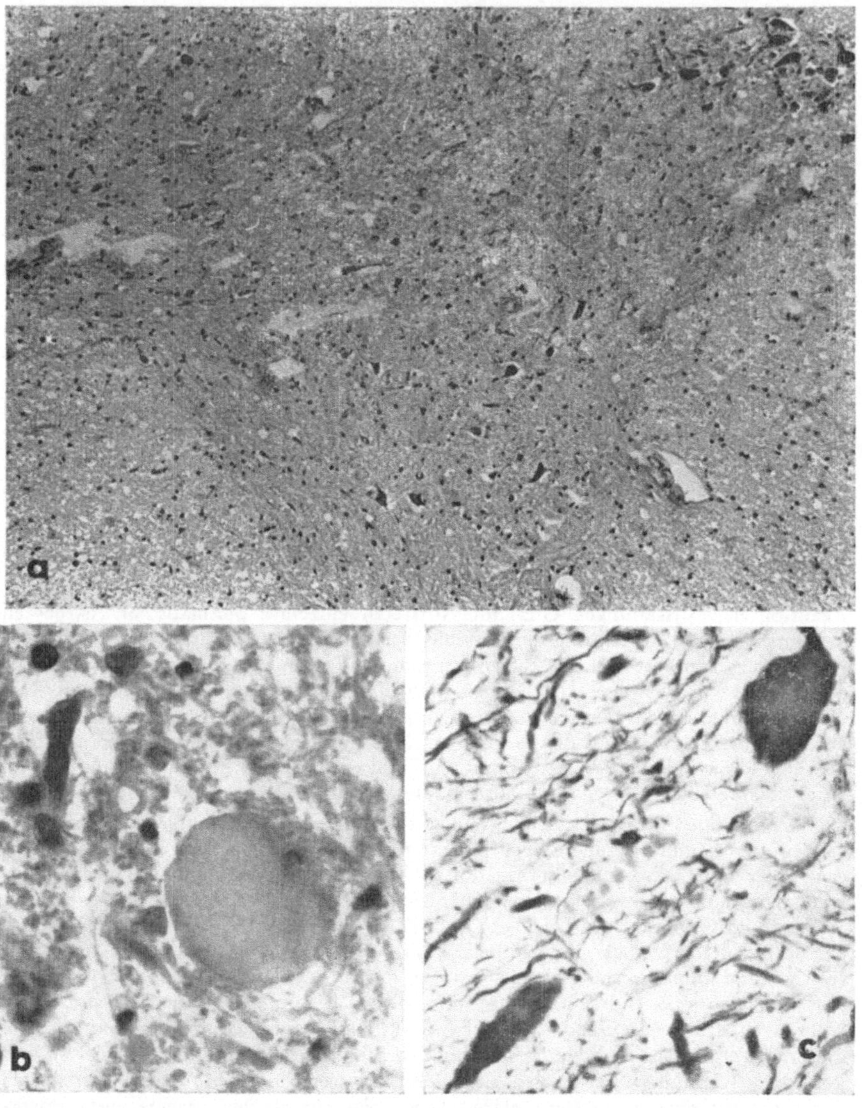

Abb. 46. a) NI 21/57. Diffuse Vorderhornatrophie mit Rarefikation vorwiegend der kleinen Motoneurone bei relativer Erhaltung der peripheren Nervenzellen sowie intaktem Seitenhorn. 49jährige Frau mit progressiver zirkulatorischer Myelopathie bei dekompensierter Hypertonie (vgl. Abb. 37 a). Halsmark C 7/8. H. E. 35mal. b) NI 5/61. Schollige kernlose Axonauftreibungen im Vorderhorn eines 74jährigen Sklerotikers ohne Herdausfälle. H. E. 560mal. c) NI 98/63. Axondegeneration im Vorderhorn eines 73jährigen Mannes mit progressiver zirkulatorischer Myelopathie. Bodian 560mal.

schaden *gegen* eine Deutung dieser Läsionen als postmortale oder Präparationsartefakte sprechen. Vereinzelt kann auch stärkere Gliaprogression oder mittelgradige
Sklerose vorliegen, die vor allem mit geringeren Graden diffuser Parenchymverödung
angetroffen wird. Nur selten imponieren die zystischen Umwandlungen auch als

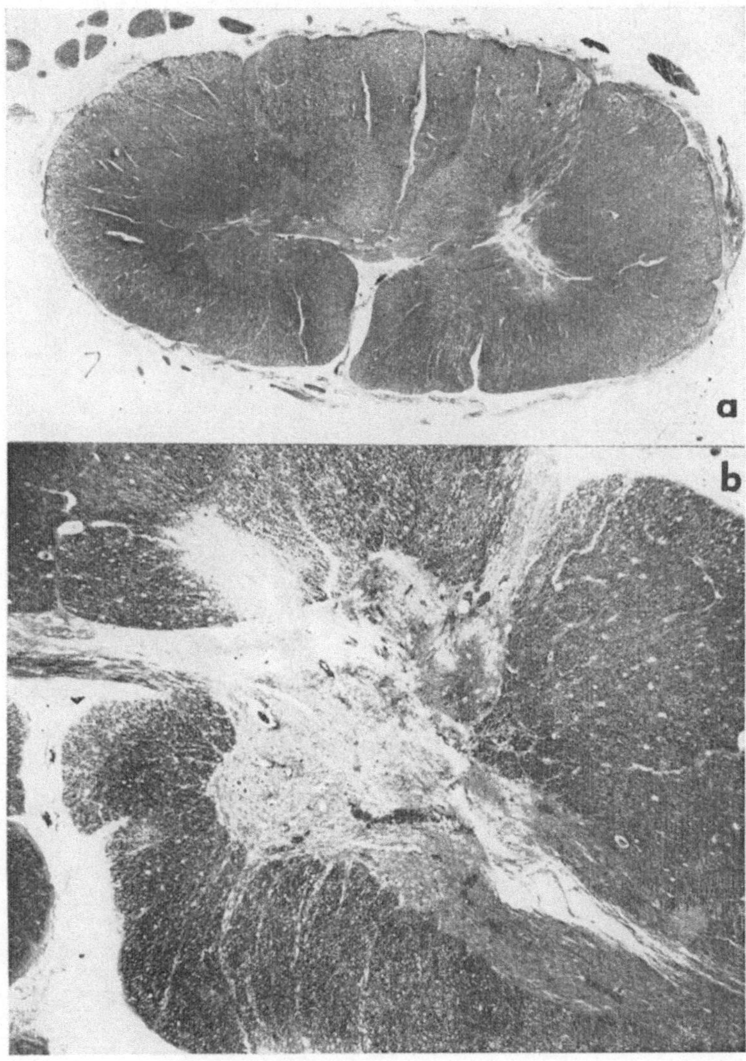

Abb. 47. a) NI 37/57. Unilaterale spaltförmige Dehiszenz im Zentralgrau (zentrales Vorderhorn—
Hinterhornbasis) bei intakten Strangsystemen. Halsmark C 6. 64jähriger Mann mit spastischer
Paraparese bei schwerer ulceröser Aortensklerose. Heidenhain 7mal. b) NI 35/57. Kleiner organi-
sierter Infarkt im ventralen Hinterstrangsfeld mit Übergreifen auf das Hinterhorn. Halsmark C 6/7. Daneben poröse Schädigung des hl. Vorderhorns. 66jähriger Mann mit pseudo-
tabisch-paraspastischem Syndrom bei Hypertonie und schwerster Aortensklerose. Heidenhain
35mal.

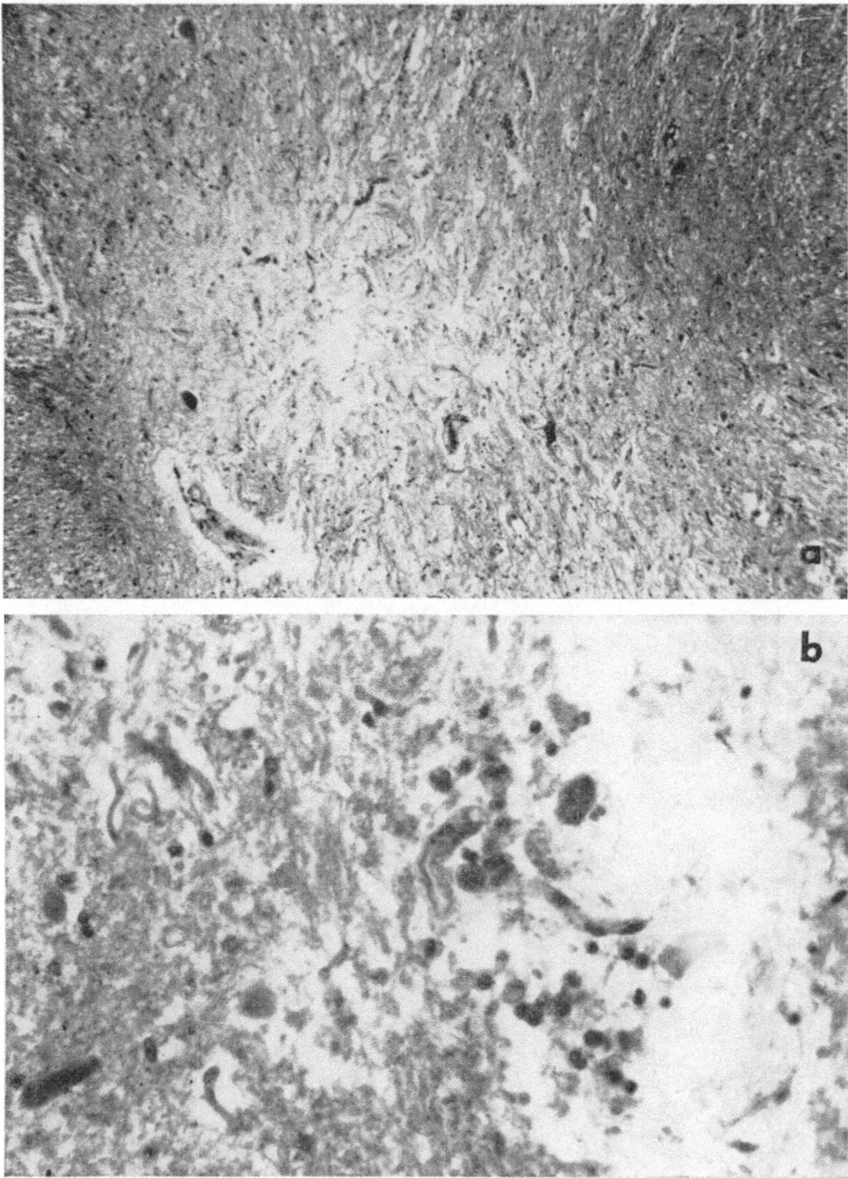

Abb. 48. a) AH 27/55. Spongiöse Gewebsdesintegration im zentralen Spinalgrau (zentrales Vorderhorn) mit hochgradiger Parenchymrarefikation bei relativer Erhaltung teils atrophischer peripherer Motoneurone. Diskrete Gliazellreaktion. 61jährige Frau mit progressiver vaskulärer Myelopathie vom Typ der nukleären Amyotrophie. Elastica Gieson 110mal. b) NI 2/61. Dorsolaterale Vorderhornläsion in D 2/3 mit Status cribrosus-artiger perivasaler Gewebsdesintegration und diskretem fixem Abbau bei 65jährigem Hypertoniker mit subakuter Myelopathie. H. E. 350mal.

ältere Stadien von Mikroinfarkten mit stärkeren Abbauvorgängen, während Blutungsreste praktisch niemals anzutreffen sind.

Sämtliche als unterschiedliche Grade oder Verlaufsstadien eines einheitlichen Geschehens aufgefaßte Läsionsformen können im Einzelfall nebeneinander bzw. im Rückenmarkslängsschnitt angetroffen werden. Im allgemeinen besteht eine enge Beziehung zwischen der Intensität und Querschnittsausbreitung der grisealen Gewebsschäden. Die als schwerste Grade bzw. fortgeschrittenste Stadien aufgefaßten poröszystischen Desintegrationsvorgänge beschränken sich im allgemeinen nur auf das gegenüber O_2-Mangel sensible Intermediärgebiet mit variabler Ausbreitung auf angrenzende Vorder- und Hinterhornareale. Sie können sich auf das gesamte mediozentrale Vorderhorn mit Ausfall der kleinen und großen Motoneuronen erstrecken sowie zungenförmig auf mediobasale Hinterhornabschnitte übergreifen, während die peripheren Vorderhornzonen, Seitenhörner und der Hinterhorn„hals“ fast obligat verschont bleiben. Als geringere Grade imponierende spongiöse Gewebsauflockerung betrifft die Zentralzone — etwa Lamina VII—VIII (REXED 1964) — sowie tiefe Vorderhornareale und pflegt mit Atrophie der übrigen motorischen Kerngruppen bei relativer Erhaltung der Randabschnitte einherzugehen. Häufig beschränkt sich die Schädigung auf verschieden starke Zell„verödung“ ohne Gewebsdesintegration, die gleichfalls die peripheren Neuronen weitgehend verschont.

Diesem fast gesetzmäßigen Verhalten im Querschnitt, welches den experimentell erarbeiteten Vulnerabilitätsverhältnissen des Spinalgrau entspricht, steht eine fehlende Korrelation der Befallsintensität und -ausbreitung zwischen den beiden Rückenmarkshälften sowie scheinbare Regellosigkeit und *unsystematische Verteilung* im Rückenmarkslängsschnitt gegenüber (vgl. STERN 1936, FIESCHI u. DE CAROLIS 1962, MANNEN 1963 u. a.). Die Läsionen können bilateral-symmetrisch ausgeprägt sein, imponieren häufig jedoch als unterschiedliche Grade in den beiden Hälften einer Segmenthöhe, was für die funktionelle Trennung derselben spricht. Ihre Längsausdehnung variiert, doch ergaben eigene Stufenserienuntersuchungen in Übereinstimmung mit den Befunden von MANNEN (1963) u. a. am Rückenmark seniler Arteriosklerotiker, daß sich vor allem die schwersten Läsionen oft nur über kurze Segmentabschnitte oder wenige Segmente, evtl. mit wechselnder Lateralisation ausdehnen. Zell„atrophie“ und Verödung betrifft dagegen meist ausgedehnte Längsbezirke des Rückenmarks mit geringeren Seitendifferenzen.

Das morphologische Gesamtbild entspricht einer progressiven Gewebsschädigung, die durch einen Schwund sämtlicher Elemente des Neuropils in unsystematischer Ausbreitung bei Prädilektion für bestimmte Grisea gekennzeichnet ist. Die Chronizität des Gewebsunterganges begründet das Fehlen nennenswerter aktiver Abbauvorgänge. Die in spongiöser Desintegration zum Ausdruck kommende mangelnde Organisationstendenz weist auf eine schwere Affektion der ortsständigen Glia wie auch mesenchymaler Elemente hin, deren Potenz zu ausreichender Defektdeckung in fortgeschrittenen Stadien der Schädigung nicht mehr ausreicht. Die als *chronische subtotale Nekrose* anzusprechenden Veränderungen unterscheiden sich wesentlich vom Substrat der „elektiven Parenchymnekrose“ (SCHOLZ 1949, 1957), nicht nur durch stark verzögerte Verlaufprogression, sondern vor allem durch Mitbeteiligung sämtlicher Elemente des Neuropils. Entfernt ähneln sie der durch schleichenden Nervenzellenschwund gekennzeichneten Rindenatrophie bei stenosierender Atherosklerose sowie der fleckförmigen Granularatrophie der Großhirnrinde bei Endangitis obliterans (LINDENBERG u. SPATZ 1940), ohne jedoch die hier üblichen fokalen Erweichungsnekrosen aufzuweisen. Verbindlicher erscheint ein Vergleich mit dem „Status cribrosus" der Stammganglien, der von VOGT u. VOGT (1919) sowie ZÜLCH (1961) auf eine „Rarefizierung" und anschließende Resorption des Gewebes zurückgeführt wird, aber im Gegensatz zur spinalen Rarefikationsschädigung stets örtlich an die Gefäße gebunden erscheint. Beziehungen zum „Status desintegrationis" (FOIX u. HILLEMAND 1925), dessen Bedeutung wir bei der „progressiven subcortikalen vaskulären Encephalopathie" BINSWANGER diskutierten (JELLINGER u. NEUMAYER 1964), bieten sich aber um so eher an, als im spinalen Grau spezielle Vulnerabilitätsverhältnisse anzunehmen sind, die weniger aus der Gefäßverteilung als vor allem aus der metabolischen Eigenart der Gewebselemente in Abhängigkeit von der Funktion gegeben sind.

Die Topik der grisealen Läsionen entspricht den Befunden nach wiederholter subakuter experimenteller Rückenmarksischämie (KROGH 1950), während sie formal den aus der allgemeinen Kreislaufpathologie geläufigen Substraten chronischer Mangelversorgung entsprechen, die oft keine Nekrosen, sondern „Parenchymatrophien" mit vorwiegend mesenchymaler Reaktion darstellen (BÜCHNER 1961). Formalgenetisch ist diese progressiv — prozeßhaft — verlaufende Schädigungsform des spinalen Grau als *Folge chronischer relativer arterieller Ischämie* aufzufassen und läßt sich am zutreffendsten als „*Dystrophie vaskulärer Genese*" im Sinne von BALO (1926) interpretieren.

Diese Deutung ist durch die experimentelle Tatsache begründet, daß selbst hochgradige Hypoxydose nur dann zu manifesten Gewebsveränderungen im ZNS führt, wenn sie längere Zeit hindurch anhält (ALTMANN u. SCHUBOTHE 1942). Eine unterschwellige arterielle Zufuhr, etwa durch progressive Gefäßstenose, erzeugt keinen Zusammenbruch des Gewebsstoffwechsels, führt aber zur Verlangsamung des Metabolitenaustausches der Gewebselemente, der bei anhaltender Dauer von biochemischen und funktionellen Adaptationsmechanismen gefolgt ist. Bei andauernder Verlangsamung der Blutstromgeschwindigkeit bzw. verminderter Zufuhr ist der Glukosebedarf infolge der anaeroben Milchsäurebildung größer als die antransportierte Glukosemenge. Das hat eine Herabsetzung der Nähr- und Spülfunktion des Blutes und damit Stoffwechseländerungen zur Folge, die sich auch auf das Leistungsniveau der nervalen Elemente auswirken müssen. Eine anhaltende Nutritionsstörung des Gewebes muß über eine metabolische Anpassungsphase zur allmählichen Abnahme der vitalen Funktion der zellulären Elemente führen, die sich zunächst nicht in strukturellen Veränderungen manifestieren muß. Mit LINDENBERG (1956) kann man von einer „morphostatischen Nekrobiose" sprechen, die durch noch suffizienten Abtransport von Milchsäure bedingt sein dürfte. Auf die Abnahme der Stoffwechselvorgänge weisen auch Befunde von FRIEDE (1962) bei cerebraler Atherosklerose hin, die deutliche Abnahme der Aktivität oxydativer Enzyme im perivasalen Gewebe bei Atherosklerose bzw. kompletten perivasalen Enzymverlust bei Hyalinose feststellte, während bei unvollständiger Nekrose eine unregelmäßige Verminderung der oxydativen Enzymaktivität vorlag. Der Ausgang kann in „einfacher Atrophie" liegen, wie sie SCHOLZ (1941) bei chronischem O_2-Mangel beobachtete. Die geschrumpften Gewebselemente mögen lange Zeit hindurch persistieren, unterliegen aber schließlich einem Schwund im Sinne der Rarefikation, der kaum unmittelbare Spuren hinterläßt. Durch mangelnde Organisationsfähigkeit der gleichfalls chronischen Ernährungsstörungen unterworfenen gliösen Strukturen des Neuropils resultiert eine poröse Desintegration des Gewebes nach Art eines gemischten „neuro- und gliogenen Status spongiosus" (SEITELBERGER 1965).

Der „Atrophie"begriff erscheint für die Kennzeichnung dieser Läsionsform nicht adäquat. Zwar stimmt ihr Substrat in gewissen Stadien formal mit dem Bild der „einfachen Atrophie" überein, doch bezieht sich dieser Terminus in der Neuropathologie üblicherweise auf Veränderungen des Parenchyms im engeren Sinn, während hier das Neuropil in toto betroffen erscheint. Daraus, wie aus der regellosunsystematischen Verteilung der „Rarefikationsnekrosen" ergeben sich formale Abgrenzungsmöglichkeiten gegenüber den ätiologisch grundsätzlich andersartigen „atrophisierenden Prozessen" im Sinne cerebrospinaler Systemdegenerationen. Diese Unterscheidung ist nicht nur aus prinzipiell-pathogenetischen, sondern auch aus praktischen Gründen wichtig, da mit zentralen Rarefikationsnekrosen einhergehende Spinalschäden oft symptomatische Übereinstimmung oder Ähnlichkeit mit endogenen Formen nukleärer Amyotrophien bzw. der myatrophischen Lateralsklerose aufweisen können (NEUMAYER 1955, 1965, JELLINGER u. NEUMAYER 1962—66). Infolge Fehlens systematischer Affektionen sind sie jedoch den „exogenen" oder „Pseudoformen" der Amyotrophie bzw. Lateralsklerose zu unterstellen. Nur ausnahmsweise scheint eine Superposition chronisch-ischämische Spinalschäden auf einen degenerativen Prozeß endogener Natur möglich, wie die Nachuntersuchung eines von STEFAN (1933) als „progressive spinale Amyotrophie" aufgefaßten Falles und eigene Beobachtungen mit systematischem Ausfall des zentralen und peripheren motorischen Neurons neben eindeutigen vaskulären Fokalnekrosen zeigen.

Bei intermittierenden Störungen der lokalen Blutversorgung kann es daneben auch zu kritischer Reduktion der Gewebsatmung und zum Zusammenbruch der Versorgung mit disseminierten Einzelzellnekrosen oder Fokalläsionen nach Art partieller oder totaler Nekrosen kommen, wie sie in der Peripherie ischämischer Spinalinfarkte beobachtet werden, doch ist diese Kombination selten (Abb. 47 b) und stellt die Möglichkeit einer embolischen Genese zur Diskussion.

Zentrale „Rarefikationsnekrosen" des spinalen Grau stellen das wesentliche morphologische Substrat der *„progressiven vasozirkulatorischen Myelopathie des höheren Lebensalters"* dar (s. S. 125). Die Läsionen zeigen keine primäre topische Abhängigkeit von der Verteilung der arteriellen Seitenzuflüsse des Rückenmarks und lassen keine eindeutigen Lokalbeziehungen zu atherosklerotischen und „senil" fibrotischen Wandveränderungen der extra- und intramedullären Gefäße erkennen. Eine Aufgliederung der metameren Ausbreitung der oft nur über Segmentabschnitte oder wenige Segmente ein- oder beidseits ausgeprägten Läsionen an 60 verifizierten Fällen ergibt jedoch eindeutige Bevorzugung für die Halsanschwellung und cervico-dorsale Übergangsregion in C 5—D 2 bei wesentlich geringerer Affektion des Brust- und Lendenmarks (Abb. 49). Die mit den Erfahrungen von MANNEN (1963) übereinstimmenden Mittelkurven der segmentalen Läsionsverteilung, die wegen der starken lokalen Intensitätsschwankungen dieser als Folgen chronischer Ischämie aufgefaßten Veränderungen des spinalen Grau nur ein sehr schematisches Bild vermitteln, zeigen gute Korrelation zwischen drei charakteristi-

schen Graden der Gewebsschädigung, was für die einheitliche Genese spricht.
Die signifikante Bevorzugung des Versorgungsgebietes der A. vertebralis und
ihrer „Grenzzone" zum Aortenterritorium erscheint bei der in diesen Fällen
regelmäßig anzutreffenden schweren Sklerose der Aorta descendens mit häufi-

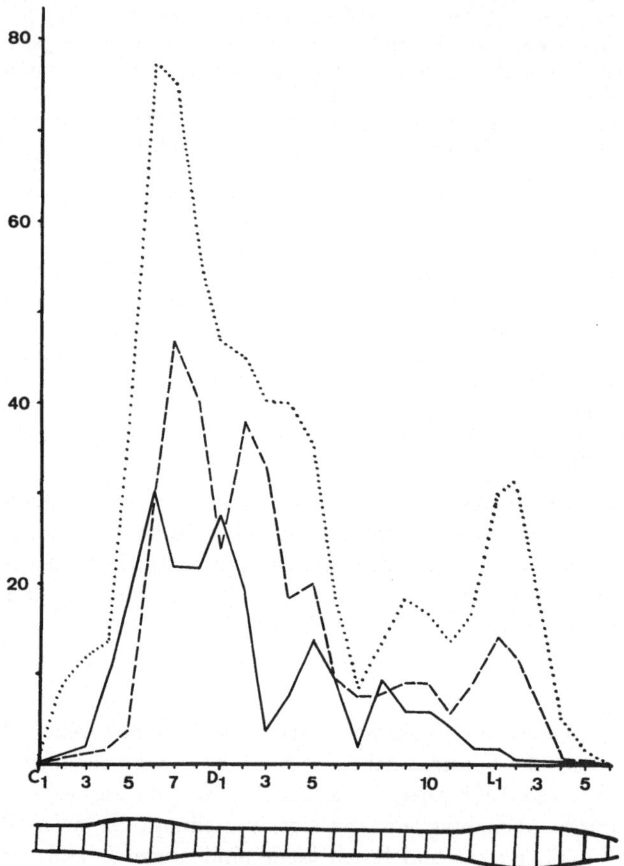

Abb. 49. Mittlere prozentuelle Segmentverteilung der Läsionen im Vorderhorngrau bei 60 verifizierten Fällen von „progressiver vasozirkulatorischer Myelopathie des höheren Lebensalters".
———— zystische „Rarefikationsnekrose", — — — spongiöse Gewebsdesintegration, ... Parenchymrarefikation („Atrophie") ohne Gewebszerfall.

gen Geschwürsbildungen oder sogar Thrombosen besonders bemerkenswert.
Aus dieser topischen Prädilektion der ischämischen Parenchymschäden im
zentralen Grau postulierten wir als pathogenen Hauptfaktor eine *chronische
Mangeldurchblutung im spinalen Versorgungsgebiet der Aa. vertebrales* (JEL-
LINGER u. NEUMAYER 1966), während Störungen im Bereich der aortalen
Zuflüsse zwar häufig vorliegen, aber vergleichsweise stark in den Hintergrund
treten. Dem steht eine Reihe klinischer und radiologischer Beobachtungen chro-

nischer Ischämie kaudaler Rückenmarksabschnitte im Rahmen schwerer Aortensklerose gegenüber (REICHERT et al. 1934, SKINHOJ 1954, LAZORTHES 1958,
COSSA et al. 1962, RIEGROVA 1962, ROTH u. HANAK 1965 u. a.).

Es dürfte sich vorzugsweise um Folgen einer durch Zuflußdrosselung bedingten
„reinen" chronischen relativen arteriellen Ischämie handeln, die kaum durch akute
intermittierende Störungen der Allgemeinzirkulation kompliziert scheint und daher
fast ausschließlich das zentrale Endstromgebiet der Spinalgefäße bei ausreichender
Versorgung der peripheren Querschnittsareale betrifft. Diese Vorstellung erklärt auch
die von MANNEN (1963), GRUNER u. LAPRESLE (1962) sowie JELLINGER (1962 b)
hervorgehobene geringe Affektion der arteriellen „Grenzzonen" der Längssysteme,
da sich deren prädilektive Vulnerabilität vor allem bei akuter Mangeldurchblutung
mit Kollateralinsuffizienz manifestiert, während bei chronischer Zuflußdrosselung
eine teilweise Anpassung des Kollateralkreislaufes möglich scheint. Die Bevorzugung
des Stromgebietes der A. vertebralis läßt sich durch deren rhythmische Atheromatose
(HUTCHINSON u. YATES 1956, MEYER 1964, CHRAST u. KORBICKA 1966) mit Zustrom-
einengung für die Rr. spinales neben spondylogenen Affektionen (SHEEHAN et al.
HARDIN et al., MASLOWSKI 1960, GERAUD et al. 1962, BURROWS u. MARSHALL 1965)
und haltungsbedingten Zirkulationsstörungen (PRIMBS u. WEBER 1961, CHRAST u.
KORBICKA 1962) wohl ebensowenig wie durch die im Halsmark prädilektiv ausgeprägte intramedulläre Gefäßfibrose hinreichend begründen, zumal wir über keine systematischen Untersuchungen des extrakraniellen Abschnitts der A. vertebralis am eigenen
Material besitzen. Im intrakraniellen Abschnitt bestand schwerste stenosierende Atherosklerose in rund 25% der Fälle mit einzelnen abhängigen Encephalomalacien. Anderseits konnten HUGHES u. BROWNELL (1965 a) bzw. HUGHES (1966) selbst bei schweren
spondylogenen Myelopathien keine eindeutige mechanische Alteration der A. vertebralis nachweisen. Für eine ausschließliche oder vorzugsweise mechanische bzw. „bio-
mechanische" (BREIG 1960) Genese *dieser* chronischen Rückenmarksschäden etwa durch
Kompression im Rahmen cervikaler Spondylose, Protrusionen und Bandveränderun-
gen (vgl. KAHN 1947, NUGENT 1959, KUHLENDAHL u. FELTEN 1956, STOLTMANN u.
BLACKWOOD 1964, KUHLENDAHL 1966 a) ergeben sich *keine* Hinweise, da höhergradige
Wirbelveränderungen nur in knapp 10 % unseres Materials radiologisch und autoptisch
verifizierbar waren und das histopathologische Bild der medullären Läsionen durchweg von den als Folgen mechanischer Rückenmarksschädigung spinaler Genese an-
gesprochenen Veränderungen (vgl. NUGENT 1959, WILKINSON 1960, STOLTMANN u.
BLACKWOOD 1964, HUGHES 1966) abweicht.

Auch für die geringe Beteiligung des Dorsolumbalmarks trotz schwerer Aortensklerose mit Einengung der Segmentgefäßostien steht eine schlüssige Erklärung bisher
aus[1]. Diese Diskrepanz der Befunde impliziert die Forderung nach *systematischen*
Vergleichsuntersuchungen des Rückenmarks und seiner gesamten Strombahn ein-
schließlich der großen Zuflüsse für die Faktorenanalyse zur pathogenetischen Aufklärung spinaler Durchblutungsstörungen. Das gilt in besonderem Maß für jene, deren
Hauptursachen im extramedullären Stromgebiet zu vermuten sind.

Vergleichbare Folgen chronischer Ernährungsstörung des Rückenmarks im höheren
Lebensalter wurden mehrfach beobachtet (HENNEBERG 1911, D'ANTONA 1926, GARCIN
u. GRUNER 1953, NEUMAYER 1955, 1965, BONDOUELLE et al. 1962, GRUNER u. LA-
PRESLE 1962, FIESCHI u. DE CAROLIS 1962, VAN GEHUCHTEN u. BRUCHER 1963), wenn
auch diagnostisch oft anders gedeutet (PEKELSKI 1923, TESCHLER 1928, STEFAN 1933,
HOFF et al. 1954).

---

[1] Eine kritische Faktorenanalyse dieser Sonderform progressiver Myelopathien
ist an anderer Stelle mit NEUMAYER vorgesehen.

Analogen Spinalläsionen sind ferner als Substrat des „amyotrophischen" Typs der Lues cerebrospinalis bekannt (Marie u. Foix 1912, Lerouge 1912, Leri 1913, Martin 1925 u. a.) und wurden auch bei chronischer Arachnoitidis (Kramer 1956) sowie bei chronischen Panarteriitis nodosa beschrieben (Riser et al. 1955 — Fall 3; Jellinger 1963 b — Fall 3), wo sie sich gleichfalls prädilektiv auf Hals- und oberstes Brustmark erstreckten und mit einem schweren produktiv-stenosierenden Befall der Aa. vertebralies sowie der extraspinalen Ventraläste im oralen Spinalabschnitt einhergingen. Diese Befunde unterstützen die Deutung dieser „Rarefikationsnekrosen" als Folgen drosselungsbedingter chronischer relativer arterieller Ischämie. Tom u. Richardson (1951) sahen geringere Grade nach schwerer Hypoglykämie.

3. Vasozirkulatorische Randschäden

Den chronischen Veränderungen des zentralen Spinalgrau lassen sich progressive Markveränderungen der Querschnittsperiphere gegenüberstellen, die als „Randsklerose" oder „meningoencephalitische Randdegeneration" (Bechterew 1904) bei Myelopathien im Rahmen chronischer Meningitiden in Sonderheit luischer Natur seit langem bekannt und hinsichtlich ihrer Formalgenese umstritten sind.

Morphologisch handelt es sich um periphere, die subpiale Randzone in mehr minder starker Tiefenausbreitung betreffende spongiöse Markschäden, die sich in den frischen Stadien auf ödematöse „Randmarklichtung" mit leicht poröser Gewebsauflockerung, Markscheidenquellung und verminderter Tinktion derselben, selten auch Axonschwellung beschränken. Bei chronischen Verläufen manifestiert sich ein fortschreitender inkompletter Markscheidenzerfall bis zur subtotalen oder vollständigen Entmarkung mit relativer Erhaltung der Axone sowie lebhafter Gliaprogression. Die Markschädigung geht mit lebhaftem, meist aber äußerst protrahiertem Abbau einher, der durch reichliche Anhäufung schwerlöslicher, doppeltbrechender Lipoide neben relativ spärlich Neutralfett gekennzeichnet ist. Allenthalben tritt eine intensive plasmatische Astrogliareaktion mit „Gemästeten" sowie erheblicher Sklerosetendenz hervor, die in Spätstadien zur dichten gliös-sklerotischen Vernarbung der entmarkten Bezirke führt. Die perimedullären Gefäße zeigen im allgemeinen schwere Wandveränderungen, die je nach der Art des Grundprozesses in entzündlichen und/oder produktiven bis stenosierenden Läsionen oder lediglich starker Stauung und Wanddurchtränkung bestehen können. Es scheint der Natur des Gewebsprozesses als wesentlicher Befund zu entsprechen, daß sich die Gefäßläsionen oft nicht nur auf die Arterien beschränken, sondern auch die venöse Strombahn betreffen oder in dieser sogar bevorzugt ausgeprägt sind. Innerhalb der Marginallichtung und -entmarkung können perivasal-streifige Läsionen um die Radiärvenen oder fleck- und keilförmige Herdschäden vom Typ spongiöser Ödem- bzw. Partialnekrosen mit starken Axonauftreibungen hervortreten. Sie sind im allgemeinen mit der Basis gegen die Rückenmarksoberfläche und mit der Spitze gegen das zentrale Grau gerichtet, welches sie jedoch nicht erreichen.

Im Querschnitt betreffen die Markschäden vorzugsweise die Seiten- und Hinterseitenstränge, sind aber auch in den übrigen peripheren Abschnitten ausgeprägt und können eine zirkuläre Läsion hervorrufen, die zentripetal in die Tiefe fortschreitet und große Teile der Marksubstanz einschließlich der Grundstrangbündel erfassen kann (Abb. 50 a, b). Sie führt mitunter zu fast komplettem Markausfall und damit zu subtotalen Querschnittsnekrosen mit relativer Verschonung der grauen Substanz (Abb. 50 c).

Die Schädigung kann lokal betont oder symmetrisch ausgeprägt sein und ist bei Ausfall größerer Strangareale von sekundären Degenerationsvorgängen gefolgt.

Im Längsschnitt bevorzugen die Randläsionen nach Intensität und Ausbreitung oft die obere und mittlere Dorsalregion, können sich aber in Abhängigkeit von der Prädilektion des Grundprozesses auf große Spinalabschnitte

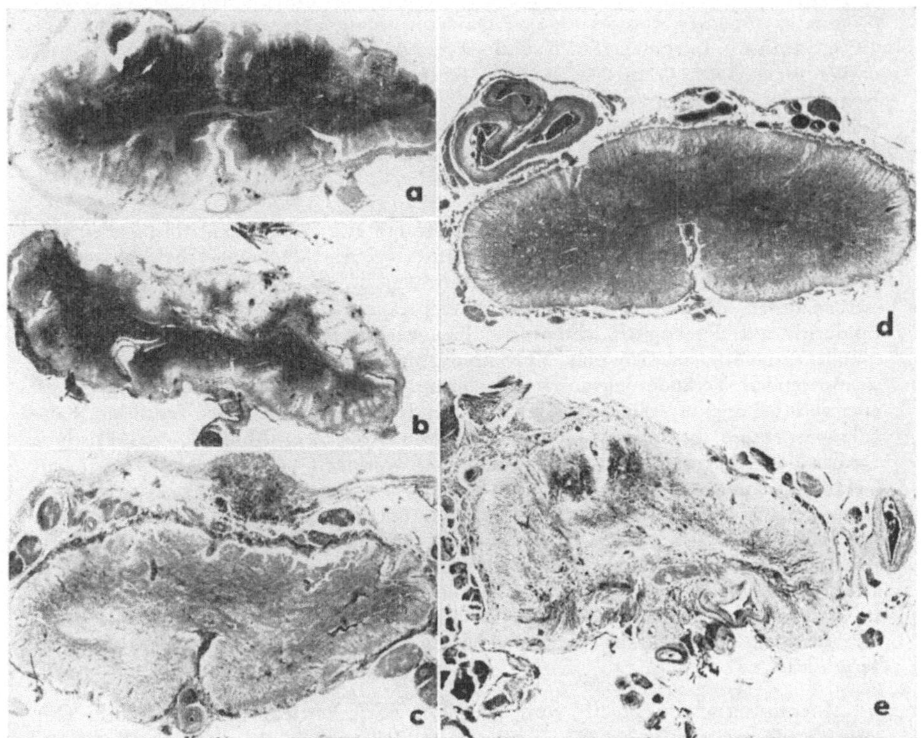

Abb. 50. Progressive „vasozirkulatorische Randschäden" des Rückenmarks. a), b) RP 814/44. Meningitis luica chron. bei 50jähriger Frau mit partiellem Halsquerschnittssyndrom. Schwere Rand- und Arealentmarkung im Halsmark (a) mit Bevorzugung der Vorder- und Seitenstränge sowie im oralen Brustmark (b) in Seiten- und Hintersträngen. Stenosierende End-(Pan)angiitis der extramedullären Gefäße. Spielmeyer 4,5- bzw. 5mal. c) NI 12/58. Chronische Panarteriitis nodosa im stenosierenden Narbenstadium. Inkomplette Querschnittsentmarkung in D 6 mit unilateraler Vorderhornrarefikation. Klüver-Barrera 6mal. d) Rp 495.53. Spinale Angiodysgenesie (extra- und intramedulläres Angioma racemosum venosum) bei 70jährigem Mann mit progressiver Caudaläsion. Zirkuläre Randentmarkung im mittleren Dorsaldrittel. Konvolut hypertrophisch-sklerotischer Venen dorsolateral. Heidenhain 6mal. e) NI 28.59. Angiodysgenetische nekrotisierende Myelopathie bei 63jährigem Mann mit progressiv-ascendierendem partiellem Querschnittssyndrom. Schwere zirkuläre Rand- und Arealentmarkung sowie ausgedehnte Nekrose zentraler Querschnittsareale mit kollagener Umwandlung. Schwere produktive Veränderungen der intra- und extramedullären Venenkonvolute des Angioms. Brustmark D 7/8. Heidenhain 6mal.

erstrecken. Mittleres und unteres Halsmark (Abb. 50 a) sowie Dorsolumbalregion können mit oder ohne thorakaler Prädilektion ergriffen sein. Das orale Halsmark bleibt meist verschont.

Spinale Randläsionen finden sich nicht nur bei „Meningomyelitis syphilitica", *Meningitis luica* mit Endarteriitis (Panangiitis) obliterans HEUBNER (PANDY 1903,

Nonne 1915, Spitzer 1926, Nagasaka 1962, Staemmler 1937, Sträussler 1958 u. a.), sondern auch bei *Meningitis tuberculosa* (Lüthy u. Zollinger 1946, Scheidegger 1958, Wechsler 1960/61), chronischen Meningitiden unbekannter Ätiologie (Wechsler 1960/61, Jellinger 1962 a), *posttraumatischer Meningopathie* (Macken u. Martin 1949), Arachnoiditis adhaesiva (Brouwer 1931), ferner bei *Sarcoidose* (Wechsler 1960/61; Hughes 1966), *Panarteriitis nodosa* (Haft et al. 157, Wechsler 1959, Gruner u. Lapresle 1963 b) und atypischen *spinalen Angiodysgenesien* (Scholz u. Wechsler 1959, Wechsler 1960/61, Scheda et al 1965) sowie bei extraduralen Kompressionsprozessen mit oder ohne Gefäßaffektion (Keschner u. Davison 1933). Gleichartige, oft bis zur subtotalen Querschnittsnekrose reichende Läsionen wurden bei Myelopathien nach *Spinalanästhesie* neben obliterierenden Angiitiden beobachtet (Zeckel u. Behr 1933, Macken u. Martin 1950, Brittingham et al. 1954, Greenfield et al. 1955; Lit. b. Schwarz u. Bevilacqua 1964).

Im *eigenen Material* findet sich dieses Läsionsmuster bei subakut-chronischen spezifischen und unspezifischen Spinalmeningitiden bzw. Meningomyelitiden mit oft schwerer Panarteriitis und -phlebitis (Abb.50 a, b), bei Meningealcarcinosen und -sarcomatosen mit perimedullärer Gefäßkompression, tuberkulöser Wirbelkaries mit Epiduritis und Panangiitis, chronischer Panarteriitis nodosa (Abb. 50 c) sowie bei spinalen Angiodysgenesien ohne Querschnittsmyelopathie bei schwersten produktiv-stenosierenden Veränderungen der extramedullären Angiomkonvolute (Abb. 50 d), aber auch bei angiodysgenetischer nekrotisierender Myelopathie neben zentraler „Koagulationsnekrose" bei intramedullären Angiomen (Abb. 50 e). Ähnliche, meist frischere Stadien der Markrandschädigung konnten wir vereinzelt bei Spinalkompression mit Gefäßbeteiligung sehen, wo sie nicht selten mit streifigen Ödemnekrosen sowie „lückenfeldartigen" Läsionen, vereinzelt sogar mit zentralen stiftförmigen Nekrosen vergesellschaftet waren. Meist handelte es sich dabei um spezifisch-entzündliche epidurale Prozesse mit häufiger Beteiligung der Meningen sowie der pialen und intramedullären Gefäße, wobei oft die Affektion des venösen Schenkels im Vordergrund stand. Einfache Randmarklichtungen im Rahmen nichtentzündlicher Kompressionsmyelopathien und anderer Ödemschäden des Rückenmarks wurden dabei nicht berücksichtigt.

Morphologisch trägt die von peripher nach zentral fortschreitende Gewebsschädigung den Charakter einer *partiellen Marknekrose,* die alle Merkmale eines langsam progredienten Parenchymunterganges mit stark verzögertem Abbau und erhaltener Reaktionsfähigkeit der Makroglia sowie konsekutiver Sklerosetendenz erkennen läßt. Diese Affektion wurde von Wechsler (1959) als „kombinierte Rand- und Arealentmarkung" bezeichnet und der als speziellen Läsionstyp bei chronischen Spinalmeningitiden mit endangitischer Beteiligung aufgefaßten „thorakalen Randentmarkung" an die Seite gestellt (Wechsler 1960, 1961). Innerhalb dieser charakteristischen Reaktionsform des Rückenmarks kann man formal zwei Gruppen unterscheiden, die sich hinsichtlich der Quantität und Akuität der Gewebsveränderungen abweichend verhalten: a) die *progressive Rand- und Arealentmarkung,* die als ein eigengesetzlich fortschreitender zentripetaler Prozeß mit Ausgang in areolärer oder zirkulärer Sklerose imponiert. Sie wird häufig als isolierte Läsionsform im Rahmen chronischer Spinalmeningitiden mit und ohne angiitischer Beteiligung angetroffen, kann aber auch durch zentrale Infarkte im Grau kompliziert sein (vgl. Abb. 50 c). b) *Spongiöse Randmarknekrosen,* die von ödematöser Marginallichtung bis zu schweren Ödemnekrosen mit mehr oder weniger starker Sklerosetendenz reichen und häufig durch andere fleck-, keil- oder herdförmige Partialnekrosen der weißen Rückenmarkssubstanz kombiniert sind. Dieser Typ wird nach unserer Erfahrung bevorzugt bei subakuten Prozessen verschiedener Ätiologie mit starker phlebitischer Beteiligung oder Gefäßkompression bis -verschlüssen beobachtet. Grundsätzlich scheint es sich bei beiden Prozeßformen um gleichartige Vorgänge bei leicht abweichenden formalgenetischen Faktorenkonstellationen zu handeln.

Pathogenetisch wurden diese Veränderungen zunächst als Entzündungsfolgen bzw. durch Übergreifen des meningitisch-toxischen Prozesses auf das Spinalgewebe interpretiert (SPITZER 1926). Die Morphologie und Lokalisation dieser marginalen Läsionsform sowie die verifizierbare Korrelation ihrer Intensität und segmentalen Ausbreitung mit dem Grad und der Topik von Gefäßaffektionen im perimedullären Netz rechtfertigen jedoch ihre pathogenetische Deutung als Folgen *chronisch-protrahierter Durchblutungs- und Permeabilitätsstörungen der perimedullären Gefäße* (WECHSLER 1959/60/61; JELLINGER 1962 b/63 b). Sekundäre Degenerationsvorgänge bei Wurzelläsionen reichen nicht zur Erklärung dieses Schädigungsmusters mit oft weitem Querschnittsbefall aus.

Die Art und Ausbreitung der Marginalläsionen stehen einer einfachen formalgenetischen Interpretation als Folgen ischämischer Störungen durch Affektion der Gefäße der „Vasocorona" wie auch der Annahme rein entzündungsbedingter Gewebsschäden entgegen, sondern weisen auf eine *komplexe pathogenetische Faktorenkonstellation* hin. Sie sind als dyshorisch-ischämische Gewebsschäden durch chronische Zirkulationsstörungen im Bereich des umfänglich pathologisch veränderten spinalen Gefäßapparates mit konsekutiv beeinträchtigter Hämodynamik im peripheren Irrigationsgebiet einerseits sowie durch exsudative Permeabilitätsstörungen der Pia-Gliamembran infolge des chronischen Oberflächenprozesses evtl. unter Hinzutreten histotoxischer Faktoren vom entzündlich veränderten Hüllsystem anderseits zu interpretieren. Je nach der Art des Grundprozesses dürfte der einen oder anderen Komponente richtungsweisende Bedeutung für die Manifestation der Randschädigung zukommen. Bei unspezifischen Angiitiden, wie Panarteriitis nodosa, sowie bei Hervortreten spezifischer stenosierend-obliterierender Entzündungsvorgänge am Gefäßapparat gegenüber der meningealen Komponente liegt der Schwerpunkt der komplexen Störung offenbar auf den hämodynamischen Folgen der daraus resultierenden Lumenbeengung und Reduktion des Blutzustromes. Mit der Annahme arterieller relativer Ischämie wird man allerdings für die pathogenetische Deutung dieser fast ausschließlich die Marksubstanz betreffenden Läsionsform nicht das Auslangen finden. Gilt doch das Mark als verhältnismäßig wenig empfindlich gegenüber O_2-Mangel, während es Ödemschäden bevorzugt ausgesetzt ist. Weit wahrscheinlicher ist die Annahme *chronischer*

Ödemschäden des Markes, die aus protrahierten exsudativen Permeabilitäts-
und venösen Abflußstörungen resultieren.

Die Bedeutung *venöser Drainagebehinderung* bietet sich nicht nur aus dem
für arteriell-ischämische Läsionen ungewöhnlichen Substrat der Randschäden
und ihrer oft weit über die marginale Irrigationszone fortschreitende Tiefenausbreitung, sondern auch aus der schwere Affektion peri- (und intra-)medul-
lärer Venen an. Das gilt nicht nur für den subakuten Typ der spongiösen
Markrandnekrosen, der mit fokalen Ödemnekrosen kompliziert sein kann,
sondern auch für die chronisch-progressiven Rand- und Arealentmarkungen,
die Ähnlichkeit mit protrahierten Ödemschäden des Hirnmarks aufweisen,
während sie sich von der „plasmatischen Infiltrationsnekrose" (SCHOLZ 1949)
durch starke Organisationstendenz unterscheiden. Die Superposition *venöse̜*
Abflußstörungen mit Stauung, Ödem und Ischämie infolge Behinderung der
Nähr- und Spülfunktion des Blutes mit *chronischer relativer arterieller Ischä-*
mie durch Zuflußdrosselung in den stenosierten Marginalästen sowie *dyshori-*
schen Faktoren im Rahmen des meningovaskulären Entzündungsgeschehens
mit sekundärer Gewebsischämie führen zur progressiven Manifestation der
Markschäden. Je nach dem Überwiegen von Störungen im arteriellen oder
venösen Schenkel der Spinalperipherie erscheinen Abweichungen im Prozeß-
verlauf möglich, der durch die dyshorische Komponente von rein vasal-hämo-
dynamischen Gewebsläsionen abweicht.

Für die komplexe Genese der Randschäden spricht auch deren unregelmäßige Querschnittsausbreitung. Die Bevorzugung der Seiten- und Hinterseitenstränge, die nicht notwendigerweise mit Befallsprädominanz der dorsolateralen Spinalgefäße einhergeht, könnte als eine Art „Grenzzonenschaden"
an der Wasserscheide der ventralen und dorsalen Zuflüsse der Vasocorona
aufgefaßt werden, doch stößt diese Vorstellung wegen der postulierten Beteiligung venöser Abflußstörungen auf Schwierigkeiten. Ähnliches gilt auch für die
Interpretation der Ausbreitungstopik im Spinallängsschnitt. Die häufige, aber
nicht obligate thorakale Prädilektion der Randschäden ist teilweise durch enge
Lokalbeziehungen zum Intensitätsmaximum des meningovaskulären Grundprozesses erklärbar. Daneben wurde auch ihre Deutung als „Grenzzonen-
schädigung" diskutiert (WECHSLER 1959), doch erscheint uns diese wegen der
funktionell-anatomischen Besonderheiten des peripheren Gefäßsystems sowie
der weitgehenden Uniformität der perimedullären Drainage gegenüber anderen kreislaufbedingten Läsionsformen des Rückenmarks von untergeordneter
Bedeutung. Eine weitere Überprüfung der formalgenetischen Grundlagen für
die topische Ausbreitung spinaler vasozirkulatorischer Randschäden ist daher
anzuregen.

E. Ergebnisse

Für die allgemeine Pathologie des Rückenmarkskreislaufes lassen sich folgende grundsätzliche Feststellungen treffen:

1. Art, Ort und Ausdehnung kreislaufbedingter Rückenmarksläsionen sind weniger vom Wesen als von Sitz und Schwere der ursächlichen Störung abhängig. Ätiologisch kommen allgemeine Kreislaufaffektionen sowie organische Gefäßprozesse in Frage, die an der spinalen Strombahn gewisse Besonderheiten gegenüber anderen Gefäßprovinzen aufweisen.

2. Die Ursachen spinaler Durchblutungsstörungen organischer und/oder funktioneller Natur können in- und/oder außerhalb des Rückenmarksgefäßsystems gelegen sein. Meist bestehen komplexe pathogenetische Faktorenkonstellationen.

3. In pathogenetischer Hinsicht lassen sich die Substrate spinaler Kreislaufstörungen in 3 Gruppen gliedern: *vasozirkulatorische Myelopathien* als Folgen hämodynamischer Störungen vorwiegend extramedullärer Ursache ohne topische Abhängigkeit von organischen Rückenmarksgefäßläsionen werden den *vaskulären Myelopathien* als Substrat organischer Ausschaltung spinaler Zuflüsse mit mehr oder weniger umschriebenen spinalen Gefäßsyndromen gegenübergestellt; bei einer Reihe von *Myelopathien unbekannter Ätiologie* ist eine Beteiligung vasal-vasozirkulatorischer Faktoren wahrscheinlich.

4. *Spinale Zirkulationsinsuffizienz* durch Herzkreislaufversagen kann allein zu medullären Ausfällen führen, wird aber im allgemeinen durch Erhöhung des lokalen Gefäßwiderstandes durch organische Wandläsionen der Rückenmarksgefäße gefördert.

5. Die Seltenheit höhergradiger *Atherosklerose der Spinalarterien* wird nach eigenen statistischen Untersuchungen bestätigt. Sie bedingt nur selten umschriebene spinale Gefäßsyndrome, bewirkt aber gleich der im höheren Lebensalter obligaten intra- und extramedullären Gefäßfibrose durch Erhöhung des lokalen Gefäßwiderstandes und hämodynamische Anpassungsstarre des Spinalkreislaufes eine erhöhte Anfälligkeit des senilen Rückenmarks gegenüber allgemeinen Kreislaufstörungen.

6. Die *regionale Kreislaufpathologie des Rückenmarks* steht in schematischer Abhängigkeit vom Ort der Unterbrechung im spinalen Zu- und Abflußsystem, wobei sich bestimmte topische Standardmuster kreislaufbedingter Rückenmarksschäden erarbeiten lassen.

7. Bei allgemeiner spinaler Zirkulationsinsuffizienz sind einerseits die hämodynamischen „Grenzzonen" und anderseits die Gebiete mit höchstem Energiebedarf trotz guter Vaskularisation bevorzugt gefährdet. Die metamere Läsion des Segments D 4/5 ist gegenüber Affektionen der cervikodorsalen Übergangsregion selten.

8. Die verschiedenen Unterbrechungspunkten des spinalen Zu- und Abflußsystems entsprechenden topischen Läsionsmuster im Quer- und Längsschnitt unterliegen starken individuellen Schwankungen. „Typische" spinale Gefäßsyndrome können verschiedenen Ausfallsorten innerhalb der medullären Gesamtstrombahn entsprechen.

9. Die Substrate kreislaufbedingter Rückenmarksschäden zeigen grundsätzliche Übereinstimmung mit jenen des übrigen ZNS, doch bestehen einzelne typische spinale Läsionsformen, deren morphologische und formalgenetische Besonderheiten kritisch erörtert werden.

10. Mehrsegmentale zentrale Querschnittsläsionen lassen sich morphologisch und pathogenetisch in 2 Gruppen gliedern: die *„konischen zentromedullären Nekrosen"* als ischämische Infarkte *arterieller* Genese mit charakteristischer Längsausbreitung infolge der peripheren Kollateralversorgung umfassen graue *und* weiße Substanz mit seltener Beteiligung des ventralen Hinterstrangsfeldes; die *„zentralen Nekrosestifte"* als häufiger, fast elektiv das ventrale Hinterstrangsfeld betreffender Läsionstyp bei Spinalschäden verschiedener Ätiologie entsprechen Ödemnekrosen mit Verflüssigungstendenz und werden vorzugsweise auf *venöse* Abflußstörungen bezogen. Ihre topische Beziehung zu den zentralen „Wasserscheidenzonen" des arteriellen und venösen Systems unterstellt im Einzelfall ein pathogenes Zusammenwirken *mehrerer zirkulatorischer Faktoren*. Für zentrale Nekrosestifte bei cervikalen Überstreckungstraumen wird eine Kombination vasal-vasozirkulatorischer, mechanischer und dynamischer Faktoren angenommen.

11. Im zentralen Spinalgrau lokalisierte subtotale Nekrosen als Folgen chronischer relativer arterieller Ischämie imponieren als *zentrale „Rarefikationsnekrosen"* mit fehlender Organisationstendenz und Ausgang in spongiöse Gewebsdesintegration nach Art einer „vaskulären Dystrophie". Sie bilden das wesentliche Substrat der „progressiven vasozirkulatorischen Myelopathie des höheren Lebensalters", dessen Topik vorzugsweise auf chronische Zufuhrdrosselung im Stromgebiet der Aa. vertebrales hinweist.

12. Die *vasozirkulatorischen Randschäden* des Rückenmarks im Sinne progressiver Markveränderungen mit zentripetaler Ausbreitungstendenz gliedern sich formal in *„progressive Rand- und Arealentmarkungen"* (WECHSLER 1959—61) bei chronischen Spinalmeningitiden mit angiitischer Beteiligung bzw. unspezifischen Angiitiden sowie in *„spongiöse Randmarknekrosen"* mit häufiger Komplikation durch fokale Markläsionen bei subakuten Perimedullärprozessen mit vorwiegend phlebitischer Beteiligung. Es handelt sich um partielle Marknekrosen vom Charakter protrahierter Ödemschäden verschiedener Akuität im Bereiche des peripheren spinalen Stromgebietes, denen komplexe Permeabilitäts- und Zirkulationsstörungen der perimedullären Zu- und Abflußsysteme neben Schädigungsfaktoren seitens des Hüllsystems zugrundeliegen.

V. Zusammenfassung

Die vorliegende Studie besteht aus drei Abschnitten. Im ersten werden die anatomischen und vergleichend-morphologischen Grundlagen der spinalen Blutversorgung abgehandelt, im zweiten funktionell-anatomische und pathophysiologische Gesetzmäßigkeiten der Rückenmarksdurchblutung kritisch zu erarbeiten versucht und im dritten Fragen der allgemeinen Pathologie des Spinalkreislaufes sowie der Pathogenese vasozirkulatorischer Rückenmarksschäden diskutiert.

Dem *ersten Abschnitt* liegen eigene anatomische Untersuchungen an 318 menschlichen Medullae spinales sowie an einer Reihe von Laboratoriumstieren (Katze, Kaninchen, Meerschweinchen, Ratte) mittels postmortaler Latex-Injektionstechnik oder Simultanfüllung zugrunde. Die Befunde berücksichtigen Verlauf, Segmenthöhe und regionale Verteilung sowie Verzweigungsmodus der extramedullären intraduralen Zu- und Abflüsse des Rückenmarks sowie der Sulcusarterien, geringer auch die spinalen Binnengefäßverhältnisse. Vordringliches Ziel der Untersuchungen war die zahlenmäßige Erfassung von Gesetzmäßigkeiten der segmentalen Gefäßversorgung des Rückenmarks an einem statistisch verwertbaren Material durch Auswertung eigener Befunde sowie von Angaben aus dem Schrifttum. Die Ergebnisse stützen sich auf das Verhalten der Ventralarterien bei 700, der Hinterwurzelarterien bei 115, der ventralen Spinalvenen bei 330 sowie der Hinterwurzelvenen bei 140 menschlichen Rückenmarkspräparaten. Vergleichend-anatomische Untersuchungen bestätigen die Gesetzmäßigkeiten zwischen Entwicklung und Wachstum des Rückenmarks und seiner Vaskularisation. Sie geben zugleich deskriptive und quantitative Grundlagen für die Prüfung der morphologisch fundierten Übertragbarkeit experimenteller Befunde auf den Menschen, ohne jedoch Einblick in funktionelle Besonderheiten zu verschaffen. Die Ergebnisse werden für die einzelnen Spinalgefäßabschnitte getrennt dargestellt.

Die arterielle Blutversorgung des Rückenmarks erfolgt von zwei großen Quellgebieten, der A. subclavia bzw. A. vertebralis sowie der Brust- und Bauchaorta über ein ventrales und dorsales Zuflußsystem. Beide Systeme unterliegen in der aufsteigenden Tierreihe einer progressiven Desegmentation unterschiedlicher Intensität, die am Menschen im Ventralsystem ihre stärkste Ausprägung zeigt. Der Zufluß erfolgt über eine geringe Zahl großkalibriger Ventraläste in verschiedener Zutrittshöhe, wobei rund die Hälfte der menschlichen Medullae dem „paucisegmentalen" Versorgungstyp mit 2—5 Zuflüssen entsprechen dürften, während das Dorsalsystem etwa drei- bis vierfache mittlere Zuflußzahlen aufweist.

Frühere Befunde über die regionalen Verteilungsunterschiede der Spinalzuflüsse werden an einem größeren Material bestätigt. Die beiden Zuflußsysteme zeigen starke Abweichungen ihrer anatomischen Zuflußverteilung und Gesamtorganisation, lassen aber beim Menschen und einer Reihe höherer Vertebraten einen konstanten Abfall der mittleren segmentalen Zutrittshäufigkeit ventraler und dorsaler Arterien in der cerviko-dorsalen Übergangsregion bzw. im oralen Brustmark erkennen. Diese schematische „Minimumzone" arterieller Zuflüsse stimmt topisch mit der aus der Provenienz der Segmentäste aus A. subclavia und Aorta ableitbaren „anatomischen" Grenze der beiden Hauptstromgebiete weitgehend überein.

Im kaudalen Abschnitt des menschlichen Rückenmarks beschränkt sich die Versorgung auf ein großes Zuflußgefäß, die A. radicularis magna, welche dem durch Aufrichtung zur Zweibeinigkeit bedingten „Ascensus" des Rückenmarks folgt. Sie ist in rund zwei Drittel der Fälle im Brustmark, davon in über 10 % an der Grenze mittleres/unteres Thorakaldrittel und nur in kaum einem Viertel im Lumbalmark gelegen. Die bei Vierbeinern — mit Ausnahme der Ratte — konstant tiefe Zutrittshöhe des kaudalen Hauptgefäßes im unteren Conusabschnitt bedingt die aus experimentellen Aortenklemmungsbefunden bekannten Unterschiede der Lumbalversorgung.

Die kaudalen Zuflüsse des Ventral- und Dorsalsystems sind stark variabel und bei rund 50 % der Medullae in Höhe und Lateralisation voneinander unabhängig. Nur in einem Viertel der menschlichen Medullae erfolgt die Versorgung durch eine gemeinsame Hauptarterie mit regelrechter Verzweigung in einen Ventral- und Dorsalast, während der Rest wohl einen zarten Dorsalast aufweist, aber getrennten Zutritt der ventralen und dorsalen Hauptarterie erkennen läßt. Akzessorische Lumbaläste beteiligen sich in 9 % an der Versorgung der unteren Conus-Cauda-Abschnitte. Diese Gegebenheiten erklären die Vielfältigkeit klinisch-morphologischer Ausfallsformen im kaudalen Spinalabschnitt.

Mit Verwischung der vaskulären Metamerie erfolgt progressive phylo- und ontogenetische Zunahme der Längsanastomosen, von denen die A. spinalis anterior das wichtigste Verteilungsgefäß darstellt, aber als rein anatomische Verbindung ohne Fähigkeit zur Erstellung eines suffizienten Kollateralkreislaufes bei Ausfall einzelner Seitenzuflüsse gelten muß. Das kaudale Spinaldrittel zeigt durch eine kaliberstarke Längsanastomose (R. descendens der A. radicularis magna), reichliche intersegmentale Anastomosen sowie Verbindung des Ventral- und Dorsalsystems über die Rr. cruciantes eine anatomische Sonderstellung seiner Blutversorgung. Die kaliberschwächeren, symmetrischen Dorsolateralketten zeigen größere Bauregelmäßigkeit als das unpaare Ventralgefäß.

Die von der A. spinalis anterior alternierend abgehenden Sulcusarterien zeigen regional unterschiedliche Dichte und Kaliber in enger Beziehung zur Masse und funktionellen Organisation des versorgten Spinalgrau mit starker

Bevorzugung der Intumescencen. Ihre Äste gehen alternierend zu beiden Querschnittshälften ab, deren Versorgung weitgehend unabhängig erfolgt.

Das arterielle Binnensystem gliedert sich in den vorherrschenden zentrifugalen Abschnitt der Sulcusarterienzweige und in ein zentripetales System perforierender Dorsaläste sowie zirkulärer Marginaläste der „Vasocorona".

Die spinalen Venensysteme zeigen einfacheren Aufbau mit größerer Metamerietendenz und erheblichen anatomischen Abweichungen gegenüber der arteriellen Versorgung: Die intramedulläre Drainage beider Spinalhälften erfolgt gemeinsam bei Ausdehnungsverschiebung der intramedullären Abstromgebiete zugunsten des Dorsal- und Peripheriesystems. Intra- und extramedulläre Venen sind durch großkalibrige Anastomosen zu einem weitgehend einheitlichen Drainagenetz verbunden, das gleichmäßige Entblutung aller Spinalabschnitte gewährleistet und damit geringere Störungsanfälligkeit als das arterielle System zeigt. Das dorsale Drainagesystem überwiegt hinsichtlich Kaliber der Längsanastomosen und Zahl der Wurzelabflüsse. Die spinalen Venensysteme sind durch Wurzelvenenklappen vom nachgeschalteten Kollateralsystem der inneren Wirbelplexus funktionell weitgehend getrennt.

Im *zweiten Abschnitt* werden die aus den anatomischen Gegebenheiten ableitbaren funktionellen und pathophysiologischen Besonderheiten der spinalen Blutversorgung unter Berücksichtigung eigener experimentell-vergleichender Befunde über die arteriellen Versorgungsgebiete kritisch erörtert.

Die aus dem anatomischen Bauplan des Spinalgefäßsystems, in Sonderheit der arteriellen Zuflußverteilung schematisch deduzierten „anatomischen Längsstromgebiete" stellen nur hypothetische Abschnitte eines einheitlichen Zirkulationssystems dar, ohne schlüssige Hinweise auf „funktionelle Stromgebiete" zu gestatten. Die regionalen Unterschiede der Rückenmarksvaskularisation entsprechen lokalen Abweichungen im Nährstoffbedarf infolge unterschiedlicher funktioneller Organisation des spinalen Gewebes und berechtigen nicht zur Annahme einer primär unterwertigen oder unzureichenden Versorgung bestimmter Spinalabschnitte unter physiologischen Bedingungen.

In der Längsausbreitung des Rückenmarks entsprechen den beiden Hauptquellgebieten zwei große Stromterritorien, zwischen denen sich nach dem anatomischen Bau des Spinalgefäßsystems sowie den durch eigene experimentelle Befunde bekräftigten Vorstellung einander entgegengerichteter Partialströme zwischen den einzelnen Zuflüssen im Längsanastomosensystem hämodynamische „Grenzzonen" ableiten lassen. Diese Abschnitte gelten nach hydrodynamischen Modellvorstellungen (SCHNEIDER, ZÜLCH) unter pathologischen Zirkulationsbedingungen infolge der mangelhaften funktionellen Ausgleichskapazität der Ventralanastomose nach Art „funktioneller Endstromgebiete" als bevorzugte Störfelder spinaler Minderdurchblutung.

Die Grenz- oder Mischungszone der beiden spinalen Hauptstromgebiete erwies sich nach eigenen experimentellen Untersuchungen mittels Vitalfluorochromierung des Spinalgewebes durch Inkorporation von Rhodamin B durch femorale Katheteraortographie unter Erhaltung physiologischer Druckverhältnisse an Katze und Kaninchen konstant in die Höhe von C 8/D 1 — D 3 lokalisierbar. Diese Befunde zeigen gute Übereinstimmung mit den an anderen Species (Hund, Affe, Katze) gewonnenen Ergebnissen anderer Untersucher. Die trotz abweichender Zuflußverhältnisse bei verschiedenen Species konstante Grenz- oder Mischungszone des Subclavia-Vertebralis- und Aortenversorgungsgebietes zeigt gute lokale Übereinstimmung mit der als anatomische Grenzzone gedeuteten Minimumzone der durchschnittlichen segmentalen Zuflußfrequenz, die bei Primaten, Hund, Katze und Ratte in D 1/2—D 3; beim Kaninchen in D 4/5 lokalisiert ist. Daraus wird die Arbeitshypothese abgeleitet, daß die „zuflußfreie" cerviko-dorsale Übergangsregion einen anatomischen Indikator für die funktionellen Grenzzonen beider spinaler Hauptstromgebiete darstellt. Die Bedeutung dieser Befunde für die lokalisatorische Interpretation der hämodynamischen Grenzzonen der spinalen Blutversorgung wird diskutiert.

Für die mangels experimenteller Befunde vorläufig aus den funktionell-anatomischen Gegebenheiten sowie klinisch-pathologischer Empirie abzuleitende Lokalisation der hämodynamischen Grenzzonen der arteriellen Vertikalstromgebiete des menschlichen Rückenmarks wird eine elastische, den individuellen Zuflußverhältnissen angepaßte Interpretation vertreten. Wie die Bestimmung der segmentalen Zuflußverhältnisse und der oralen „zuflußfreien" Zone an 400 menschlichen Rückenmarkspreparaten zeigt, ist die Nahtlinie zwischen Subclavia- und Aortenstromgebiet in fast der Hälfte der Fälle o r a l des von ZÜLCH vorgeschlagenen Segments D 4 zu verlegen und kann in Übereinstimmung mit den vergleichend-experimentellen Befunden sowie der segmentalen Zuflußzäsur am menschlichen Rückenmark bei D 1/2 im cerviko-thorakalen Übergangsgebiet zwischen C 8/D 1 und D 2/3 bzw. D 3 angenommen werden. Das stimmt mit dem relativ häufigen Befall dieser Region bei allgemeinen Kreislaufstörungen überein, während ein metamerer Ausfall in D 4/5 relativ selten beobachtet wird. Ein solcher erscheint bei dem rund der Hälfte des Beobachtungskollektivs entsprechenden extrem „paucisegmentalen" Versorgungstyp mit großer Ausdehnung der „zuflußfreien" Zone zwischen beiden Quellgebieten möglich, doch ist eine generelle und schematische Festlegung der vulnerablen Grenzzone nicht möglich, sondern eine individuelle Bestimmung unter Berücksichtigung der funktionell-anatomischen Verhältnisse zu fordern.

Im Spinalquerschnitt ist eine hämodynamische Grenzzone zwischen ventralem und dorsalem Stromgebiet im Zentralgrau anzunehmen, die einem experimentell fundierten Areal bevorzugter Vulnerabilität gegenüber O_2-Mangel entspricht. Sie umfaßt das zentrale Vorderhorn und die Hinterhornbasis unter Einschluß der Intermediärregion (Lamina VII—VIII nach REXED 1964), deren prädilektiver Ausfall humanpathologisch bestätigt ist. Eine weitere arterielle „Grenzzone" um den Zentralkanal mit Einschluß des ventralen

Hinterstrangfeldes überschneidet sich lokal mit einer zentralen „Wasserscheidenzone" der venösen Drainagegebiete, deren pathophysiologische Bedeutung diskutiert wird. Damit wird eine kritische formalgenetische Interpretation zentromedullärer Läsionen erforderlich.

Die Regulation der spinalen Durchblutung erfolgt nach bisherigen experimentellen und humanpathologischen Erfahrungen in weitgehender Abhängigkeit vom Gesamtkreislauf. Die Fragen des Eigentonus der Spinalgefäße sowie der Wirkung vasomotorischer Kräfte auf die medulläre Hämodynamik sind noch nicht geklärt.

Der *3. Abschnitt* setzt sich mit Fragen der allgemeinen Pathologie der spinalen Blutversorgung sowie der Formalgenese kreislaufbedingter Rückenmarksschäden unter Berücksichtigung eigener Erfahrungen an 196 morphologisch verizifierten Beobachtungen sowie einer kritischen Bewertung einschlägiger Befunde aus dem Schrifttum auseinander.

Die Qualität, Topik und Ausbreitung kreislaufbedingter Rückenmarksschäden sind vorwiegend von Ort und Intensität der ursächlichen Störung abhängig. Diese kann organischer und/oder funktioneller Natur sein und in- und/oder außerhalb der medullären Strombahn gelegen sein. Im allgemeinen ist mit komplexen pathogenetischen Störungen zu rechnen.

Die Substrate spinaler Durchblutungsstörungen lassen sich pathogenetisch gliedern in: vasozirkulatorische Myelopathien als Folgen spinaler Zirkulationsinsuffizienz vorwiegend extramedullärer Ursache ohne topische Abhängigkeit von organischen Rückenmarksgefäßläsionen; vaskuläre Myelopathien als Folgen organischer Ausschaltung spinaler Zu- und/oder Abflüsse in verschiedenen Anteilen des medullären Gesamtversorgungssystems, die sich in mehr minder umschriebenen spinalen Gefäßsyndromen manifestieren können. Dazu kommt eine Gruppe nekrotisierender Myelopathien unbekannter Ätiologie, bei denen eine Beteiligung vasal-vasozirkulatorischer Faktoren wahrscheinlich ist.

Spinale Minderdurchblutung bei allgemeinen Kreislaufstörungen können zu organischen Rückenmarksausfällen führen, deren Manifestation aber meist durch organische Spinalgefäßläsionen gefördert wird.

Systematische Untersuchungen an 1016 menschlichen Medullae verschiedener Altersstufen bestätigen die relative Seltenheit höhergradiger Atherosklerose der Spinalgefäße. Extramedulläre Wandläsionen aus dem arteriosklerotischen Formenkreis bestanden in 12,4 %, bei nur 1,77 % mittelschweren mit geringer Stenose sowie je 0,2 % schwerer stenosierender Atheromatose bzw. Atherombildung. Das entspricht für die Altersgruppen über 41 Jahre je 22 % sklerotische Veränderungen, davon 3,3 % mittelschwere und 0,8 % schwerste, was mit den Ergebnissen von MANNEN (1963) übereinstimmt. Dem steht eine mit zunehmendem Alter ausgeprägte stenosierende extra- und intramedulläre Gefäßfibrose gegenüber. Eine Abhängigkeit der spinalen Gefäßveränderungen zu solchen anderer Gefäßprovinzen ist nicht eindeutig nachweisbar, doch er-

gaben Vergleichsuntersuchungen an 74 Fällen „progressiver vasozirkulatorischer Myelopathie des höheren Lebensalters" bei schwerer Allgemeinsklerose
und Hypertonie eine höhere Frequenz spinaler Wandveränderungen als im
übrigen Kollektiv ohne Rückenmarksausfälle. Die daraus vermutbaren Beziehungen spinaler Atherosklerose zu jener anderer Gefäßprovinzen bedürfen
einer statistischen Überprüfung. Die „spinale Atherosklerose" bedingt nur
selten umschriebene Gefäßsyndrome, stellt aber mit der „senilen" Gefäßfibrose infolge Erhöhung des lokalen Gefäßwiderstandes und hämodynamischer Anpassungsstarre des Spinalgefäßsystems einen wichtigen akzessorischen
Faktor für die Manifestation der meist extramedullären Ursachen spinaler
Durchblutungsstörungen dar.

Für deren Substrat lassen sich gewisse Standardmuster ihrer Topik und
Ausbreitung nach Art einer „regionalen Kreislaufpathologie" des Rückenmarks festlegen, doch sind diese großen individuellen Schwankungen unterworfen.

Bei allgemeiner spinaler Zirkulationsinsuffizienz sind die hämodynamischen Grenzzonen wie die Gebiete höchsten Energiebedarfs, d. h. die cerviko-
dorsale Übergangsregion und die Anschwellungen mit zentraler Querschnitts-
prädilektion bevorzugt betroffen, doch ist ihre Lokalisation von der individuellen funktionell-anatomischen und hämodynamischen Gesamtsituation abhängig. Auch die in bestimmten Orten im spinalen Zu- und Abstromsystem
korrelierbaren Läsions- und Ausbreitungsmuster vaskulärer Myelopathien
unterliegen großen individuellen Schwankungen, die für die einzelnen Aus-
fallpunkte kritisch erörtert werden. Die in der Klinik geläufigen „typischen"
spinalen Gefäßsyndrome können differenten Unterbrechungspunkten im medullären Versorgungssystem entsprechen und gestatten daher nur beschränkte
Rückschlüsse auf den Sitz der ursächlichen Störung.

Abschließend werden morphologische und formalgenetische Besonderheiten
einiger „typischer" kreislaufbedingter Spinalläsionsformen kritisch diskutiert.

Bei den mehrsegmentalen zentralen Querschnittsläsionen lassen sich arteriell-ischämische Infarkte in grauer und weißer Substanz als „konische zentromedulläre Nekrosen" mit charakteristischer Längsausbreitung infolge der peripheren Kollateralversorgungsverhältnisse von den fast elektiv das ventrale
Hinterstrangsfeld betreffenden „zentralen Nekrosestiften" bei medullären
Läsionen verschiedener Genese abgrenzen. Diese werden als Ödemnekrosen
mit Verflüssigungstendenz interpretiert und vorzugsweise auf venöse Abflußstörungen bezogen oder resultieren aus einer komplexen zirkulatorischen Stö-
rungssituation. Für die zentralen Nekrosestifte bei cervikalen Überstreckungstraumen werden zusätzliche mechanische Faktoren diskutiert. Eine rein mechanische Genese zentromedullärer Stiftnekrosen bei spinalen Verletzungen ist
unwahrscheinlich.

Im vulnerablen Rückenmarksgrau lokalisierte subtotale „Rarefikationsnekrosen" mit fehlender Organisationstendenz und Ausgang in spongiös-

zystische Gewebsdesintegration entsprechen den Folgen chronischer relativer arterieller Ischämie infolge Zustromdrosselung sowie allgemeiner Zirkulationsinsuffizienz ohne Erreichung kritischer Grenzwerte der Gewebsversorgung. Sie liegen u. a. dem klinisch durch nukleäre Amyotrophien gekennzeichneten Bild der „progressiven vasozirkulatorischen Myelopathie des höheren Lebensalters" zugrunde, dessen Läsionstopik von spinalen Gefäßveränderungen unabhängig ist und auf extramedulläre Störungen mit Bevorzugung des spinalen Versorgungsgebietes der Vertebralarterien hinweist.

Dem lassen sich die vasozirkulatorischen Randschäden des Rückenmarks bei Affektionen der perimedullären Gefäß- und Hüllsysteme gegenüberstellen. Sie imponieren als progressive Markveränderungen vom Typ protrahierter Ödemnekrosen mit Sklerosetendenz und zentripetaler Ausbreitung bei chronischen Spinalmeningitiden mit angiitischer Beteiligung oder unspezifischen Angiitiden oder als „spongiöse Randmarknekrosen" bei subakuten Perimedullärprozessen mit phlebitischer Beteiligung, die durch fokale Markläsionen kompliziert sein können. Beiden, lediglich durch die Akuität des Prozesses differenten Formen vasozirkulatorischer Randschäden liegen komplexe Permeabilitäts- und Zirkulationsstörungen der perimedullären Zu- und Abflußsysteme mit oder ohne dyshorischen Faktoren seitens des Hüllsystems zugrunde.

VI. Summary

This study consists of three parts. The first deals with the anatomical bases and the comparative anatomy of the blood supply of the spinal cord; in the second part a critical attempt is made to point out the features that have a special importance in the functional anatomy and pathophysiology of the spinal circulation, and in the third problems of the general pathology of spinal blood supply and the pathogenesis of vascular and circulatory disorders of the spinal cord are discussed.

The *first part* is based upon personal anatomical studies in 318 human spinal cords and in a series of laboratory animals (cats, rabbits, guinea-pigs, and rats), carried out by means of postmortem latex-injection technique. The findings concern the arrangement of the spinal vessels with special reference to the site, regional distribution, size, and ramification of the extra-medullary intradural spinal arteries and veins, the sulcal arteries, and to a smaller degree also the arrangement of the intramedullary branches. The main intention of this study was a numerical registration of the most complex and variable pattern of the spinal vascular system on a statistically applicable material. The results, based upon the analysis of personal findings and of those from the literature, concern the regional arrangement of the anterior radicular arteries in 700, of the dorsal radicular arteries in 115, of the ventral radicular veins in 330, and of the dorsal radicular veins in 140 human spinal cords. Comparative-anatomical studies confirmed the relationship between development and growth of the spinal cord and its vascularization. They also give some descriptive and quantitative indications of the morphologically proved application of experimental findings concerning spinal blood supply to human conditions. Anatomical studies, however, cannot give confident informations about the functional pattern of the spinal circulation.

The spinal arterial system is supplied by two large feeding sources, the subclavian resp. vertebral arteries and the thoracic and abdominal aorta via a ventral and dorsal tributary system. Both systems are subject to a progressive phylogenetic desegmentation process of variable intensity, most pronounced in the ventral arterial system of man. The arterial supply is dependent on a moderate number of relatively large ventral tributaries in variable position. About half the human medullae correspond to the "paucisegmental" type of arterial supply with 2—5 feeders. The number of the dorsal arteries is approximately 3—4 times greater.

Former findings concerning the considerable range of variation in the individual pattern of spinal feeders are confirmed in a greater material. Both supplying systems show great divergencies in their total organisation and the regional distribution of tributaries. In man and higher vertrebrates, however, they reveal a constant decrease of the medium number of ventral and dorsal feeders in the cervico-dorsal region resp. the uppermost part of the thoracic cord. This schematic "minimum area" of arterial tributaries corresponds to an *anatomic* "border zone" between the two territories of spinal cord supply deduced from the origin of the segmental spinal branches from the subclavian artery and the aorta.

In the caudal part of the human spinal cord the supply often is restricted to one large feeding vessel, the great anterior medullary artery, which follows the "ascensus" of the spinal cord. In about two thirds it is situated in the thoracic cord, in about 10 % of these in its middle third, and in only a quarter of cords it enters the lumbar part. The level of the great spinal artery in the lower part of the conus medullaris, typical for quadrupeds, with the exception of rats, explains the differences in lumbar supply, known from experimental findings in aortic ligation, etc.

The caudal feeders of the ventral and dorsal system also vary. In about 50 % of the cords they are independent in site and position, whereas in about a quarter of the human spinal cords the supply is granted by a joint main artery with regular distribution into a ventral and dorsal branch. The rest showing a small dorsal branch reveals separate position of the great anterior and posterior medullary arteries. Accessory lumbar arteries of smaller sizes in about 9 % of the cases contribute to the supply of the caudal parts of conus medullaris and cauda equina. These anatomical facts explain the multiplicity of vascular lesions in the caudal portion of the spinal cord.

The phylo- and ontogenetic loss of vascular metamery is accompanied by a progressive increase of the longitudinal anastomoses. Among them, the anterior spinal artery represents the most important distributing vessel. It is considered, however, as a purely anatomical connection unable of forming a sufficient collateral supply after interruption of single tributaries. The caudal third of the spinal cord shows an exceptional anatomical pattern of supply characterized by the descendent branch of the great anterior medullary artery, many intersegmental anastomoses and large lumbo-sacral communications between the ventral and dorsal system via the rami cruciantes. The weaker symmetrical dorso-lateral spinal arteries are more regularly formed than the unpaired anterior spinal artery.

The sulcal arteries, alternately leaving the anterior spinal artery, show regionally different density and sizes in relationship to the quantity and functional organization of the supplied spinal gray matter, i. e. with predilection of both enlargements. Their branches are directed either to the right or to the left half of the cord which are quite independently supplied.

The intramedullary arteries are divided into the dominating centrifugal feeding systems of the central branches, a centripetal system of perforating posterior arteries and of the marginal branches of the circumflexous system of the "vasocorona".

The venous systems of the spinal cord show simpler structure with metameric tendency of distribution and significant anatomical deviations from arterial supply. Intramedullary drainage of the two halves of the cord is joined. Intramedullary drainage territories are not identical with those of arterial supply, but reveal a displacement in favour of the dorsal and peripheric systems. Intra- and extramedullary veins are connected by great anastomoses to a fairly uniform network that enables equal drainage of the whole cord, thus being less liable to disorders that the arterial system. The dorsal venous system is prevailing in regard to size of longitudinal anastomoses and number of the radicular veins. The spinal venous systems are to some extent functionally separated from the extradural collateral system of the interior vertebral plexuses by the presence of bicuspical valves of the radicular veins.

The *second part* is a critical discussion of the functional and pathophysiological pattern of spinal blood supply based upon anatomical conditions and with special reference to personal experiences concerning the spinal territories of arterial supply.

The "anatomical" territories of supply deduced from the arrangement of the spinal vascular system, especially from the distribution of tributary arteries, remain schematic und fairly hypothetic because of their extreme regional variations. They give no confident prediction of the "functional" territories of spinal blood supply. The regional differences of spinal vascularization reflect some relationship to the local oxygen and energy consumption of the spinal tissue depending on different functional organization of parenchyma. They do not allow the assumption of a primary inferior or insufficient supply of various spinal areas under physiological conditions.

In the longitudinal extension of the cord two large territories of arterial supply correspond to the main feeding sources. According to the anatomical structure of the spinal vascular system and to personal experimental findings, supporting the theory of opposite "partial" blood flows in the extramedullary anastomoses between the individual tributaries, hemodynamic "border zones" may be assumed between these two main territories of supply. From the hydro-dynamic model of the "last ditch" of an irrigation system (cf. SCHNEIDER, ZÜLCH) it was concluded that these areas are predominantly vulnerable to general disturbance in spinal hemodynamics brought about by a decrease of blood flow. This is considered to be caused by an insufficient capacity of collateral supply of the ventral anastomoses.

From personal experiences with vital fluorochromation of medullary tissue after incorporation of rhodamine B by femoral catheter aortography under physiological pressure conditions it is concluded that subclavian resp. vertebral arteries supply the whole cervical cord and the two uppermost thoracic segments in cats and rabbits, a mixture with blood from thoracic aorta being probable in the segments C 8/D 1 to D 3. These findings correspond fairly well with the results of experimental spinal ischemia in other species (monkey, dog, cat). In spite of the different pattern of tributaries in various species, this fairly constant "border" or mixture zone between the areas of supply of the subclavian resp. vertebral artery and the aorta shows good local correspondence with the "minimum" zone of average segmental distribution of arterial tributaries assumed as indicator of an "anatomical" border zone. In primates, dogs, cats, and rats it is localized between D 1/2 and D 3, in rabbits in D 4/5. From these facts it is assumed that the cervico-thoracic region often lacking tributary arteries represents an anatomical indicator of the "functional" border resp. blood mixture zone between the two main territories of arterial spinal supply. The significance of these findings for the localisatory interpretation of the soc. hemodynamic border zones of spinal blood supply in man is discussed.

Lacking experimental findings a preliminary localization of the "hemodynamic" border zone between the vertical areas of arterial supply in the human spinal cord only can be deduced from functional anatomic patterns and clinico-pathological experience. As to its localization an elastic interpretation is demanded appropriate to the individual pattern of tributaries. Personal studies of the segmental arrangement of spinal arteries and of the position of the oral "zone without tributaries" in 400 human spinal cords proved that the "border zone" between the subclavian and aortic territory of supply in about half the cases should be localized above the segment D 4 proposed by ZÜLCH. In accordance with personal experimental findings and with the "minimum" zone of arterial supply in human spinal cord situated in D 1/2 this border zone can be localized in about 45 % of human cords into the cervico-thoracic area between C 8/D 1 and D 3. This corresponds to the comparatively frequent lesions of this area in general disorders of spinal circulation, whereas a metameric affection of D 4/5 is a rather rare event. It may be possible, however, in the highly "paucisegmental" type of supply with large extension of the zone lacking tributaries between the two main feeding sources, known in the other half of the examined human material. From the anatomical arrangement of the spinal arteries, however, it is impossible to give a general and schematic indication of the pattern of "vulnerable" border zones which always should correspond to the individual pattern of arterial supply and above all to the density of intramedullar capillaries.

In the cross-sectional area of the spinal cord one may assume a "hemodynamic" border or mixture zone between the anterior and posterior spinal artery territories in the central gray matter which corresponds to an experimentally proved area of predilective vulnerability towards oxygen deficiency. It comprises the central parts of the anterior and posterior horns including the intermediate regions of the spinal gray matter (lamina VII—VIII according to REXED 1964) the predilective vulnerability of which is confirmed in acute and chronic circulatory disorders in human spinal pathology. A further vascular "borderline" around the central canal including the ventral parts of the posterior tracts locally is overlapping with a central "watershed zone" of the venous drainage areas. Its pathophysiological importance is discussed. Thus a critical interpretation of the pathogenesis of centro-medullary lesions appears necessary.

According to experimental and human-pathological experience the hemodynamic regulation of spinal blood flow fairly depends on the generalized blood pressure resp. the conditions of the whole circulatory system. The problem of the autonomous tonus of spinal vessels and of the effect of vasomotor agents on spinal hemodynamics has not been solved yet.

The *third part* is concerned with questions of general pathology of the spinal blood supply and the pathogenesis of disorders of spinal circulation with regard to personal experience in 196 morphologically verified cases. Furthermore a critical survey of significant findings in the literature is given.

Qualitiy, localization and extension of vasocirculatory lesions of the spinal cord mainly depend on site and intensity of the disorders. These can be of organic and/or of functional origin, and may be situated in or outside of the medullary vascular system. In general, most complex pathogenic disturbances have to be considered.

The substrates of vascular disorders of the spinal cord pathogenetically can be divided into: a) *vaso-circulatory myelopathies* caused by insufficiency of spinal circulation of mainly extramedullary origin without topical dependence on organic lesions of the spinal cord vessels; b) *vascular myelopathies* caused by organic and/or functional lesions of spinal arteries and/or veins in various parts of the whole system of spinal vascular supply. They may become manifest in more or less circumscribed spinal vascular syndromes. Furthermore, a group of "necrotizing myelopathies of unknown origin" may be added, where a participation of vasal or vasocirculatory factors seems possible.

General impairment of the spinal blood supply in cardio-circulatory disorders may produce organic lesions in the spinal cord, the manifestation of which, however, often is supported by organic lesions of the spinal vessels.

Systematic examination of more than 1000 human cords of different ages confirmed the comparative rarity of severe arteriosclerosis of the spinal vessels. Arteriosclerotic lesions of the extramedullary spinal arteries were seen in 12,4 %, most of them being of slight degree. Merely 1,77 % revealed moderate degree with slight stenosis, and 0,4 % had severe lesions with stenosis resp. genuine atheroma. For the group of patients over 41 years of age this means 21,8 % of arteriosclerotic lesions of the extramedullary arteries on the whole (3,3 % of moderate and 0,74 % of severe degree) which corresponds to the results of MANNEN (1963). This fact is opposed by the frequent and severe fibrosis of extra- and intramedullary arteries becoming more and more pronounced in advanced age. "Senile" vascular fibrosis may lead to incomplete or complete stenosis of sulcal or intramedullary branches. A statistical relationship of spinal arteriosclerosis and fibrosis to arteriosclerosis of other vascular provinces cannot be proved. Comparative investigation of 74 cases of "progressive vasocirculatory myelopathy of older age", however, revealed a significantly higher frequency of severe spinal arteriosclerosis than in patients without vascular lesions of the spinal cord. Moreover, there was a positive correlation to general and cerebral arteriosclerosis and hypertonia. Spinal arteriosclerosis only occasionally causes typical vascular syndromes. In combination with "senile" fibrosis of the spinal vessels it may represent significant accessory factors for the manifestation of mainly extramedullary determined spinal vascular disorders, above all by increase of local vascular resistence and a rigidity of hemodynamic adaptation of the spinal vascular system.

For the substrate of circulatory disorders of the spinal cord we may establish certain standard patterns of their topics and segmental expansion in the way of a "regional circulatory pathology" of the spinal cord. These lesions, however, underly great individual variations.

In insufficiency of spinal blood supply by failure of the systemic arterial circulation the soc. hemodynamic borderlines as well as the areas of highest oxygen consumption, i. e. the cervico-thoracic transitional region and the enlargements with predilection of the central parts of the cord will be mainly affected. The localization and extent of spinal lesions caused by general circulatory insufficiency, however, depend on the individual functional-anatomic and hemodynamic situations. The lesional pattern of vascular myelopathies corresponding to different sites of obstruction to the vascular supply of the spinal cord is highly variable, too. The different groups are critically discussed. "Typical" spinal vascular syndromes known to the clinician can correspond to different sites of obstruction of the spinal vascular supply. They therefore give incomplete information concerning the primary site of vascular disorders.

Finally morphological and pathogenic peculiarities of some "typical" vascular and vasocirculatory lesions of the spinal cord are critically discussed.

In multisegmental centro-medullary lesions we may distinguish ischemic infarcts of arterial origin in the gray and white matter as "conic centro-medullary necroses" with characteristic longitudinal extension caused by peripheral collateral supply by the arteriae coronae, from "dorsocentral pencillar necroses" with almost elective localization in the ventral parts of the posterior tracts, which may occur in medullary lesions of different etiology. They are regarded as a special type of edema necrosis with tendency to liquefaction, and primarily seem to be caused by disturbances of venous drainage. In some cases they are supposed to be sequelae of complex circulatory lesions of arterial and venous origin. For the pathogenesis of central pencil-shaped necroses in cervical hyperextension injuries additional mechanic factors are discussed. A purely mechanical pathogenesis of centro-medullar necroses in spinal injuries, however, is not probable, but insufficiency in arterial and venous supply must be emphasized.

Subtotal "rarefication necroses" with almost lacking organisation tendency and ending in spongy state-like or cystic disintegration of tissue localized in the vulnerable spinal gray matter correspond to the effects of chronic relative arterial ischemia caused by stenosis or impairment of the feeding sources of variable origin as well as by general circulatory insufficiency. Ischemia does not reach the critical limit of the breakdown of tissural oxygen supply, but causes lesions of all elements of the neuropil.

"Rarefication necroses" of spinal gray matter are an important substrate of the syndrome of "progressive vasocirculatory myelopathy of advanced age" (JELLINGER and NEUMAYER) that clinically often is characterized by progressive nuclear myatrophies. Their lesional topics often are independent of organic impairment of spinal vessels and of the segmental pattern of arterial supply, thus indicating mainly extramedullary disorders of spinal blood supply with predilection of the territory of supply of the vertebral arteries. Their pathogenesis is a very complex one.

Vasocirculatory marginal lesions of the spinal cord often occur in affections of perimedullary vascular system and meninges. Morphologically they appear as progressive myelin lesions of spinal white matter from the type of protracted edema necroses with tendency towards sclerosis and centripetal expansion in chronic spinal meningitides with angiitic lesions or in unspecific angiitides. They also may appear as "spongy marginal necroses of white matter" occurring in subacute perimedullary processes with phlebitic lesions that may be complicated by focal myelin necroses. Both forms of vasocirculatory marginal lesions of spinal cord merely distinguished by the acuity of process are caused by complex disorders of permeability and circulation of the perimedullary arterial and venous systems with or without dyshoric lesions of the meninges.

Schluß

Die Nosologie und Pathogenese vieler Spinalsyndrome ist derzeit noch nicht abgeklärt. Vaskuläre und zirkulatorische Störungen am Rückenmark spielen zweifellos eine größere Rolle als bisher angenommen wurde. Sie beschränken sich keineswegs auf die arteriellen Zuflußsysteme, sondern beruhen auch häufig auf Störungen der venösen Drainagevorgänge des Rückenmarks, denen bisher verhältnismäßig geringe Bedeutung zugeschrieben wurde. Die aufgezeigten anatomischen, funktionell-morphologischen und pathophysiologischen Gegebenheiten der spinalen Blutversorgung sollen zum weiteren Verständnis ihrer grundsätzlichen Störungsformen und deren Folgen für das Rückenmark beitragen. Aus der angedeuteten Problematik der spinalen Durchblutung und ihrer Störungen erhebt sich für die Zukunft die Forderung nach weiteren systematischen experimentellen und humanpathologischen Untersuchungen des spinalen Gefäßsystems unter Berücksichtigung der individuellen anatomischen und hämodynamischen Grundlagen. Sie sollen nicht nur zur klinischen und morphologischen Abgrenzung sowie zur pathogenetischen Aufklärung der mannigfaltigen kreislaufbedingten Rückenmarksschäden beitragen, sondern auch tieferen Einblick in die Physiologie und Pathologie der spinalen Blutversorgung vermitteln und darüber hinaus auch praktisch-therapeutische Aspekte auf diesem wichtigen Gebiet der Neurologie und Kreislaufpathologie aufzeigen helfen.

Die systematische Darstellung der speziellen Pathologie der Rückenmarkszirkulation muß einer späteren Studie vorbehalten bleiben.

Literatur

Abdullah, S.: Study on the blood supply of the cervical plexus. London Univ. Thesis 1958. Zit. b. A. R. Taylor (1964).

Abrams, H. L.: The relationship of systemic venous anomalies to the paravertebral veins. Amer. J. Roentgenol. *80*, 414—420 (1958).

Adachi, B.: Das Arteriensystem der Japaner. Bd. I, Kyoto 1928.

Adamkiewicz, A.: Über die mikroskopischen Gefäße des menschlichen Rückenmarkes. Trans. Int. Med. Contr., 7th Sess., London *1*, 155—157 (1881).

—: Die Blutgefäße des menschlichen Rückenmarks. I. Die Gefäße der Rückenmarksubstanz. Sitz. ber. Akad. Wiss. Wien, Math.-nat. Kl. *84*, 469—502 (1881).

—: Die Blutgefäße des menschlichen Rückenmarks. II. Die Gefäße der Rückenmarksoberfläche. Sitz. ber. Akad. Wiss. Wien, Math.-nat. Kl. *85*, 101—130 (1882).

Adams, H. D.: Discussion. Ann. Surg. *144*, 610 (1956).

— and H. H. van Geertruyden: Neurological complications of aortic surgery. Ann. Surg. *144*, 574—609 (1956).

Akamatsu, T.: Histopathological studies on the spinal cord in experimental arachnoiditis (jap.). Acta Soc. Ophthalm. jap. *88*, 1537—1557 (1964).

Alajouanine, Th., et Th. Hornet: Le ramollissement aigu de la moelle (un cas anatomo-clinique ayant évolué sous l'aspect d'une lésion médullaire transverse chez une femme âgée, artérioscléreuse). Rev. Neurol. *67*, 400—407 (1937).

—, —, M. Ullmann et J. Delorre: Ramollissement médullaire au-dessus d'une tumeur extradurale métastatique par compression des vaisseaux radiculaires correspondants. Rev. Neurol. *69*, 169—175 (1938).

—, F. Lhermitte, J. Cambier et. J. C. Gautier: Les lésions postradiothérapeutiques du système nerveux central. Rev. Neurol. *105*, 9—21 (1961).

Alexander, A.: Zur Kenntnis der Rückenmarksveränderung nach Verschluß der Aorta abdominalis. Zschr. klin. Med. *58*, 247—261 (1906).

Alexander, E., H. D. Courland and C. H. Field: Metastatic lesions of the vertebral column causing cord compression. Neurology (Minn.) *6*, 103—107 (1956).

Altmann, H. W., u. W. Schubothe: Funktionelle und organische Schädigungen des Zentralnervensystems der Katze im Unterdruckexperiment. Beitr. path. Anat. *107*, 3—116 (1942).

Amaducci, L.: Su di un caso di necrosi midollare. Considerazioni etiopatogenetiche. Sist. nerv. *15*, 435—450 (1963).

Anders, H. E., u. W. J. Eicke: Die Gehirngefäße beim Hochdruck. Arch. Psychiat. Z. Neur. *112*, 1—44 (1940).

Andersson, B., and P. A. Jewell: The distribution of carotid and vertebral blood in the brain and spinal cord of the goat. Quart. J. Exp. Physiol. *41*, 462—474 (1956).

André, M.-J.: Sur une nécrose oedémateuse de la moelle, plusieurs jours après un traumatisme fermé apparemment sans gravité. J. belge Neurol. Psychiat. *46*, 439—449 (1946).

Ansari, F.: Hämatomyelie bei arteriovenösem Hämangiom des Rückenmarks. Ein Beitrag zur Pathogenese der Foix-Alajouanineschen Krankheit. Beitr. path. Anat. *131*, 137—161 (1965).

Antoni, N.: Zwei Fälle von Rückenmarkserweichung mit Sektion. Sv. Läkärtidn. *1941*, 1913—1930. Ref.: Zbl. ges. Neurol. *102*, 72 (1942).

Arendt, A., u. P. Bachmann: Intracerebrale Gefäßwandveränderungen bei hypertonischer Hirnmassenblutung. Acta Neuropath. (Berl.) *6*, 87—93 (1966).

— u. W. Wünscher: Beitrag zur Arterio- und Angiolosklerose der Rückenmarksgefäße. Psychiat. Neurol. med. Psychol. (Lpz.) *6*, 69—77 (1954).

Azcoaga, J. A.: Arteriosclerosis de los arterias espinales. Acta Neuro-Psiquiat. Argent. *5*, 440 (1959).

Bahlmann, H., u. J. Hempel: Zur Kasuistik der Zirkulationsstörungen im Gebiete der vorderen Spinalarterie. Dtsch. Z. Nervenheilk. *175*, 405—412 (1956).

— u. G. Ossenkopp: Thrombotischer Verschluß der Arteria spinalis anterior nach Bagatelltrauma. Dtsch. Z. Nervenheilk. *184*, 308—315 (1963).

Bailey, A. A.: Changes with age in the spinal cord. Arch. Neurol. Psychiat. (Chic.) *70*, 299—309 (1953).

Baker, A. B., and A. Iannone: Cerebrovascular disease. II. The smaller intracerebral arteries. Neurology (Minn.) *9*, 391—396 (1959).

Ballantine, H. Th., jr.: Case records of the Mass. Gen. Hosp. New Engl. J. Med. *247*, 326—329 (1952).

Balo, J.: Über eine Häufung von Periarteritis-nodosa-Fällen, nebst Beiträgen zur Polyneuritis infolge Periarteritis nodosa. Virchows Arch. path. Anat. *259*, 773 bis 794 (1926).

Barraquer-Bordas, L., y M. Muntaner-Marques: Thrombosis de la arteria espinal anterior (sindrome de infarcto del territorio arterial medula antero-central). Med. Clin. Espan. *31*, 6—17 (1958).

—, E. Vendrell-Torne, J. Peres-Serra et A. Andreu-Carcole: Le syndrome médullaire cervical central aigu par hyperextension. Psychiat. Neurol. (Basel) *147*, 3—19 (1964).

Barraquer-Ferre, L., L. van Bogaert, L. Barraquer-Bordas, J. Radermecker et J. M. Canadell-Carafi: Etude anatomo-clinique d'un syndrome médullaire cervical par hyperextension aiguë sans lésions traumatiques osseuses du rachis cervical. Rev. Neurol. *110*, 425—429 (1964).

Barré, J. A.: Atrophie spinale segmentaire. Documents anatomo-pathologiques. Hypothèse pathogénique. Rev. Neurol. *88*, 121—122 (1953).

—, Alfandry et Jung: Paraplégie par spasme vasculaire réflexe. Guérison par traitement médical. Rev. Méd. *47*, 1—12 (1930).

— et Corino d'Andrade: Paraplégie par ramollissement aigu unisegmentaire survenue au cours d'une grossesse. Etude anatomo-clinique. Rev. Neurol. *69*, 133—135 (1938).

Barnett, H. J. M., E. H. Botterell, A. T. Jousse and M. Wynn-Jones: Progressive myelopathy as a sequel to traumatic paraplegia. Brain *89*, 159—174, (1966).

Barron, K. D., A. Hirano, S. Araki and R. D. Terry: Experiences with metastatic neoplasms involving the spinal cord. Neurology (Minn.) *9*, 91—106 (1959).

Bartsch, W.: Frühstadien der spinalen Mangeldurchblutung. Nervenarzt *25*, 482 bis 486 (1954).

—: Die Durchblutung des Rückenmarks und ihre klinischen Störungen. Hab. Schrift Würzburg 1960.

—: Klinik der spinalen Durchblutungsstörungen. Acta Neurochir. (Wien) Suppl. VII, 255—260 (1961).

—: Résultats du traitement conservateur des troubles circulatoires médullaires. Rev. Neurol. *106*, 722—725 (1962).

—: Medikamentöse Behandlung querschnittsförmiger Durchblutungsstörungen im

12*

höheren Lebensalter. Beobachtungen und Spätresultate. Münch. Med. Wschr. *107*, 426—430 (1965).

—: Diskussion. Tgg. Dtsch. Ges. Neurol. Wiesbaden 19.—20. 4. 1966. Verh. dtsch. Ges. inn. Med. (im Druck).

— u. H. C. HOPF: Neue Beobachtungen über die Beziehungen zwischen Herzleistung und Rückenmarkskreislauf. Dtsch. Z. Nervenheilk. *184*, 288—307 (1963).

BASSOE, P., and G. S. HASSIN: Myelitis and myelomalacie. A clinico-pathologic study with remarks on the fate of gitter cells. Arch. Neurol. Psychiat. (Chic.) *6*, 32—43 (1921).

BATSON, O. V.: The vertebral vein system. Amer. J. Roentgenol. *78*, 195—212 (1957).

BEATTIE, E. J., jr., J. NOLAN and J. S. HOWE: Paralysis following surgical correction of coarctation of the aorta. Surgery *33*, 754—760 (1953).

BECHTEREW, W.: Die Syphilis des Zentralnervensystems. In: Hdb. path. Anat. d. Menschen, Bd. I, S. 579. Berlin: Karger 1904.

BECK, K.: Das Syndrom des Verschlusses der vorderen Spinalarterie. Dtsch. Z. Nervenheilk. *167*, 164—186 (1952 a).

—: Zur Kasuistik der Zirkulationsstörungen im Gebiet der vorderen Spinalarterie. Dtsch. Z. Nervenheilk. *168*, 173—182 (1952 b).

BECKER, J.: Zur Klinik der primären spinalen Durchblutungsstörungen (Verschluß der vorderen Spinalarterie). Nervenarzt *29*, 16—21 (1958).

— u. F. HESS: Zur Frage der Spätlähmungen bei Wirbelsäulendeformitäten. Dtsch. Z. Nervenheilk. *171*, 228—238 (1954).

BERGH, R., VAN DEN: Les caractères fondamentaux de l'angioarchitecture sous-corticale du télencéphale humain. Wld. Neurol. *3*, 546—560 (1962).

BERGMAN, L., and L. ALEXANDER: Vascular supply of the spinal ganglia. Arch. Neurol. Psychiat. (Chic.) *46*, 761—782 (1941).

BERGSTRAND, A., O. HÖÖK and H. LIDVALL: Vascular malformations of the spinal cord. Acta Neurol. Scand. *40*, 169—183 (1964).

BERNSMEIER, A.: Die Zirkulationsstörungen des Rückenmarks. In: G. BODECHTEL: Differentialdiagnose neurologischer Krankheitsbilder. S. 320—332. Stuttgart: Thieme 1963.

BERTRAM, E. G., and H. K. IHRING: The relationship of capillaries to neurons in the central nervous system. Anat. Rec. *130*, 451 (1958).

BINET, L., P. MOLLARET et M. V. STRUMZA: Paraplégie d'allure fonctionnelle au cours d'une anémie expérimentale chez le chien. Rev. Neurol. I., 671—677 (1933).

BING, R.: Local diagnosis in neurological diseases. W. HAYMAKER Ed. St. Louis: C. V. Mosby 1956.

BLACKWOOD, W.: Vascular disease of the spinal cord. Proc. Roy. Soc. Med., Sect. Neurol. *51*, 543—547 (1958).

—, T. C. DODDS and J. C. SOMMERVILLE: Atlas of Neuropathology. Edinburgh: Livingstone 1949.

—, P. BRATTY and W. G. MAIR: Observations on occlusive vascular disease of the brain. Proc. IV. Int. Congr. Neuropath. vol III., p. 146—151. Stuttgart: G. Thieme 1962.

BLAISDELL, F. W., and D. A. COOLEY: The mechanism of paraplegia after temporary thoracic aortic occlusion and its relationship to spinal fluid pressure. Surgery *51*, 351—355 (1962).

BLAKESLEE, G. A., A. FERRARO and M. F. JONES: Myelomalacia in streptococcus haemolyticus meningitis. A clinicopathologic study of a rare complication in meningitis. Arch. Neurol. Psychiat. (Chic.) *29*, 1098—1107 (1933).

BLASIUS, W., u. H. ZIMMERMANN: Vergleichende Untersuchungen über die funktionellen, strukturellen und histochemischen Veränderungen an den Vorderhornganglienzellen des Kaninchenrückenmarks bei zeitlich abgestufter Ischämie. Pflügers Arch. Physiol. *264*, 618—650 (1957).

BLAU, J. N., and G. RUSHWORTH: Observations on the blood vessels of the spinal cord and their response to motor activity. Brain *81*, 354—363 (1958).

BODECHTEL, G.: Disk. Bemerkung. Verh. dtsch. Ges. Kreisl.-Forsch. *19*, 169 (1953).

— u. F. ERBSLÖH: Die Foix-Alajouaninesche Krankheit („Myélite nécrotique subaigue" — Angiodysgenetische Myelomalacie). In: Hdb. spez. path. Anat. Histol. Bd. XIII/1 B., S. 1576—1599. Berlin-Göttingen-Heidelberg: Springer 1957.

— u. E. GUTTMANN: Zur Begutachtung der Rückenmarksschädigungen bei „leichten" Unfällen. Dtsch. Z. gerichtl. Med. *14*, 284—295 (1930).

— u. F. MITTELBACH: Zur Differentialdiagnose einiger seltener Querschnittsaffektionen des Rückenmarks. Dtsch. Z. Nervenheilk. *186*, 41—57 (1964).

— u. A. SCHRADER: Die Zirkulationsstörungen am Rückenmark einschließlich des Rückenmarkstraumas und der Caisson-Krankheit. In: Hdb. inn. Med., Bd. V, S. 454—479, 4. Aufl. Berlin-Göttingen-Heidelberg: Springer 1957.

BOGORODINSKIJ, D. K., R. A. RAZORENOVA and A. W. KRIVOSHEIN: Clinical features and pathologicy of ischemic lesions of the spinal cord. The syndrome of the lumbar enlargement artery. Zh. Nevropat. i. Psikhiat. Korsakow *62*, 1673—1675 (1962).

BOLTON, B.: The blood supply of the human spinal cord. J. Neurol. Psychiat. 2, 137—148 (1939).

BONAMNI, F., V. DE CAROLIS and C. FIESCHI: Contribuzione allo studio della circulazione collaterale del tratto lumbo-sacrale del midollo spinale. Sist. Nerv. *13*, 402—416 (1961).

BONDUELLE, M., J. LAPRESLE et P. BOUGUES: Ramollissement médullaire de topographie spinale antérieure étendu à toute hauteur de la moelle, ayant réalisé cliniquement un tableau voisin de la sclérose latérale amyotrophique. Rev. Neurol. *106*, 679—682 (1962).

BONHOFF, J. F.: Über die Adventitiafibrose der Hirnarterien. Zieglers Beitr. Path. *103*, 180—181 (1939).

BORST, H. G.: Rückenmarkskomplikationen bei Resektion von Aortenisthmustenose. Wien. klin. Wschr. *77*, 405 (1965).

BOUDIN, G., B. PEPIN, J. BARBIZET et C. LABRAM: Syndrome de l'hémimoelle gauche par thrombose de la portion initiale de l'artère vertébrale chez un porteur d'une thrombose ancienne de la sous-clavière gauche. Bull. Mém. Soc. Méd. Hôp. Paris. *75*, 164—170 (1959).

BOUDOURESQUES, J., J. ROGER, J. BONVAL et R. VIGOUROUX: Compression médullaire à forme de pseudo-sclérose latérale amyotrophique. A propos de deux observations. Rev. Neurol. *98*, 408—410 (1958).

BRADSHAW, P.: Arteries of the spinal cord in the cat. J. Neurol. Neurosurg., Psychiat. *21*, 279—283 (1958).

BRÄUTIGAM, M. W.: Über eine spontane Hämatomyelie durch Ruptur eines durch angeborene Gefäßwandschwäche entstandenen Aneurysmas der Arteria spinalis dorsalis. Dtsch. Z. Nervenheilk. *181*, 119—129 (1960).

BRECHET, G.: Recherches anatomiques, physiologiques et pathologiques sur le système veineux et spécialement sur les canaux veineux des os. Paris: Villaret & Cie 1820—1832.

BREDEMANN, W.: Über die nosologische Stellung der angiodysgenetischen Myelopathie (FOIX-Alajouaninesche Krankheit). Arch. Psychiat. Z. Neurol. *207*, 234—246 (1965).

BREIG, A.: Biomechanics of the central nervous systems. Uppsala: Almquist & Wiksells 1960.

BRENNER, H., K. JELLINGER, P. PROSENZ u. H. TSCHABITSCHER: Inkomplettes Querschnittssyndrom im unteren Halsmark nach traumatischer Subclaviathrombose. Mschr. Unfallheilk. *68*, 522—533 (1965).

BRIGHTMAN, M. W.: Comparative anatomy of spinal cord vasculature. Anat. Rec. *124*, 264 (1956).

BRIHAYE, J.: Rappel anatomique de la vascularisation spinale. Acta Neurol. Psychiat. Belg. *61*, 215—227 (1961).

BRION, S., M. G. NETSKY and H. M. ZIMMERMAN: Vascular malformations of the spinal cord. Arch. Neurol. Psychiat. (Chic.) *68*, 339—361 (1952).

BRISSAUD, E.: Myélite apoplectiforme. Gaz. Hebd. Méd. Chir. *49*, 133—138 (1902).

BRITTINGHAM, T. E., L. N. BERLIN and H. G. WOLFF: Nervous system damage following paravertebral block with Efocaine. Report of three cases. J. Amer. Med. Assoc. *154*, 329—330 (1954).

BROUWER, B.: Über Arachnoiditis adhaesiva circumscripta. Dtsch. Z. Nervenheilk. *117—119*, 38—66 (1931).

BÜCHNER, F.: Die allgemeine Pathologie des Blutkreislaufes. In: Hdb. allg. Path., Bd. 5/I, S. 791. Berlin-Göttingen-Heidelberg: Springer 1961.

—: Allgemeine Pathologie. 3. Aufl., München-Berlin: Urban u. Schwarzenberg 1962.

BUFE, W.: Isolierte Verletzungen des Halsrückenmarkes ohne Beteiligung des Knochens mit besonderer Berücksichtigung der Hämatomyelie. Mschr. Unfallheilk. *44*, 427—434 (1937).

BURROWS, E. H., and J. MARSHALL: Angiographic investigation of patients with transient ischaemic attacks. J. Neurol. Neurosurg. Psychiat. *28*, 533—539 (1965).

CADWALADER, W. B.: Observations on the character of the onset of spinal paralysis with reference to the significance of the apoplectiform type of onset in contrast to the slow progressive development of paralysis. Arch. Neurol. Psychiat. (Chic.) *6*, 541—559 (1921).

CAMUS, J., et G. ROUSSY: Cavités médullaires et méningites cervicales. Rev. Neurol. *22*, 213—225 (1914).

CAPON, A.: Les régulations vasculaires dans la moelle épinière. Acta Neurol. Psychiat. Belg. *61*, 227—232 (1961).

—: Discussion. Rev. Neurol. *106*, 659—663 (1962).

CARPENTO, A.: Osservazioni anatomo-pathologiche sull'arteriosclerosi midollare con speciale referimento alle anomalie vascolari. A proposito di un caso di ematomielia. Riv. Neurol. *14*, 221—258 (1938).

CARROT, E., J. PECKER et G. LE MENN: Paraplégie rechute due à la compression de l'artère du renflement lombaire par un minuscule méningiome. Rev. Neurol. *101*, 584—586 (1959).

CASSIRER, R., u. F. H. LEWY: Ein Beitrag zur metastatischen Myelitis. Mschr. Psychiat. *52*, 127—139 (1922).

CASTAING, J. A. GOUAZE et O. BLAMPIN: Applications biologiques et médicales de nouveaux composés organiques fluorescents. Rev. méd. Tours *1*, 409—469 (1960).

—, —, avec collab. de O. FOUSSARD-BLAMPIN, J.-J. SANTINI, B. CHATELAIN, Ph. KAPAMADJIAN, G. CHANTEPIE et J. BRETAUDEAU: Les fluorescents biologiques. Nouvelle possibilité de „marquage" du courant sanguin. Etude expérimentale de leur affinités tissulaires. Presse Méd. *71*, 2723—2726 (1963).

CHARPY, A.: Les vaisseaux de la moelle. In: POIRIER, P., A. CHARPY et A. NICHOLAS: Traité d'Anatomie Humaine. Paris: Masson 1921.

Chavany, J. A., et Klepetar: Complications nerveuses de l'avortement criminel. Un cas de myélite apoplectiforme et un cas d'épiduroméningomyélite avec syndrome de Landry mortel. Rev. Neurol. *67*, 375—380 (1937).

Chrast, B., u. J. Korbicka: Die Beeinflussung der Strömungsverhältnisse in der A. vertebralis durch verschiedene Kopf- und Halshaltungen. Dtsch. Z. Nervenheilk. *183*, 426—448 (1962).

—, —: Die Durchströmung in den Vertebralarterien und die Morphologie. Wien. med. Wschr. *116*, 471—473 (1966).

Christian, P., u. W. Noder: Akute Rückenmarkssymptome bei Isthmusstenosre der Aorta, als Folge eines pathologischen Kollateralkreislaufes über die Arteria spinalis anterior. Z. Kreisl.-Forsch. *43*, 125—131 (1954).

Chung, Mon-Fah: Thrombosis of the spinal vessels in sudden syphilitic paraplegia. Arch. Neurol. Psychiat. (Chic.) *16*, 761—771 (1926).

Clara, M.: Die arterio-venösen Anastomosen. Wien: Springer 1956.

Clark, S. L.: Innervation of blood vessels of the medulla and spinal cord. J. comp. Neurol. *48*, 247—265 (1929).

Clemens, H. J.: Beitrag zur Histologie der Plexus venosi vertebrales interni. Z. mikr. anat. Forsch. *67*, 183—189 (1961 a).

—: Die Venensysteme der Wirbelsäule des Menschen. Berlin: De Gruyter 1961 b.

—: Über die Gefäßverhältnisse in den Foramina intervertebralia. In: H. Junghanns: Die Wirbelsäule in Diagnostik und Therapie. Bd. 25, S. 110—113. Stuttgart: Hippokrates 1962.

—: Zur Gefäßversorgung des Rückenmarkes. Tgg. Dtsch. Ges. Neurol. Wiesbaden 1966. Verh. dtsch. Ges. inn. Med. (im Druck).

—, K. Noeske u. D. Roll: Die arterielle Versorgung der menschlichen Wirbelsäule und des Rückenmarkes. In: Zur funktionellen Pathologie und Therapie der Wirbelsäule. Hrsg. K. H. Heine. Berlin: Verl. f. prakt. Med. 1957, S. 13—32.

— u. H. v. Quast: Untersuchungen über die Gefäße des Rückenmarkes. Acta anat. (Basel) *42*, 277—306 (1960).

Cobb, S.: The cerebrospinal blood vessels. In: W. Penfield: Cytology and cellular pathology of the nervous system. vol. II, p. 577. New York: Hoeber 1932.

— and D. Blain: Arteriosclerosis of the brain and spinal cord. In: Arteriosclerosis. Ed. by E. V. Cowdry. New York: Macmillan Comp. 1935, pp. 397—429.

Cohnheim, J.: Untersuchungen über die embolischen Prozesse. Berlin: Hirschwald 1872.

Coimbra, A.: Vascularisation de la moelle épinière du cobaye. Acta anat. (Basel) *29*, 314—322 (1957).

Colmant, H. J.: Enzymhistochemische Befunde an der elektiven Parenchymnekrose des Rattenhirns. Proc. IV. Int. Congr. Neuropath. vol. I, 89—95. Stuttgart: Thieme 1962.

—: Zerebrale Hypoxie. Stuttgart: Thieme 1965.

— u. H. Wever: Pränatale Kohlenoxydvergiftung mit „Organtod" des Zentralnervensystems. Arch. Psychiat. Z. Neur. *204*, 271—287 (1963).

Cooper, E. R. A.: The vertebral venous plexus. Acta anat. (Basel) *42*, 333—351 (1960).

Corbin, J. L.: Artères de la moelle et pathologie ischémique médullaire. Presse méd. *69*, 1271—1274, 1341—1344 (1961).

—: Anatomie et pathologie artérielles de la moelle. Paris: Masson et Cie 1961.

—: Les lésions médullaires de la coarctation aortique. Coeur Méd. Intern. 2, 63—75 (1963).

Cossa, P.: Syringomyélie secondaire à une blessure de la moelle dorsale supérieure. Rev. Neurol. *75*, 39—40 (1943).

Cossa, P., J. Duplay, G. Darcourt, L. Lapeyre, F. Paoli, A. Gazac et G. Bordes: A la recherche du syndrome de l'artère du renflement lombaire. Rev. Neurol. *106*, 669—671 (1962).

—, E. Martin, G. Darcourt, L. Lapeyre et A. Cazak: Sur un cas anatomo-clinique du syndrome de l'artère du renflement lombaire de la moelle. Rev. Neurol. *106*, 671—767 (1962).

Craigie, E. H.: On the relative vascularity of various parts of the central nervous system of the albino rat. J. comp. Neurol. *31*, 429—464 (1920).

—: The vascularity of parts of the spinal cord, brain stem and cerebellum of the wild Norway rat (Rattus norvegicus) in comparison with that in the domesticated Albino. J. comp. Neurol. *53*, 309—318 (1931).

—: The comparative anatomy and embryology of the capillary bed of the central nervous system. Res. Publ. Assoc. Res. Nerv. Ment. Dis. *18*, 3—29 (1938).

—: Vascular supply of the spinal cord. In: G. Austin: The spinal cord. Springfield, Ill.: Thomas 1961, p. 217.

Dahl, E., and E. Nelson: Electron microscopic observations in human intracranial arteries. Arch. Neurol. (Chic.) *10*, 158—164 (1964).

Dambska, M.: Altérations artériosclérotiques des vaisseaux cérébraux en rapport avec la topographie du système vasculaire du cervaux et l'artériosclérose des vaisseaux de la base du cerveau. Acta Neuropath. (Berl.) *2*, 407—410 (1963).

d'Antona, S.: Sulla necrosi spinale acuta nel decorso dei tumori maligni con un contributo alla conoscenza delle "ernie spinale malaciche". Neurologia *3*, 65—90, (1926).

—: Sulle amiotrofie mielopatiche dell'età senile. Riv. Neurol. *1*, 1—20 (1928).

Dansmann, W.: Über die sogenannte Myelitis necroticans subacuta. Z. ges. Neurol. Psychiat. *168*, 644—659 (1940).

Dastur, D. K., N. H. Wadia, A. D. Desai and G. Sinh: Medullospinal compression due to atlanto-axial dislocation and sudden haematomyelia during decompression. Pathology, pathogenesis and clinical correlations. Brain *88*, 897—924 (1965).

David, E., D. Müller, H. A. F. Schulze u. R. R. Unger: Angiodysgenesia cerebrospinalis. Schweiz. Arch. Neurol. Neurochir. Psychiat. *96*, 318—336 (1965).

—, H. A. F. Schulze u. G. Busch: Zur Abgrenzung der angio-dysgenetischen nekrotisierenden Myelopathie (Foix-Alajouanine). Wien. Z. Nervenheilk. *19*, 44—59 (1962).

Davison, C.: Syndrome of the anterior spinal artery of the medulla oblongata. Arch. Neur. Psychiat. (Chic.) *37*, 91—107 (1937); J. Neuropath. exp. Neurol. *3*, 73—80 (1944).

—: General pathological considerations in injuries of the spinal cord. In: S. Brock: Injuries of the brain and spinal cord and their coverings. 4th. ed. New York: Springer 1960.

— and S. Brock: Subacute necrotic myelopathy. A. fatal myelopathy of unknown origin. J. Neuropath, exp. Neurol. *3*, 271—288 (1944).

—, — and S. P. Goodhart: Arteriosclerotic myelopathy with syrinx formation. Differentiations from other types of syringomyelia. Arch. Neurol. Psychiat. (Chic.) *50*, 565—574 (1943).

Dejerine, J.: Sur la claudication intermittente de la moelle épinière. Rev. Neurol. *14*, 341—359 (1906); Presse méd. *19*, 981—984 (1911).

—: La claudication intermittente de la moelle épinière. Clinique (Paris) *26*, 506—514 (1912).

De Luccia, C., J. Zaclis e R. Araujo: Compressão medular por aneurisma da aorta toracica descendente. Arch. Neuro-psiquiat. S. Paulo *9*, 85—86 (1951).

DEMANET, J. C., J. R. DUSTIN et O. PERIER: Ramollissement de la moelle par embolisation de cristaux de cholésterine. Rev. belg. Path. Méd. Exp. 27, 347—358 (1960).

DESPROGES-GOTTERON: Contribution à l'étude de la schiadique paralysante. Thèse Paris 1955.

DHAENE, R.: Le ramollissement médullaire d'origine circulatoire pur. Mém. Assist. Etrang., Fac. Méd. Paris 156 (1958).

—: Ramollissement médullaire dans le domaine de l'artère spinale antérieure. Acta Neurol. Psychiat. Belg. 61, 233—240 (1961).

DJINDJIAN, R., M. DUMESNIL, C. FAURE et C. TAVERNIER: Angiome médullaire dorsal. Etude clinique et artériographique. Rev. Neurol. 108, 432—434 (1963).

—, C. FAURE et M. HURTH: Explorations artériographiques des anévrysmes artério-veineux de la moelle épinière. Paris: Masson et Cie 1966.

DJUROP, P.: Ganglierceller og arterier: I. Cervicalpartiet af menneskets rygmarv Copenhagen: Denmark Host. 1923, p. 108.

DUNNING, H. S., and H. G. WOLF: The relative vascularity of various parts of the central and peripheral nervous system of the cat and its relation to function. J. comp. Neurol. 67, 433—450 (1937).

DURET, H.: Note sur les artères nourricières et sur les vaisseaux capillaires de la moelle épinière. Progr. méd. 1, 284 (1873).

ECCLES, J., C. FATT and K. KOKETSU: Cholinergic and inhibitory synapses in a pathway from motor-axon collaterals to motoneurons. J. Physiol. (Lond.) 126, 524—652 (1954).

EDERLI, A., e G. MARCHIAFAVA: Mielopatia necrotica acuta. Giorn. Ital. Pat. Sci. Aff. 2, 1—23 (1955).

—, S. SASSAROLI and G. SPACCARELLI: Vertebral angiography as a cause of necrosis of the spinal cord. Brit. J. Radiol. 35, 261—264 (1962).

EECKEN, H. VAN DER: Anastomoses between the leptomeningeal arteries of brain. Springfield, Ill.: C. C. Thomas 1959.

— and R. D. ADAMS: Anatomy and functional significance of meningeal anastomoses of human brain. J. Neuropath. exp. Neurol. 12, 132—157 (1953).

EICH, J., u. K. WIEMERS: Über die Permeabilität der Bluthirnschranke gegenüber Trypanblau, speziell im akuten Sauerstoffmangel. Dtsch. Z. Nervenheilk. 164, 537—559 (1950).

EISEMAN, B., and W. B. SUMMERS: Factors effecting spinal cord ischemia during aortic occlusion. Surg. 38, 1063—1070 (1955).

EKKER, E. H.: Dissertatio anatomica inauguralis de cerebri et medullae spinalis systemate vasorum capillari in statu sano et morboso. Trajecti ad Thenum Utrecht, p. 130, 1853.

EKSTRÖM, G.: The surgical treatment of patent ductus arteriosus. Acta chir. Scand. 104 (suppl. 169), 421—422 (1952).

EPSTEIN, B. S.: The myelographic demonstration of the anterior spinal and radicular arteries. Amer. J. Roentgen. 91, 427—430 (1964).

ERBSLÖH, F.: Das Zentralnervensystem bei Krankheiten des Herzens und der Lungen. In: Hdb. spez. path. Anat. Histol., Bd. XIII/2 B, S. 1327—1428. Berlin-Göttingen-Heidelberg: Springer 1958 a.

—: Funikuläre Spinalerkrankung. In: Hdb. spez. path. Anat. Histol., Bd. XIII/2 B, S. 1526—1601. Berlin-Göttingen-Heidelberg: Springer 1958 b.

ESCOLA, J.: Die Gewebsveränderungen bei Thrombosen der Sinus und cerebralen Venen. Arch. Psychiat. Z. Neurol. 203, 342—357 (1962).

FACON, E., et C. CONSTANTINESCO: Les troubles médullaires dans les altérations arthrosiques vertébrales. Rôle du facteur vasculaire dans le processus de la pathologie médullaire. Rev. Neurol. 106, 719—722 (1962).

Fazio, C.: L'angioarchittetonica del midollo spinale umano e i suoi rapporti con la cito-mielo-archittetonica. Riv. Path. nerv. ment. *52*, 252—291 (1938).

—, Fieshi et A. Agnoli: Insuffisance vasculaire dans la moelle épinière. Présentation d'un cas anatomo-clinique et considérations sur la pathogénie des ramollissements médullaires. Rev. Neurol. *113*, 133—146 (1965).

Feigin, I., N. Popoff and M. Adachi: Fibrocartilagenous venous emboli to the spinal cord with necrotic myelopathy. J. Neuropath. exp. Neurol. *24*, 63—74 (1965).

Ferri, E., e. L. Frignani: Osservazioni sulla modalità di passaggio delle arterie e vene radicolari attraverso la parete della dura madre spinale. Ateneo Parm. *35*, 15—29 (1964).

Field, E. J., J. Grayson and A. F. Rogers: Observations on the blood flow in the spinal cord of the rabbit. J. Physiol. *114*, 56—70 (1951).

Fieschi, C., et V. de Carolis: Etude sur l'existence et sur la distribution de lésions ischémiques de la moelle épinière de malades morts par apoplexie cérébrale. Rev. Neurol. *106*, 712—715 (1962).

Flament-Durant, J., J. Brihaye et O. Perier: Les ramollissements symptomatiques de la moelle épinière. Acta Neurol. Psychiat. Belg. *61*, 265—280 (1961).

Foerster, O.: Die traumatischen Läsionen des Rückenmarks auf Grund der Kriegserfahrungen. In: Hdb. Neurol. Erg. Bd. II. Teil, S. 1791—1927. Berlin: Springer 1929.

Foex. P., H. Lambert et C. Mentha: Les complications médullaires graves de l'aortographie abdominale. Arch. mal. Coeur *57*, 142—157 (1964).

Foix C., et Th. Alajouanine: La myélite nécrotique subaiguë. Myélite centrale angio-hypertrophique à évolution progressive, paraplégie amyotrophique lentement ascendante, d'abord spasmodique, puis flasque, s'accompagnant de dissociation albumino-cytologique. Rev. Neurol. *II*, 1—42 (1926).

— et P. Hillemand: Les syndromes de l'artère cérébrale antérieure. Encéphale *20*, 209—232 (1925).

Fontan, A., P. Verger et J. J. Battin: Le traumatisme médullaire néo-natal. Ann. Pédiat. *40*, 231—239 (1964).

Forssmann, G., u. T. Petren: Die arterielle Versorgung der Brustwirbelkörper. Anat. Anz. *88*, 167—178 (1938).

Friede, R. L.: An enzyme histochemical study of cerebral arteriosclerosis. (With some data on the pathogenesis of perivascular scars.) Acta Neuropath. (Berl.) *2*, 58—72 (1962).

Froboese, C.: Pathogenese der essentiellen Myelomalacia acuta circumscripta. Zbl. Path. path. Anat. *95*, 425—434 (1956).

Fujiwara, T.: Histopathological studies of the arachnoid and radicular nerves in various diseases. Folia Psychiat. Neurol. Jap. *18*, 24—43 (1964).

Gagel, O.: Fernschädigung des Rückenmarks bei einem Trauma der Halswirbelsäule. Z. ges. Neurol. Psychiat. *174*, 670—680 (1942).

— u. E. Reiner: Zur Myelitis necroticans und Pathogenese der Ulcus ventriculi. Z. ges. Neurol. Psychiat. *175*, 333—357 (1943).

Garcin, R.: Discussion. Acta Neurol. Psychiat. Belg. *61*, 285—294 (1961).

—, St. Godlewski, J. Lapresle et M. Fardeau: Syndromes vasculaires aigus probables de la partie inférieure de la moelle chez les sujets porteurs de lésions discarthrosiques du rachis dorso-lombaire. A propos de quatre observations dont l'une vérifiée anatomiquement. Rev. Neurol. *100*, 212—229 (1959).

—, — et P. Rondot: Etude clinique des médullopathies d'origine vasculaire. Rev. Neurol. *106*, 558—585 (1962).

— et J. Gruner: Nécrose cavitaire des cornes antérieures de la moelle au cours d'un syndrome réalisant une forme pseudopolynévritique de sclérose latérale amyotrophique. Presse Méd. *82*, 1723—1724 (1953).

GARSTKA, M.: Arteriosclerotic occlusion of nutrient branches of the anterior spinal artery. Illinois Med. J. *103*, 305—310 (1953).

GEHUCHTEN, P. VAN: Un cas de myélite nécrotique aiguë. Etude clinique et anatomopathologique. Rev. Neurol. *I*, 505—519 (1927).

— et J. M. BRUCHER: Pseudosclérose latérale amyotrophique d'origine vasculaire. Acta Neurol. Psychiat. Belg. *63*, 821—830 (1963).

GELFAN, S., and I. M. TARLOV: Differential vulnerability of spinal cord structures to anoxia. J. Neurophysiol. *18*, 170—188 (1955).

—, —: Interneurones and rigidity of spinal origin. J. Physiol. (Lond.) *146*, 594—617 (1959).

GELLERSTEDT, N.: Zur Kenntnis der Hirnveränderungen bei der normalen Altersinvolution. Uppsala: Almquist & Wiksells 1933.

GERAUD, J., A. RASCOL, A. BES et L. ARBUS: Accidents paroxystiques inhabituels au cours d'une cervicarthrose. Discussion du rôle d'une insuffisance vertébro-basilaire. Rev. Neurol. *107*, 526—530 (1962).

GIANNINI, A., G. DEL CARLO-GIANNINI e S. BELLINI: Claudicatio intermittens spinalis (Contributo clinico): Riv. Neurobiol. *9*, 202—236 (1963).

GILLILAN, L.: The arterial and venous supply of the human spinal cord. Anat. Rec. *127*, 466 (1957).

—: The arterial blood supply of the human spinal cord. J. comp. Neurol. *110*, 75—103 (1958).

—: Significant superficial anastomoses in the arterial blood supply to the human brain. J. comp. Neurol. *112*, 55 (1959).

—: Blood supply of the central nervous system. In: E. C. CROSBY, T. HUMPHRY and E. W. LAUER: Correlative Anatomy of the Nervous System. New York: MacMillan 1962, p. 550—579.

GIRARD, P. F. et R. LOIRE: Complications médullaires des discarthroses cervicales. Rev. Prat. (Paris) *14*, 3227—3235 (1964).

GIROIRE, H., A. CHARBONNEL, P. VERCELLETTO, P. LEMOUROUX, G. BESANCON et L. BUREAU: Paralysie ischémique des membres inférieurs par thrombose aiguë du carrefour aortique. Presse Méd. *70*, 2767—2770 (1962).

GISPERT-CRUZ, J.: Sindrome de esclerosis lateral amiotrofica par hernia disco-cervial. Clin. y. Laborat. *50*, 47—53 (1950).

GONSETTE, R., G. ANDRE-BALISAUX et F. LANTIN: Le syndrome de suppléance vertébro-sous-clavière. Etude clinique er radiologique. Acta Neurol. Psychiat. Belg. *63*, 171—183 (1963).

GOTTLOB, R.: Angiographie und Klinik. Wien: Urban & Schwarzenberg 1956.

—: Experimentelle Befunde zu den Kontrastmittelschäden des ZNS. Klin. Med. (Wien) *19*, 341 (1964).

GOUAZE, A., et J. CASTAING, avec collab. de J.-H. SOUTOUL, O. FOUSSARD-BLAMPIN, J.-J. SANTINI, G. DUPREX, B. CHATELAIN, R. CARBAJO et J. MAUDIT: "Marquage" du sang artériel par les fluorescents biologiques. Etude expérimentale des territoires artériells fonctionnels des organes et des tissus. Perspectives cliniques. Presse Méd. *72*, 2645—2650 (1964).

—, — et M. ROUZAUD, avec collab. de J.-H. SOUTOUL, J.-J. SANTINI et G. DUPREY: Etude expérimentale de la vascularisation fonctionnelle de la moelle et du cerveau par les fluorescents biologiques. Rev. Neurol. *111*, 227—240 (1964).

—, — et J.-H. SOUTOUL: Les territoires artériels fonctionnels de l'axe nerveux révélés par les fluorescents biologiques neurotropes. (Etude expérimentale). J. Hirnforsch. *7*, 481—492 (1965).

Gouaze, A., J. Castaing, J. H. Soutoul et J. Castaing et collab.: La vascularisation artérielle de la moelle épinière du lapin. Etude aux fins d'expérimentation. Rev. Méd. Tours. *4*, 391—412 (1963).

—, —, —, J.-J. Santini, B. Chatelain et Ph. Kapamadjian: La voie artérielle spinale antérieure et les artères centrales de la moelle épinière du chat domestique. Soc. Anat. Paris 23. 1. 1964.

—, —, — avec coll. de J.-J. Santini, Ph. Kapamadjian et G. Chantepie: Les artères de la moelle épinière des animaux d'expérimentation. I. Les artères de la moelle épinière du lapin (Oryctolagus cuniculus L.) et du cobaye (Cavia porcellus L.). Etude morphologique et étude expérimentale des territoires artériels fonctionnels par les "fluorescents biologiques" neurotropes. Path. Biol. *12*, 703—710 (1964).

—, —, —, —, —, —: II. Les artères de la moelle épinière du chien. Path. Biol. *12*, 808—814 (1964).

—, —, —, —, —, —: III. Etude comparative du rat, cobaye, lapin, chat, chien, orang-outang, chimpanzé, avec l'homme et le foetus. Path. Biol. *12*, 950—962 (1964).

Graux, P., G. Biserte, G. C. Guazzi, B. Steenhouver et M. Clamour: Recherches sur les facteurs de la myélopathie sénile. Rev. Neurol. *114*, 68—73 (1966).

—, G. C. Guazzi et Cl. Gesquiere: La moelle épinière du vieillard. Rev. Neurol. *107*, 337—352 (1962).

Greenfield, J. G.: Traumatic lesions of the central and peripheral nervous system. In: J. G. Greenfield, W. Blackwood, A. Meyer, W. H. McMenemy and R. M. Norman: Neuropathology. London: E. Arnold 1958, p. 426—431.

—, A. Richards and G. Manning: The pathology of paraplegia occurring as a delayed sequela of spinal anesthesia, with special reference to the vascular changes. J. Path. Bact. *119*, 95—107 (1955).

— and J. W. A. Turner: Acute and subacute necrotic myelite. Brain *62*, 227—252 (1939).

Grinker, R., and C. Guy: Sprain of cervical spine causing thrombosis of the anterior spinal artery. J. Amer. Med. Ass. *88*, 1140—1142 (1927).

Gros, C., B. Vlahovitch et G. Mohasseb: La tétraplégie traumatique à prédominance brachiale. Neurochir. (Stuttg.) *3*, 92—111 (1960).

Grossiord, A., J. Lapresle, J.-P. Held et Mme Milhaud: Tétraparésie par ramollissement cervical inférieure dans le territoire de la spinale antérieure. Observation anatomo-clinique. Rev. Neurol. *100*, 430—436 (1959).

—, J. Mathey, J. J. Galey, J.-P. Held, M. Milhaud et L. Anquez: Paraplégie partiellement regressive après intervention par coarctation aortique. Rev. Neurol. *100*, 464—467 (1959).

Gruner, J. E., et J. Lapresle: Etude anatomo-pathologique des médullopathies d'origine vasculaire. Rev. Neurol. *106*, 592—630 (1962).

Guizzetti, P.: Per la conoscenza del rammollimento ischemico del midollo spinale. Riv. Sper. Fren. *28*, 98—137 (1902).

Gurdjian, E. S., W. G. Hardy, W. Lindner and L. M. Thomas: Closed cervical cranial trauma associated with involvement of carotid and vertebral arteries. J. Neurosurg. *20*, 418—427 (1963).

Haberer, H.: Ein Fall von seltenem Collateralkreislauf bei angeborener Obliteration der Aorta und dessen Folgen. Zschr. Heilk. *24*, 26—38 (1903).

Häggquist, G.: A contribution to the question of the nervous and muscular substratum of the muscle tone. Acta med. Scand. *104*, 8—20 (1940).

Haft, H., B. E. Finneson, H. Cramer and R. Fiol: Periarteritis nodosa as a source of subarachnoidal hemorrhage and spinal cord compression. J. Neurosurg. *14*, 608—616 (1957).

HALLER, A.: Elementa physiologica corporis humani. Lausanne 1762.

HAMILTON, A. S.: A study of the senile spinal cord in cases of mental disease. Boston Med. J. *163*, 189—196 (1910).

HARA, M. and R. J. LIPIN: Spinal cord injury following resection of abdominal aorta aneurysm. Arch. Surg. *80*, 419—423 (1960).

HARDIN, C. A., W. D. WILLIAMSON and T. A. STEEGMAN: Vertebral artery insufficiency produced by cervical osteoarthritic spurs. Neurology (Minn.) *10*, 855—858 (1960).

HARREVELD, A. VAN: Spinal asphyxiation and spasticity. In: Basic Research in Paraplegia. J. D. FRENCH and R. W. PORTER, edts. Springfield, Ill.: C. C. Thomas 1962, pp. 127—143.

—, and G. MARMONT: The course of recovery of the spinal cord from asphyxia. J. Neurophysiol. *2*, 101—111 (1939).

—, and J. P. SCHADÉ: Nerve cell destruction by asphyxiation of the spinal cord. J. Neuropath. exp. Neurol. *21*, 410—423 (1962).

HARRINGTON, A. W.: Embolism of the spinal cord. Glasgow. Med. J. *103*, 28—32 (1925).

HARRIS, H. A.: A note on the clinical anatomy of the veins with special reference to the spinal veins. Brain *64*, 291—300 (1941).

HASSLER, O.: Media defects and physiological intima cushions in the spinal arteries. Acta Soc. Med. Upsal. *66*, 267—270 (1961).

—: The arteries of the spinal cord. Differences in morphology at various levels. Anat. Anz. *112*, 19—24 (1963).

HAYMAKER, W.: Decompression sickness. In: Hdb. spez. path. Anat. Histol. Bd. XIII/1 B, S. 1620—1672. Berlin-Göttingen-Heidelberg: Springer 1957.

—: Morphological changes in the nervous system following exposure to ionizing radiation. In: Effects of ionizing radiation on the nervous system. Vienna 1962, pp. 309—360.

HEBERER, G., G. RAU u. H.-H. LÖHR: Aorta und große Arterien. Pathophysiologie, Klinik, Röntgenologie und Chirurgie. Berlin-Heidelberg-New York: Springer 1966.

HEEGER, H., u. H. DENCK: Subclavian-steal-Syndrom. Wien. Z. inn. Med. *47*, 107—113 (1966).

HEILIGENTHAL: Rückenmarksveränderungen bei Embolie der Aorta abdominalis. Berl. Klin. Wschr. *8* (1898).

HEINLEIN, H., und H. SELBACH: Zur Frage der gefäßbedingten degenerativen Rückenmarksveränderungen. (Zugleich ein Beitrag zur Frage der Hyalinose und Fibrose der Rückenmarksgefäße.) Dtsch. Z. Nervenheilk. *151*, 71—87 (1940).

HENNEAUX, J.: Necrose médullaire par thrombose de l'artère spinale antérieure. Acta Neuro. Psychiat. Belg. *56*, 365—385 (1956).

—: Etude clinique et anatomo-pathologique de deux cas de thrombose de l'artère spinale antérieure. Rev. Neurol. *102*, 44—60 (1960).

HENNEBERG, R.: Die Myelitis und die myelitischen Strangerkrankungen. In: Hdb. Neurol. Bd. II/1, S. 695—806. Berlin: Springer 1911.

—: Reine vaskuläre spinale Lues. Berl. Klin. Wschr. *57*, 1026 (1920).

HERREN, R. Y., and L. ALEXANDER: Sulcal and intrinsic blood vessels of human spinal cord. Arch. Neurol. Psychiat. (Chic.) *41*, 678—688 (1939).

HETZEL, H.: Spinale Durchblutungsstörungen (klinische und pathologisch-anatomische Probleme). Zbl. ges. Neurol. *158*, 257—258 (1960).

—: Der thrombotische Verschluß der Arteria radicularis ventralis, der Arteria spinalis anterior und der Arteria spinalis posterior. Dtsch. Z. Nervenheilk. *180*, 300—316 (1960).

HETZEL, H.: Ein Fall von „Myélite nécrotique subaiguë" (Foix-Alajouaninesche Krankheit) mit Syringomyelie und Syriongobulbie. Schweiz. Arch. Neurol. Psychiat. *86*, 70—81 (1960).

—: Beitrag zur Klinik und pathologischen Anatomie vaskulärer Rückenmarksschädigungen. Paracelsus Beihefte. Heft 38. Wien: Hollinek 1965.

HEYMAN, A., W. G. YOUNG jr., M. DILLON, J. A. GOREE, L. J. KLEIN and G. TINDALL: Cerebral ischemia. Caused by occlusive lesions of the subclavian or innominate arteries. Arch. Neurol. (Chic.) *10*, 581—589 (1964).

HIDDEMA, F.: Transverse lesion of the spinal cord due to aortic thrombosis after electric convulsion therapy. Psychiat. Neurol. Neurochir. *66*, 537—542 (1963).

HILL, S., and J. M. VASQUEZ: Massive infarction of spinal cord and vertebral bodies as a complication of dissecting aneurysm of the aorta. Circulation *25*, 997—1000 (1962).

HINRICHS, U.: Myelodegeneratio non specifica bei Luikern. Dtsch. Z. Nervenheilk. *106*, 1—12 (1928).

HIRSCH, E. F.: Presentation of a case. J. amer. med. Ass. *155*, 261 (1954).

HIRSCH, W.: Arteriosclerosis of the spinal cord. J. nerv. ment. Dis. *30*, 74—87 (1903).

HIS, W.: Zur Geschichte des menschlichen Rückenmarks und der Nervenwurzeln Abh. Sächs. Ges. Wiss., 22. Math. Phys. Cl., Leipzig 1887.

HOCHBERG, L., and H. HYDEN: The cytochemical correlate of motor nerve cells in spastic paralysis. Acta Physiol. Scand. *17* (suppl. 60), 1—63 (1949).

HOCHE, A.: Vergleichend-Anatomisches über die Blutversorgung der Rückenmarkssubstanz. Z. Morph. Anthrop. *1*, 241—257 (1899).

HOERNER, G.: Un cas de paraplégie obstétricale avec myélomalacie. Ann. Anat. Path. *12*, 1049—1055 (1935).

HOFF, H., J. ZEITLHOFER u. Th. WANKO: Eine eigenartige Form von Neuroradikulo-myelopathie (Anatomische und klinische Untersuchungen). Wien. Z. Nervenheilk. *9*, 203—227 (1954).

HOFFMAN, H. L., the late and R. M. NORMAN: Acute necrotic myelopathy associated with perivenous encephalomyelitis. J. Neurol. Neurosurg. Psychiat. *27*, 116—124 (1964).

HOFMANN, M.: Zur vergleichenden Anatomie der Gehirn- und Rückenmarksarterien der Vertebraten. Z. Morph. Antroph. *2*, 247—322 (1900).

HOGAN, B. W.: Acute myelitis syndrome of occlusion of the spinal artery at the first thoracic segment with softening of the cord. U. S. Naval M. Bull. *40*, 175 (1942).

HOGAN, E. L., and F. C. A. ROMANUL: Spinal cord infarction occurring during insertion of aortic craft. Neurology (Minn.) *16*, 67—74 (1966).

HOL, R., and O. SKJERVEN: Spinal cord damage in abdominal aortography. Acta radiol. *42*, 276—284 (1954).

HOLMES, G.: Spinal injuries of warfar. I. The pathology of acute spinal injuries. Brit. Med. J. II, 769—771 (1915).

HÖÖK, O., H. LIDVALL and K. E. ASTRÖM: Cervical disc protrusions with compression of the spinal cord. Report of a case. Neurology (Minn.) *10*, 834—841 (1960).

HOSKINS, E. R.: On the vascularization of the spinal cord of pig. Anat. Rec. *6*, 371—391 (1914).

HOUDART, R., R. DJINJIAN, H. JULIAN et M. MURTH avec la collab. de Mm. LEVEBVRE et C. FAURE: Données nouvelles sur la vascularisation de la moelle dorso-lombaire Application radiologique et intérêt chirurgical). Rev. Neurol. *112*, 472—476 (1965).

HÜBNER, A: Thrombose der Rückenmarks-Schlagader als Unfallsfolge. Mschr. Unfallheilk. *62*, 71—76 (1959).

Hughes, J. T.: Spinal cord infarction due to aortic trauma. Brit. med. J. *5405*, 356 (1964).

—: Vertebral artery insufficiency in acute cervical spine trauma. Paraplegia (Edinbg.) *2*, 2—14 (1964).

—: The pathology of vascular disorders of the spinal cord. Paraplagia (Edinbg.) *2*, 207—213 (1965).

—: Pathology of the spinal cord. London: Lloyd-Duke 1966.

—, and B. Brownell: Spinal cord damage from hyperextension injury in cervical spondylosis. Lancet I, 687—690 (1963 a).

—, —: Aberrant nerve fibres within the spinal cord. J. Neurol. Neurosurg. Psychiat. *26*, 528—534 (1963 b).

—, —: Cervical spondylosis complicated by anterior spinal artery thrombosis. Neurology (Minn.) *14*, 1073—1077 (1964).

—, and B. Brownell: Necropsy observations on the spinal cord in cervical spondylosis. Riv. Pat. nerv. ment. *86*, 196—204 (1965 a).

—, —: Paraplegia following retrograde abdominal aortography. An example of toxic myelitis. Arch. Neurol. (Chic.) *12*, 650—657 (1965 b).

—, and A. G. Mac Intyre: Spinal cord infarction occurring during thoraco-lumbar sympathectomy. J. Neur. Neurosurg. Psychiat. *26*, 418—421 (1963).

Huhn, A.: Die Thrombosen der intrakraniellen Venen und Sinus. Thrombosis et Diathesis haemorrhagica, suppl. 18. Stuttgart: Schattauer-Verlag 1965.

Hunt, J. R.: The lumbar type of intermittent claudication. Amer. J. med. Sci. *143*, 173—177 (1912).

Hunt, L. E., and H. L. Cornwall: Flaccid paraplegia. J. Amer. med. Ass. *85*, 186—189 (1925).

Hutchinson, E. C. and P. O. Yates: The cervical portion of the vertebral artery. A clinico-pathological study. Brain *28*, 319—331 (1956).

Ingvar, D. H., and N. A. Lassen: Regional blood flow of the cerebral cortex determined by Krypton. Acta physiol. Scand. *54*, 325—338 (1962).

Innes, J. R. M. and A. Carsten: A demyelinating or malacic myelopathy and myelo-degeneration — delayed effect of localized irradiation in experimental rats and monkeys. In: Response of nervous system to ionizing radiation. T. J. Haley and R. S. Snider Edts. New York-London: Acad. Press 1962, pp. 133—148.

—, and L. Z. Saunders: Comparative Neuropathology. New York & London: Academic Press 1962.

Ishikawa, H.: The capillary density of the rhombencephalon, spinal cord and the peripheral nerves in the cat. Acta med. (jap.) *50*, 4275—4292 (1959).

Iwata, K.: A study of cervical myelopathy due to spondylosis with emphsis on posterior column impairment. Nagoya J. Med. Sci. *23*, 52 (1960). Ref.: Exc. med., sect. VIII. *16*, 909 (1963).

Jacob, H.: Zur histopathologischen Diagnose des akuten und chronisch rezidivieren-den Hirnödems. Arch. Psychiat. Z. Neur. *118*, 158— (1948).

Jellinger, K.: Discussion des rapports. Rev. Neurol. *106*, 664—665 (1962 a).

—: Zur Frage der progressiven vaskulären Myelopathien. Wien. klin. Wschr. *74*, 721—727 (1962 b).

—: Die pathologische Anatomie der Rückenmarkstraumen. Wien. klin. Wschr. *75*, 566—569 (1963 a).

—: Über Rückenmarksbeteiligung bei Panarteriitis nodosa. Beitr. path. Anat. *129*, 1—31 (1963 b).

—: Zur Morphologie und Pathogenese arterieller Durchblutungsstörungen des Rücken-marks. Wien. klin. Wschr. *76*, 109—114 (1964 a).

JELLINGER, K.: Zur Morphologie und Pathogenese spinaler Läsionen bei Verletzungen der Halswirbelsäule. Acta Neuropath. (Berl.) *3*, 451—468 (1964 b).

—: Rundtisch-Diskussion „Probleme der Rückenmarksdurchblutung und ihrer Störungen". Wien 23. X. 1964 (c).

—: Angiographiezwischenfälle in Gehirn und Rückenmark. Neuropathologisches Referat. Klin. Med. (Wien) *19*, 340—341 (1964 d).

—: Zur Morphologie und Pathogenese spinaler Läsionen bei Verletzungen der Halswirbelsäule. 9e Congr. Soc. Int. Chir. Orthop. Traumat., Vienne 1963. Extrait Symposium III., p. 383—389. Bruxelles: Impr. des Sciences 1965.

—: Experimentelle Untersuchungen zur Frage der arteriellen Versorgungsgebiete des Rückenmarks. Acta Neuropath. (Berl.) *6*, 200—207 (1966 a).

—: Morphologische und pathogenetische Probleme der spinalen Mangeldurchblutung. Tgg. Dtsch. Ges. Neurol. Wiesbaden 1966 b. Verh. dtsch. Ges. inn. Med. (im Druck).

—, u. R. KRÖNER: Zum Problem der Arteriosklerose der Rückenmarksgefäße (1966 — in Vorbereitung).

— u. E. NEUMAYER: Myélopathies progressives d'origine vasculaire. Rev. Neurol. *106*, 666—669 (1962 a).

— u. —: Myélopathie progressive d'origine vasculaire. Contribution anatomo-clinique aux syndromes d'une hypovascularisation chronique de la moelle. Acta Neurol. Psych. Belg. *62*, 944—955 (1962 b).

— u. —: Die progressive vaskuläre Myelopathie des höheren Lebensalters. Mittlg. Verein f. Psychiat. Neurol. Wien 29. X. 1962 (c).

— u. —: Rückenmarkssyndrome bei Panarteriitis nodosa. Mittlg. Verein f. Psychiat. Neurol. Wien 18. XI. 1963.

— u. —: Progressive subcorticale vasculäre Encephalopathie Binswanger. Eine klinisch-neuropathologische Studie. Arch. Psychiat. Z. Neurol. *205*, 523—554 (1964).

— u. —: Vasculäre Rückenmarkssyndrome des höheren Lebensalters. Proc. 7. Int. Kong. Gerontol. Wien 1966.

—, F. PIZA u. J. ZEITLHOFER: Spinale Komplikation nach infrarenaler Klemmung der Aorta. Klin. Med. *10*, 438—448 (1964).

— u. K. VASS: Chronische Spätmyelopathie nach Densfraktur. Wiss. Tgg. Österr. A. G. Neuropath., Bad Goisern, 24. V. 1966. Dtsch. Z. Nervenheilk. (im Druck).

JENSEN, H. P.: Zur Differentialdiagnose traumatischer Querschnittslähmungen. Verh. dtsch. orthop. Ges., Beilg. Z. Orthop. *93*, 347—350 (1960).

JUBA, A.: Myelitis necroticans subacuta (Foix-Alajouanine). Dtsch. Z. Nervenheilk. *148*, 17—30 (1938).

KABAT, H., and M. E. KNAPP: The mechanisms of muscle spasm in poliomyelitis. J. Pediat. *24*, 123—137 (1944).

KADYI, H.: Über die Blutgefäße des menschlichen Rückenmarks. Anat. Anz. *1*, 304—314 (1886).

—: Über die Blutgefäße des menschlichen Rückenmarks. Lemberg: Gubrynowicz u. Schmidt 1889.

KAHLE, W., u. G. SCHALTENBRAND: Zur Klinik und Pathologie der Myelitis necroticans diffusa. Dtsch. Z. Nervenheilk. *173*, 234—266 (1955).

KAHN, A.: The role of the dentate ligaments in spinal cord compression and the syndrome of lateral sclerosis. J. Neurosurg. *4*, 141—199 (1947).

KALISCHER, O.: Demonstration eines Präparates (Aneurysma dissecans der Aorta mit Paraplegie). Berl. klin. Wschr. *51*, 1286—1288 (1914).

KALM, H.: Über die Entstehung und Lokalisation der Querschnittslähmung. Dtsch. Z. Nervenheilk. *170*, 261—273 (1953).

KAUTZKY, R.: Beitrag zur Kenntnis traumatischer Rückenmarkszysten. Zbl. Neurochir. *10*, 110—117 (1950).

KEFELI, I. E.: Pial blood vessels of the spinal cord (russ.). Vopr. Neurokhir. *2*, 35—40 (1963).

KEPES, J. J.: Selective necrosis of spinal gray matter. A complication of dissecting aneurysm of the aorta. Acta Neuropath. (Berl.) *4*, 293—298 (1965).

KESCHNER, M., and C. DAVISON: Myelitic and myelopathic lesions. III. Arteriosclerotic and arteritic myelopathies. Arch. Neurol. Psychiat. (Chic.) *29*, 702—725 (1933 a).

— and —: Blood supply compression of spinal cord by expending lesions presenting mild, moderate or marked interference with circulation leading to myelopathy. Arch. Neur. Psychiat. (Chic.) *30*, 592—606 (1933 b).

— and —: Myelitic and myelopathic lesions: Cases with marked circulatory interference and pictures of syringomyelia. Arch. Neur. Psychiat. (Chic.) *30*, 1074—1085 (1933 c).

KETY, S. S., and C. F. SCHMIDT: The nitrous oxyde method for the quantitative determination of cerebral blood flow in man: theory, procedure and normal values. J. Clin. Invest. *27*, 476—483 (1948).

KILLEN, D. A.: Paraplegia in the dog following mobilization of the abdominal and lower thoracic aorta from the posterior parietes. Surgery *57*, 542—548 (1965).

—, and J. H. FOSTER: Spinal cord injury as a complication of aortography. Ann. Surg. *152*, 211—230 (1960).

KITO: The comparative and topographic anatomy of the fowl. XVI. Arterial supply of the spinal cord (jap.). Jap. J. Vet. Sci. *26*, 169—175 (1964).

KLAUE, R.: Beitrag zur pathologischen Anatomie der Verletzungen des Rückenmarks mit besonderer Berücksichtigung der Rückenmarkskontusion. Ein Vergleich zwischen Rückenmarks- und Hirnverletzungen. Arch. Psychiat. Z. Neur. *180*, 206—270 (1948).

—: Beitrag zum Krankheitsbild der Myelopathia necroticans. Dtsch. Z. Nervenheilk. *166*, 137—145 (1951).

KLISSUROW, A.: Beitrag zur Frage der hyalinen Entartung der Großhirnkapillaren. Arch. Psychiat. Z. Neur. *90*, 201—215 (1930).

KNORRE, D.: Rückenmarkserweichung nach intravenöser Astmolysin-Injektion. Dtsch. med. Wschr. *25*, 1615—1617 (1961).

KNOX-MACKAULAY, H., M. T. MORRELL, D. M. POTTS and T. D. PRESTON: The arterial supply to the spinal cord of the guinea pig. Acta anat. (Basel) *40*, 249—255 (1960).

KNÜTTGEN, A.: Plötzlicher Tod infolge Embolie der Arterie spinalis anterior. Dtsch. Z. ges. gerichtl. Med. *37*, 308—320 (1943).

KOCHER, T.: Die Verletzungen der Wirbelsäule zugleich als Beitrag zur Physiologie des menschlichenRückenmarks. Mitt. Grenzgeb. Med. Chir. *1*, 415—480 (1896).

KÖNIG, H., and W. ARANOW: A myelopathy complicating thoracotomy. Arch. Neurol. (Chic.) *4*, 120—121 (1961).

KÖNIG, P. A.: Die Gefäßprozesse bei Myelitis necroticans. Virchows Arch. path. Anat. *327*, 737—753 (1955).

KOSHELEVA, G. G.: On prolonged disorders in reflex activity in the spinal cord following temporary occlusion of the abdominal aorta near its bifurcation. Pat. Fiziol. Exsp. Ter. *7*, 34—38 (1963).

—: Inhibition of spinal cord reflexes following occlusion of the abdominal aorta close to its bifurcation (russ.). Fiziol. Zh. SSSR Shenov *50*, 64—72 (1964).

KRABBE, K. H.: Rückenmarkskompression durch ein Aortenaneurysma. Fol. neuropath. eston. *15/16*, 349 (1936).

Kramer, W.: Multilocular myelomalacia following adhesive arachnoiditis. Neurology (Minn.) *6*, 594—600 (1956).

— and van der Does de Willebois: Occlusion of the anterior spinal artery in the cervical cord. Folia Psychiatr. Neerl. *62*, 458—464 (1959).

Krauland, W.: Die Aneurysmen der Schlagadern am Hirn- und Schädelgrund und der großen Rückenmarksschlagadern. In: Hdb. spez. path. Anat. Histol., Bd. XIII/1 B, S. 1511—1535. Berlin-Göttingen-Heidelberg: Springer 1957.

Kreissel, H.: Zur Klinik und zur Pathologie der Neuromyelitis optica. Zschr. ges. Neurol. Psychiat. *172*, 120—144 (1941).

Krogh, E.: Effect of acute anoxia on the large motor cells in the spinal cord. Acta Jutland. suppl. *17*, 1—37 (1945 a).

—: Studies on the blood supply of certain regions in the lumbar part of the spinal cord. Acta Physiol. Scand. *10*, 7—15 (1945 b).

—: The effect of acute hypoxia on the motorcells of the spinal cord. Acta Physiol. Scand. *20*, 263—292 (1950).

Kuhlendahl, H.: Die neurologischen Syndrome bei der Überstreckungsverletzung der Halswirbelsäule und dem sog. Schleudertrauma. Münch. med. Wschr. *106*, 1025—1030 (1964).

—: Schleudertrauma. Kongr. Dtsch. Ges. Chir. München 15. 4. 1966.

—: Diskussion. Tgg. Dtsch. Ges. Neurologie Wiesbaden 1966 b.

— u. H. Felten: Die chronische Rückenmarksschädigung spinalen Ursprungs. Arch. Dtsch. Z. Chir. *283*, 96—128 (1956).

Kulenkampff, C., u. H. Matheis: Zur Problematik der spinalen Gefäßprozesse. Spinale Thrombophlebitis. Acta Neurochir. (Wien), Suppl. VII, 379—384 (1961).

Kurkovskij, V. P.: The morphological condition of the spinal cord and the spinal ganglia during oxygen deficiency (russ.) Arkh. Patol. *17*, 10—18 (1955).

Kuttner, H. P.: Senile Myelopathien auf vaskulärer Basis. Arb. Neurol. Inst. Univ. Wien *30*, 247—270 (1928).

Kyratos, K. G.: Zur Klinik und Pathologie der Myelomalazien. Inaug. Diss. München 1956.

Landau, W. M., W. H. Freygang, L. P. Rowland, L. Sokoloff and S. S. Kety: The local circulation of the living brain: values in the unanesthetized and anesthetized cat. Trans. Amer. neurol. Ass. *80*, 125—129 (1955).

Lange-Cosack, M., u. K. Köhn: Ischämische Rückenmarksschädigungen bei Aneurysma dissecans der Aorta. Münch. med. Wschr. *104*, 410—413 (1962).

Langlois, M., et J. G. Veyrat: La paraplégie par accident de décompression chez les plongeurs. Etude clinique et anatomo-physiologique. Rev. Neurol. *103*, 583—589 (1960).

Lanza, G.: Studio sistematico sull'arteriosclerosi del cervello e del midollo spinale con particolare rapporto all'arteriosclerosi degli altri parenchimi e con le emorragie e i ramollimenti cerebrali. Arch. Ital. Anat. Istol. pat. *9*, 259—337 (1938).

Lassen, N. A., and D. H. Ingvar: The blood flow of the cerebral cortex determined by radioactive Krypton[85]. Experientia *17*, 42 (19611.

—, K. Höedt-Rasmussen, C. S. Sörensen, E. Skinhoj, S. Cronquist, B. Bod-Forss, E. Eng and D. H. Ingvar: Regional cerebral blood flow in man determined by Krypton[85]. Neurology (Minn.) *13*, 719—727 (1963).

Lassmann, G.: Neue Befunde über die Nervenversorgung des Gefäßsystems. Acta Neuroveget. (Wien) *27*, 546—599 (1965).

Laterre, E. C.: Ramollissement médullaire à symptomatologie de myélite. A propos d'un cas anatomo-clinique. Acta Neurol. Psychiat. Belg. *61*, 250—265 (1961).

—: Syndrome spinal antérieur par embolies multiples de tissu fibro-cartilagineux. Rev. Neurol. *106*, 685—690 (1962).

Laufman, N., R. E. Berggren, T. Finley and B. J. Anson: Anatomical studies of the lumbar arteries: with reference to the safety to translumbar aortography. Ann. Surg. *152*, 621—634 (1960).

Lazorthes, G.: Discussion des Rapports. Rev. Neurol. *106*, 663—664 (1962).

—: Essai de classifications physiopathologiques des myélopathies vasculaires. Presse Méd. *71*, 1765—1807 (1963).

—, F. Amaral-Gomes, G. Bastide, L. Campan, J. Espano, J. Gaubert, J. Poulhes et J. Rouleau: Vascularisation et circulation cérébrales. Paris: Masson & Cie 1961.

—, J. Poulhes, G. Bastide, J. Rouleau et A. R. Chancolle: Recherches sur la vascularisation artérielle de la moelle. Applications à la pathologie médullaire. Bull. Acad. Nat. Méd. *41*, 464—477 (1957).

—, —, —, — et —: La vascularisation artérielle de la moelle. Recherches anatomiques et applications à la pathologie médullaire et à la pathologie aortique. Neuro-chir. (Paris) *4*, 3—19 (1958).

—, —, —, —, — et O. Zadeh: La vascularisation de la moelle épinière. Etude anatomique et physiologique. Rev. Neurol. *106*, 535—557 (1962).

Lejonne, P., et J. Lhermitte: Les paraplégies d'origine lacunaire et d'origine myélopathique chez les vieillards. Arch. gén. Méd. *2*, 309—373 (1905).

Le Menn, G.: Accidents évolutifs d'origine artérielle dans les syndromes médullaires neuro-chirurgicaux non traumatiques. Thèse Méd. Paris 1960.

Leri, A.: Les atrophies musculaires spinales d'origine syphilitique (le syndrome vasculaire syphilitique des cornes antérieures). Rev. Neurol. *26*, 359 (1913).

Leriche, R.: Physiologie, pathologie et chirurgie des artères. Principes et méthodes. Paris: Masson 1943.

Lerouge, A.: Les amyotrophies spinales syphilitiques. Thèse Méd. Paris 1913.

Levantowskij, M. I.: Vascular system of the human spinal cord. In: Blood supply of central and peripheral nervous system of man. Ed. B. V. Ognev, Moscow: Medgiz 1950, S. 224—254 (russ.).

Levy, N. A., and H. A. Strauss: Myelopathy following compression of abdominal aorta for postpartum hemorrhage. Arch. Neurol. Psych. (Chic.) *48*, 85—91 (1942).

Lewandowsky, M.: Rückenmarkserkrankungen durch Störungen der Zirkulation (Gefäßverschluß, Embolie, Thrombose, Arteriosklerose), Hämatomyelie. Spinale Meningealblutung. In: Hdb. Neurol. Bd. 2/I, S. 550—571. Berlin: Springer 1911.

Lewin, W.: Cerebral effects of injury to the vertebral artery. Brit. J. Surg. *52*, 223—225 (1965).

Leyden, E.: Ein Fall von Hämatomyelie. Z. klin. Med. *13*, 225—251 (1888).

—: Über chronische Myelitis und die Systemerkrankungen im Rückenmark. Z. klin. Med. *21*, 1—24 (1892).

Lhermitte, F., et J. L. Corbin: La circulation artérielle de la moelle et ses troubles en pathologie. Rev. prat. *10*, 2921—2934 (1960).

— et —: Discussion des Rapports. Rev. Neurol. *106*, 648—655 (1962).

Lhermitte, J.: Etude sur les paraplégies des vieillards. Paris: Inprim. de la Cour d'Appel 1907.

Lindenberg, R.: Morphostatic necrobiosis. Investigations on the nerve cells of the brain. Amer. J. Path. *32*, 1147—1177 (1956).

—: Das Gefäßsystem des Rückenmarks. In: Hdb. spez. path. Anat. Histol, Bd. XIII/1 B, S. 1154—1164. Berlin-Göttingen-Heidelberg: Springer 1957.

— u. H. Spatz: Über die Thromboendarteritis obliterans der Hirngefäße (cerebrale Form der v. Winiwarter-Buergerschen Krankheit). Virchows Arch. path. Anat. *305*, 531—557 (1940).

Lubin, A. J.: Adhesive spinal arachnoiditis as a cause of intramedullary cavitation. Comparison with syringomyelia. Arch. Neurol. Psychiat. (Chic.) *44*, 409—420 (1940).

LUETH, H. G.: Thrombosis of the abdominal aorta. Ann. Int. Med. *13*, 1167—1173 (1940).

LÜTHY, F., u. H. ZOLLINGER: Beitrag zur Frage der Myelomalacie (Perisklerose der Rückenmarksgefäße). Schweiz. Z. Path. Bakt. *9*, 304—318 (1946).

— u. —: Myelomalacie bei streptomycinbehandelter tuberkulöser Meningitis. In: Streptomycin und Tuberkulose. Basel: Schwabe 1948.

MACKEN, J., et F. MARTIN: Myélopathies tardives des fractures-luxations du rachis cervical méconnues, avec un intervalle libre s'étendant sur de nombreuses années. Mschr. Neur. Psychiat. *117*, 121—139 (1949).

— et —: Analyse d'une myélopathie après rachianesthésie avec une endartérite hypertrophique spécial. Rev. Mens. Neurol. Psychiat. *119*, 129—140 (1950).

MADOW, L., and B. ALPERS: Involvment of the spinal cord in occlusion of the coronal vessels. Arch. Neurol. Psychiat. (Chic.) *61*, 430—441 (1949).

MAGER, W.: Über Myelitis acuta. Arb. Neurol. Inst. Wien. Univ. 7, 1—124 (1900).

MAGLIULIO, A.: Alterazioni dei vasi sanguini del midollo spinale nell' età avanzato in soggetti arteriosclerotici. Riv. Pat. nerv. ment. *33*, 118—148 (1928).

MAIR, W. C. P., and R. DRUCKMAN: The pathology of spinal cord lesions and their relation to the clinical features in protrusion of cervical intervertebral disc. Brain *76*, 70—92 (1953).

— and J. F. FOLKERTS: Necrosis of the spinal cord due to thrombophlebitis (subacute necrotic myelitis). Brain *76*, 563—576 (1953).

MANCALL, E. L., and R. K. ROSALES: Acute ascending necrotizing myelopathy associated with visceral carcinoma. Trans. Amer. Neurol. Ass. *87*, 44—47 (1962).

— and —: Necrotizing myelopathy associated with visceral carcinoma. Brain *87*, 639—656 (1964).

MANNEN, T.: Vascular lesions in the spinal cord in the aged. Clin. Neurol. (jap.) *3*, 47—63 (1963 a).

—: Studies on vascular lesions in the spinal cord in the aged. Clinico-pathological study. Acta geront. jap. *37*, 16—36 (1963 b).

MARBURG, O.: Die traumatischen Erkrankungen des Gehirns und Rückenmarks. In: Hdb. Neurol. Bd. XI/1, S. 1—177. Berlin: Springer 1936.

MARGARETTEN, I.: Syndromes of the anterior spinal artery. J. nerv. ment. Dis. *58*, 127—133 (1923).

MARGOLIS, G., A. K. TARAZI and K. S. GRIMSON: Contrast medium injury to the spinal cord produced by aortography. Pathologic anatomy of the experimental lesion. J. Neurosurg. *13*, 349—365 (1956).

—, A. T. GRIFFIN, P. D. KENAN, G. T. TINDALL, E. H. LAUGHLIN and R. L. PHILLIPPS: Circulatory dynamics of the canine spinal cord. Temporal phases of blood flow measured by fluorescin and serio-roentgenographic methods. J. Neurosurg. *14*, 506—513 (1957).

—, —, —, —, R. RIGGINS and L. FORT: Contrast-medium injury to the spinal cord. The role of altered circulatory dynamics. J. Neurosurg. *16*, 390—406 (1959).

MARGULIS, M. W.: Pathologische Anatomie und Klinik der akuten thrombotischen Erweichungen bei spinaler Lues. Dtsch. Z. Nervenheilk. *113*, 113—145 (1930).

MARIE, P., et Ch. FOIX: L'atrophie isolée non progressive des petits muscles de la main. Fréquence relative et pathogénie. Téphromalacie antérieure. Poliomyélite, névrite radiculaire ou non radiculaire. Nouv. Iconogr. Salp. *25*, 353—363, 427 (1912).

MARTIN, C., et M. MAURY: Syndrome syringomyélique après paraplégie traumatique. A propos de six cas de syndrome syringomyélique cervical survenant dans des paraplégies dorsale et lombaire. Presse méd. *72*, 2839—2842 (1964).

MARTIN, H., u. H. NOETZEL: Die Gehirnbeteiligung bei generalisierter Panarteriitis nodosa. Beitr. path. Anat. *121*, 348—374 (1959).

Martin, J. P.: Amyotrophic Meningomyelitis (Spinal progressive muscular atrophy of syphilitic origin). Brain 48, 153—182 (1925).

—: Thrombosis of the superior longitudinal sinus following childbirth. Brit. med. J. II, 537—549 (1941).

—: Venous thrombosis in the central nervous system. Proc. Roy. Soc. Med. 37, 383—386 (1944).

Maslowski, H. A.: Symposium on myelopathy in cervical spondylosis. The role of the vertebral artery. J. Neurol. Neurosurg. Psychiat. 22, 355 (1960).

Matheis, H., u. O. Stochdorph: Zur Pathogenese der Kreislaufstörungen des Rückenmarks. Tgg. Dtsch. Ges. Neurol., Vereing. Dtsch. Neuropath. Neuroanat., Zürich 15.—17. IX. 1960.

McAlhany, H. J., and M. G. Netsky: Compressions of the spinal cord by extramedullary neoplasms. J. Neuropath. exp. Neurol. 14, 276—296 (1955).

McCune, W. S.: Discussion. Ann. Surg. 144, 609 (1956).

McDonald, D. A.: Blood flow in arteries. London: E. Arnold 1960.

—, and J. M. Potter: The distribution of blood in the brain. J. Physiol. (Lond.) 114, 356—371 (1951).

McLaurin, R. L., D. T. Bailey, P. H. Schur and F. D. Ingraham: Myelomalacia and multiple cavitations of spinal cord secondary to adhesive arachnoiditis. Arch. Path. 57, 138—145 (1954).

McVeigh, J. F.: Experimental cord crushes with especial references to the mechanical factors involved and subsequent changes in the areas of the cord effected. Arch. Surg. (Chic.) 7, 573—600 (1923).

Mettler, F. A.: Neuroanatomy, 2nd ed., St. Louis: C. V. Mosby 1948.

Meyer, J. E.: Über die Lokalisation frühkindlicher Hirnschäden in arteriellen Grenzgebieten. Arch. Psychiat. Nervenkr. 190, 328—341 (1953).

—: Zur Lokalisation arteriosklerotischer Erweichungsherde in arteriellen Grenzgebieten des Gehirns. Z. ges. Neur. Psychiat. 196, 421—432 (1958).

Meyer, J. S., and D. Denny-Brown: The cerebral collateral circulation. I. Factors influencing collateral blood flow. Neurology (Minn.) 7, 447—458 (1957).

Meyer, W. W.: Über die rhythmische Lokalisation der atherosklerotischen Herde im cervikalen Abschnitt der Vertebralarterie. Beitr. path. Anat. 130, 24—39 (1964).

Miyadi, T.: Pri la angioj de la spinalmedolo de japanoj. I. Pri la arterioj de la spinalmedolo. Mitt. med. Ges. Tokio 45, 1727—1753 (1931).

Moersch, F. P., and G. P. Sayre: Neurologic manifestations associated with dissecting aneurysm of the aorta. J. Amer. Med. Ass. 144, 1141—1148 (1950).

Molnar, A.: Persönliche Mitteilung (1964).

Moritz, P., E. Beregi u. C. Szankay: Zentralnervöse Komplikationen bei der Aortographie. Psychiat. Neurol. (Basel) 147, 20—29 (1964).

Morrison, L. R.: The effect of advancing age upon the human spinal cord. With collab. of S. Cobb and W. Bauer. Cambridge: Harvard U. P. 1959.

Mosberg, W. H., jr., H. C. Voris and J. Duffy: Paraplegia as a complication of sympathectomy for hypertension. Ann. Surg. 139, 330—334 (1954).

Motavkin, P. A.: Innervation of spinal cord blood vessels. Fed. Proc. (Transl. suppl.) 24, 804—808 (1965).

Moxon, W.: Blood supply of the spinal cord. Lancet 1881, 575.

Müller, M., u. E.-R. Welcker: Generalisierte Endangitis obliterans mit Beteiligung der Rückenmarksgefäße. Zbl. allg. Path. 105, 169—177 (1964).

Murayama, S., and C. M. Smith: Rigidity of hind limbs of cats produced by occlusion of spinal cord blood supply. Neurology (Minn.) 15, 565—577 (1965).

Nadvornik, P., J. Beran, S. Nemecek, V. Roszival, Z. Mauerman a J. Gabriel:

Klinické a anatomické korelace pri urazech michy (metodicka studie). Rozhl. Chir. *43*, 658—662 (1964).

—, S. NEMECEK, J. BERAN a V. ROSZIVAL: Klinické a anatomické korelace privurazu krcni michy. Rozhl. Chir. *44*, 641—647 (1965).

NAGASAKA, G.: Zur Kenntnis der cerebro-spinalen Syphilis. Arb. Neurol. Inst. Wien. Univ. *28*, 291—319 (1926).

NAIMAN, J. L., W. L. DONOHUE and J. S. PRICHARD: Fatal nucleus pulposus embolism of spinal cord after trauma. Neurology (Minn.) *11*, 83—87 (1961).

NAKA, K.: Die pathologische Anatomie des senilen Rückenmarks. Arch. Psychiat. Nervenkr. *42*, 604—614 (1907).

NATHAN, P. W.: Reference of sensitation at the spinal level. J. Neurol. Neurosurg. Psychiat. *19*, 88—100 (1956).

NEU, O.: Rückenmarks-Syndrome bei der Osteochondrose der Halswirbelsäule. Differentialdiagnostische und pathogenetische Erwägungen. Nervenarzt *29*, 400—404 (1958).

—: Diskussionsbemerkung zur Arbeit von D. SOYKA „Traumatische Hämatomyelien bei vermeintlichen Bagatellunfällen im Alkoholrausch". Nervenarzt *32*, 81 (1961).

NEUMAYER, E.: Veränderungen am Rückenmark im Senium bei einem der amyotrophischen Lateralsklerose ähnlichen klinischen Bild. Wien. Z. Nervenheilk. *11*, 196—206 (1955).

—: Die progressive vaskuläre Myelopathie im höheren Lebensalter. Wien. med. Wschr. *115*, 181—184 (1965 a).

—: Die vaskuläre Myelopathie. In: W. BIRKMAYER: Anstaltsneurologie. Verlauf und Therapie der chronischen Nervenkrankheiten. Wien-New York: Springer 1965 (b).

—: Spinale Thrombophlebitis. Dtsch. Z. Nervenheilk. 1966 (a), im Druck.

—: Die vaskuläre Myelopathie. 1966 b (im Druck).

—: Vaskuläre Myelopathie im höheren Lebensalter. Tgg. Dtsch. Ges. Neurol. Wiesbaden 1966 (c). Verh. dtsch. Ges. inn. Med. (im Druck).

NOESKE, K.: Über die arterielle Versorgung des menschlichen Rückenmarkes. Gegenbaurs morph. Jb. *99*, 455—497 (1958).

NOETZEL, H.: Zur Topographie der hämorrhagischen Gehirninfarkte bei Hirnvenen- und Sinusthrombosen. Sitz. Ber. 11. Tg. Vereingg. Dtsch. Neuropath. Neuroanat. Göttingen 1964. Zbl. ges. Neurol. *184*, 238—239 (1966).

— u. F. JERUSALEM: Die Hirnvenen- und Sinusthrombosen. Mngr. Ges. Gebiet Neurol. Psychiat. H. 106. Berlin-New York: Springer 1965.

— u. A. THEODOSSIOU: Beitrag zur Morphologie und Pathogenese der generalisierten Endarteriitis obliterans bei 7 Fällen mit Gehirnbeteiligung. Beitr. path. Anat. *117*, 109—132 (1957).

NONNE, M.: Syphilis und Nervensystem. 3. Aufl. Berlin: Karger 1915.

NORTH, R. R., W. S. FIELDS, D. F. DEBAKEY and E. S. CRAWFORD: Brachial-basilar insufficiency syndrome. Neurology (Minn.) *12*, 810—820 (1962).

NUGENT, G. R.: Clinico-pathologic correlations in cervical spondylosis. Neurology (Minn.) *9*, 273—281 (1959).

NUNES VICENTE, A.: Les ramollissements totaux et centraux de la moelle. Acta Neurol. Psychiat. Belg. *61*, 962—975 (1961).

—: Enfarte medular. Contribuição Experimental e Anatomo-Patologia. Coimbra 1964. S. 590.

OBERSTEINER, H.: Anleitung beim Studium des Baues der nervösen Zentralorgane im gesunden und kranken Zustande. Wien-Leipzig: Deuticke 1887. I. Aufl.

ORTHNER, H.: Methylalkoholvergiftung mit besonders schweren Hirnveränderungen. Ein Beitrag zur Permeabilitätspathologie des Gehirns. Virchows Arch. path. Anat. *323*, 442—464 (1953).

ORTHNER, H., u. G. ZOBEL: Zur pathologischen Anatomie der Pertussis-Encephalopathie. Zschr. Kinderheilk. *84*, 248—270 (1960).

OSTERLAND, G.: Ein morphologischer Beitrag zur Kenntnis der Foix-Alajouanineschen Krankheit. Arch. Psychiat. Z. Neur. *200*, 123—145 (1959).

OSWALD, K.: Untersuchungen über das Vorkommen von Sperrmechanismen in den Venae radiculares des Menschen. Med. Inaug. Diss. Berlin 1961.

OTOMO, E., Ch. VAN BUSKIRK and J. B. WORKMAN: Circulation of the spinal cord studies by autoradiography. Neurology (Minn.) *10*, 112—122 (1960 a).

—, M. L. WOLBARSHT, C. VAN BUSKIRK and M. DAVIDSON: A comparison of spinal cord, cortical and superficial circulation. J. nerv. ment. Dis. *131*, 418—427 (1960 b).

PALLIS, C. A., S. LOUIS and R. L. MORGAN: Radiation myelopathy. Brain *84*, 460—479 (1961).

PANDY, K.: Die Entstehung der Tabes. Dtsch. Z. Nervenheilk. *24*, 124—176 (1903).

PASCHOLD, K., u. O. WOLF: Experimentelle Shuntprobleme. Zugleich eine Studie der Blutversorgung des Rückenmarkes beim Hund. Zbl. Chir. *84*, 1871—1877 (1959).

PAYNE, E. E., and J. D. SPILLANE: The cervical spine. An anatomo-pathological study of 70 specimens (using a special technique) with particular reference to the problem of spondylosis. Brain *80*, 571—596 (1957).

PECKER, J., et Ch. STABERT: Atrophies spinales segmentaires par discarthrose. Encyclop. méd. chir., Neurologie 17680 M 10, Paris: Ed. Techniques 1959.

PEKELSKY, A.: Zur Pathologie der amyotrophischen Lateralsklerose. Jb. Psychiat. Neurol. *49*, 74—99 (1933).

PENNYBAKER, J.: Vascular disease of the spinal cord. Proc. Roy. Soc. Med., Sect. Neur. *51*, 547—550 (1958).

PERESE, D. M., and J. E. FRACASSO: Anatomical consideration in surgery of the spinal cord. A study of vessels and measurement of the cord. J. Neurosurg. *16*, 314—325 (1959).

PERIER, O., J. C. DEMANET, J. HENNEAUX et A. NUNES VICENTE: Syndrome des artères spinales postérieures. Rev. Neurol. *103*, 396—409 (1960).

—, R. DHAENE et A. NUNES VICENTE: Ramollissement de la moelle dans la domaine des artères spinales postérieures? Acta Neurol. Psychiat. Belg. *61*, 240—249 (1961).

PETERMANN, A. F., R. YOSS and K. B. CORBIN: The syndrome of occlusion of the anterior spinal artery. Proc. Staff. Meet. Mayo Clin. *33*, 31—37 (1958).

PIAT, R.: Myélomalacie et maladie d'Addison. Thèse méd. Strasbourg 1956.

PFEIFFER, R. A.: Die Angioarchitektonik der Großhirnrinde. Berlin: Springer 1928.

PIC, A., et S. BONNAMOUR: Des troubles médullaires de l'artériosclérose. La parésie spasmodique des athéromateux. Rev. Méd. *24*, 104—133 (1904).

PISANI, G., e T. CONTI: Ricerche sperimentali sulla vascolarizzazione del midollo spinale. Arch. Ital. Chir. *83*, 144—148 (1958).

PITZORNO, R. A.: Di alcune particolarità sulla fine vascolarizzazione della "medulla spinalis". Monit. zool. ital. *14*, 64—91 (1903).

PLAGNE, R.: L'hématome extradural rachidien non traumatique. (Hématome épidural spontané). Thèse méd. Clermont-Ferrand 1961.

POLLAK, E.: Zur Frage der Perimeningitis. Arb. Neurol. Inst. Wien. Univ. *33*, 297—314 (1931).

—: Anatomie des Rückenmarkes, der Medulla oblongata und der Brücke. In: Hdb. Neurol. Bd. 1, S. 265—424. Berlin: Springer 1935.

POLLTER, J.: Myelomalacia circumscripta nach intraaortaler Sauerstoffinsufflation. Frankf. Z. Path. *68*, 261—271 (1955).

POPOVA-LATKINA, N. V.: Die Entwicklung der Wirbelsäule und des Rückenmarks während der Embryonalperiode des Menschen. Anat. Anz. *114*, 353—370 (1964).

PRIMBS, A., u. E. WEBER: Die Bedeutung der Verlaufes der Arteria vertebralis für die Pathogenese der zervikalen Sydrome. Eine experimentell-anatomische Studie. Dtsch. med. Wschr. *1956*, 1800, 1802—1803.

PRIBILLA, O.: Über eine tödliche Verletzung der Halswirbelsäule beim Bodenturnen. Mschr. Unfallheilk. *65*, 143—148 (1962).

QUAST, H. v.: Die Venen der Rückenmarksoberfläche. Gegenbaurs morph. Jb. *102*, 33—64 (1961).

RAINER, H.: Besonderheiten der Rückenmarksdurchblutung und ihre therapeutischen Konsequenzen. Ärztl. Praxis *14*, 1954—1955 (1962).

RAND, R. W., and P. CRANDALL: Central spinal cord syndrome in hyperextensive injuries of the cervical spine. J. Bone Jt. Surg. *44* B, 1415—1422 (1962).

RATINOV, G., and E. JIMENEZ-PABON: Intermittent spinal ischemia. Neurology (Minn.) *11*, 546—549 (1961).

REICHERT, F. L., D. A. RYTAND and E. L. BRUCK: Arteriosclerosis of the lumbar segmental arteries producing ischemia of the spinal cord and consequent claudication of the thigs. A clinical syndrome with experimental confirmation. Amer. J. med. Sci. *187*, 794—806 (1934).

REISNER, H.: Spinale Apoplexie. Proc. 8. Int. Congr. Neurol. Vienna 1965, vol. IV/1, pp. 417—424.

REITTER, K.: Aneurysma dissecans und Paraplegie, zugleich ein Beitrag zur Pathologie der Blutzirkulation im Rückenmark. Dtsch. Arch. klin. Med. *119*, 561—574 (1916).

REIVICH, M., H. G. HOLLING, B. ROBERTS and J. F. TOOLE: Reversal of blood flow through vertebral artery and its effect on cerebral circulation. New Engl. J. Med. *265*, 878—885 (1961).

REVERCHON, L.: La parésie spasmodique des athéromateux. Thèse Lyon 1902.

REXED, B.: Some observations on the effect of compression of short duration of the abdominal aorta in the rabbit. Acta psychiat. (Kbh.) *15*, 365—398 (1940).

—: Some aspects of the cytoarchitectonics and synaptology of the spinal cord. In: Progress in Brain Research. Vol. 11. Organization of the Spinal Cord., ed. J. C. ECCLES and J. P. SCHADE. Amsterdam-London-New York: Elsevier, 1964, p. 58—90.

REZNIK, M.: Le ramollissement médullaire. Etude anatomique de 9 cas. Acta Neurol. Psychiat. Belg. *65*, 294—317 (1965).

RIEDEL, H.: Systematische morphologische Untersuchungen am Rückenmark von Diabetikern. Zbl. allg. Path. *107*, 506—513 (1965).

RIEGROVA, H.: Vascular lesions of the spinal cord in the light of new concepts on arterial blood supply. Cesk. Neurol. *25*, 116—124 (1962).

RISER, M., J. GERAUD et L. GLEIZES: Etude anatomo-pathologique d'un cas de périartérite noueuse à forme neurologique. Rev. Neurol. *92*, 523—532 (1955).

ROBERTE, A., J. HENNEAUX, G. CARELS et L. PARMENTIER-SUETENS: Un cas de paraplégie après clampage temporaire de l'aorte abdominale au-dessous des artères rénales. Acta chir. Belg. *58*, 521—526 (1959).

ROBERTIS, E. DE, and A. PELLEGRINO DE IRALDI: Plurivascular secretory processes and nerve endings in the pineal gland of the rat. J. Biophys. Biochem. Cytol. *10*, 361—372 (1961).

ROLL, D.: Über die Arterien der Pars caudalis des menschlichen Rückenmarks und das Vorkommen arterio-venöser Anastomosen im Stromgebiet der A. radicularis magna. Gegenbaurs morph. Jb. *99*, 425—454 (1958).

ROMANES, G. J.: The arterial blood supply of the human spinal cord. Paraplegia (Edinbg.) *2*, 199—207 (1965).

Romagnoli, C., e L. Trabucchi: Contributo clinico alla sindrome della arteria de rigondiamento lombare. Chir. Organ. Mov. *50*, 452—463 (1962).

Romanul, F. C. A., and A. Abramovicz: Changes in brain and pial vessels in arterial border zones. Arch. Neurol. (Chic.) *11*, 40—65 (1964).

Ross, J.: Distribution of the arteries of the spinal cord. Brain *3*, 80—84 (1880).

Rossi, O.: Linee fondamentali di traumatologia del sistema nervoso centrale Riv. Pat. nerv. ment. *38*, 797—877 (1931).

Roth, M., et L. Hanak: Atrophie de la moelle épinière. Etude clinique et radiologique. Rev. Neurol. *113*, 171—182 (1965).

Rothmann, M.: Über Rückenmarksveränderungen nach Abklemmung der Aorta abdominalis beim Hunde. Neurol. Cbl. *17*, 2—9, 61—69 (1899).

Rotter, W.: Das gesetzmäßige Verhalten der Funktions- und Erholungstätigkeit der Vorderhornganglienzelle bei zeitlich gestufter Aortenabklemmung. Zschr. Biol. *103*, 209—252 (1950).

Rouques, L., et A. Passelecq: Syndrome de Brown-Séquard après thoracoplastie. Rev. Neurol. *97*, 146—147 (1957).

Rudar, M., A. Urbanke u. M. Radonic: Occlusion of the abdominal aorta with dysfunction of the spinal cord. Ann. int. Med. *56*, 490—494 (1962).

Rumel, W. R., C. P. Bailey, P. C. Samson, D. H. Waterman and R. J. Bing: Surgical treatment for coarctation of aorta. J. Amer. Med. Ass. *164*, 5—7 (1957).

Sachs, A. L.: Vascular supply of the monkey's spinal cord. J. comp. Neurol. *76*, 403—415 (1942).

Sachs, B.: Some unusual forms of acute myelitis. Tr. Ass. Am. Phys. *19*, 497 (1904).

Samson, M., et J. Forthomme: Observation anatomo-clinique d'un ramollissement médullaire cervical dans le territoire spinal postérieur. Rev. Neurol. *107*, 371—375 (1962).

—, —, M. Dordain et J. Auperin: Nécrose médullaire étendue chez un adulte jeune. Rôle probable de télangiectasies intramédullaires. Presse Méd. *71*, 2709—2712 (1963).

Sander, W.: Untersuchungen über die Altersveränderungen im Rückenmark. Dtsch. Z. Nervenheilk. *17*, 369—396 (1900).

Sandler, B.: Cervical spondylosis as a cause of spinal cord pathology. Arch. phys. Med. *42*, 650—662 (1961).

Sanz, G.: Caracteristicas anatomicas del origen de las artérias intercostales posteriores y lumbares y su relacion con los sindromes de isquemia de la médula espinal Rev. Med. Est. General Navarra *6*, 20—26 (1962).

Sarteschi, P.: Sindromi neurologiche da occlusione dell'aorta addominale e delle arterie lombari. Ricerche sperimentali. Riv. Pat. nerv. ment. *72*, 655—683 (1951)

—: Discussion des rapports. Rev. Neurol. *106*, 657—659 (1962).

— e M. Carta: Sindromi midollari da occlusione protratta dell'aorta addominale e delle arterie lombari, ottenute sperimentalmente nel coniglio. Neuropsiquiatr. *18*, 179—241 (1952).

— e A. Giannini: La patologia vascolare del midollo spinale. Pisa: Giardini 1960, S. 402.

Sbernini, O., e E. Cocchetti: Osservazioni anatomo-radiografiche sullo sviluppo del tratto anastomotico arterioso anteriore del midollo spinale (arteria spinale anteriore). Ateneo Parm. *26*, 431—458 (1955).

Schach, H.: Rückenmarksschädigungen durch Aortographie. Tgg. Nordwestdtsch. Path. 1964, Zbl. allg. Path. *108*, 121—134 (1965).

Schade, J. P.: Differential degeneration of neurons in the spinal cord. Proc. IV. Int. Congr. Neuropath., Vol. III, S. 178—187. Stuttgart: Thieme 1962.

SCHEDA, W., L. CSANADI u. A. PANNONHEGYI: Beiträge zur Pathologie der Foix-Alajouanineschen spinalen Gefäßanomalie. Psychiat. Neurol. med. Psychol. (Lpz.) *17*, 170—175 (1965).

SCHEIDEGGER, S.: Tuberkulose. In: Hdb. spez. path. Anat. Histol. Bd. XIII/sA. S. 1125—1177. Berlin-Göttingen-Heidelberg: Springer 1957.

—: Spätschädigung des Rückenmarks bei Röntgenbestrahlung. Radiol. Clin. *29*, 65—70 (1960).

SCHEINKER, J. M.: Alterations of cerebral capillaries in the early stage of arterial hypertension. Amer. J. Path. *24*, 211—221 (1948).

SCHLAPP, K.: A case of ascending myelomalacia caused by progressing venous thrombosis. New York J. Med. *83*, 694—699 (1906).

SCHLESINGER, H.: Beitrag zur Klinik der Rückenmarks- und Wirbeltumoren. Jena 1898.

SCHLOTE, W.: Die Amyloidnatur der kongophilen drusigen Entartung der Hirnarterien (SCHOLZ) im Senium. Acta Neuropath. (Berl.) *4*, 449—468 (1965).

SCHMAUS, H., u. S. SACKI: Vorlesungen über die pathologische Anatomie des Rückenmarks. Wiesbaden: J. F. Bergmann 1901.

SCHMID, N.: Über Rückenmarksembolie. Med. Diss. Basel: Kestenholz 1944.

SCHNEIDER, M.: Chemie und Stoffwechsel der Nervengewebe. Mosbacher Colloquium Springer 1952.

—: Durchblutung und Sauerstoffverbrauch des Gehirns. Verh. dtsch. Ges. Kreisl.-Forsch. *19*, 1—26 (1953).

—: Pathophysiology of brain blood flow. Atti VII Cong. Int. Neurol., S. 229—243. Roma 1961.

SCHNEIDER, R. C.: The syndrome of acute anterior spinal cord injury. J. Neurosurg. *12*, 95—122 (1955).

—, G. CHERRY and H. PANTEK: The syndrome of acute central cervical spinal cord injury. J. Neurosurg. *11*, 546—577 (1954).

— and E. C. CROSBY: Vascular insufficiency of brain stem and spinal cord in spinal trauma. Neurology (Minn.) *9*, 643—656 (1959).

— and E. A. KAHN: Chronic neurological sequelae of acute trauma to the spine and spinal cord. J. Bone Jt. Surg. *38*A, 985—997 (1956).

— and G. W. SCHEMM: Vertebral artery insufficiency in acute and chronic spinal trauma. With special reference to the syndrome of acute central cervical spinal cord injury. J. Neurosurg. *18*, 348—360 (1961).

—, J. M. THOMSON and J. BEBIN: The syndrome of acute central cervical spinal cord injury. J. Neurol. Neurosurg. Psychiat. *21*, 216—227 (1958).

SCHOLZ, W.: Studien zur Pathologie der Hirngefäße. II. Die drusige Entartung der Hirnarterien und -kapillaren (eine Form seniler Gefäßerkrankung). Zschr. Neur. Psychiat. *162*, 694—715 (1938).

—: Diskussion. Z. ges. Neurol. Psychiat. *167*, 161 (1939).

—: Über den Einfluß chronischen Sauerstoffmangels auf das menschliche Gehirn. Z. ges. Neur. Psychiat. *171*, 426—450 (1941).

—: Histologische und topische Veränderungen und Vulnerabilitätsverhältnisse im menschlichen Gehirn bei Sauerstoffmangel, Ödem und plasmatischer Infiltration. Arch. Psychiat. Nervenheilk. *181*, 621—665 (1949).

—: Die nicht zur Erweichung führenden unvollständigen Gewebsnekrosen. In: Hdb. spez. path. Anat. Histol., Bd. XIII/1 B., S. 1284—1325. Berlin-Göttingen-Heidelberg: Springer 1957.

—, E. G. DUCHO u. A. BREIT: Experimentelle Röntgenspätschäden am Rückenmark des erwachsenen Kaninchens. Ein weiterer Beitrag zur Wirkungsweise ionisierender Strahlen auf das zentralnervöse Gewebe. Psychiat. Neurol. jap. *61*, 417—442 (1959).

Scholz, W., u. E. E. Manuelidis: Angiodysgenetische Myelopathie. Dtsch. Z. Nervenheilk. *165*, 56—71 (1951).

— u. D. Nieto: Studien zur Pathologie der Hirngefäße. I. Fibrose und Hyalinose. Z. ges. Neurol. Psychiat. *162*, 675—695 (1938).

— u. W. Wechsler: Ein weiterer Beitrag zur angiodysgenetischen Myelopathie (Foix-Alajouaninesche Krankheit). Arch. Psychiat. Z. Neurol. *199*, 609—629 (1959).

Schott, B., L. Cotte et H. Tommasi: Ramollissement spinal postérieur en D 7—D 8 par myélome osseux plasmocytaire D 11—L 1. Rev. Neurol. *101*, 16—27 (1959).

—, M. Trillet, C. Vauterin et Koshbin: Syndromes syringomyéliques tardifs sus-lésionnels après traumatisme médullaire (à propos des trois observations cliniques). Rev. Neurol. *106*, 751—755 (1962).

Schott, E.: Schwere Rückenmarksläsion nach leichtem Trauma. Med. Klin. *9*, 43—45 (1915).

Schröder, L.: Zur Morphologie der oberflächlichen Arterien des Rückenmarkes von Hunden. Zbl. Vet. Med. *2*, 576—582 (1955).

Schwarz, G. A., and J. E. Bevilacqua: Paraplegia following spinal anesthesia. Arch. Neurol. (Chic.) *10*, 308—321 (1964).

—, W. K. Shorey and N. S. Anderson: Myelomalacia secondary to dissecting aneurysm of the aorta. Arch. Neurol. Psychiat. (Chic.) *64*, 401—416 (1950).

Scott, R. W., and M. Sansetta: Dissecting aneurysm of aorta with hemorrhagic infarction of the spinal cord and complete paraplegia. Amer. Heart J. *38*, 747—756 (1949).

Seitelberger, F.: Zur pathologischen Anatomie der zerebralen Gefäßerkrankungen des höheren Lebensalters. Wien. Z. Nervenheilk. *9*, 109—117 (1954).

—: Problem of status spongiosus. Workshop on Brain Edema, Vienna 1965. Wien-New York: Springer 1966 (in press).

— u. Th. Wanko: Histologische Befunde am Zentralnervensystem bei einem Fall von Simmondscher Kachexie. Wien. Z. Nervenheilk. *5*, 121—235 (1952).

Seitz, D.: Rückenmarkschäden bei degenerativen Wirbelsäulenprozessen. Dtsch. med. Wschr. *89*, 1540—1546 (1964).

— u. H. Kalm: Zur klinischen Differentialdiagnose spinaler Röntgenspätschäden und intramedullärer Geschwulstabsiedelungen. Dtsch. Z. Nervenheilk. *182*, 155—175 (1961).

— u. —: Röntgenschäden des Rückenmarks. Sitz. Ber. 11. Tgg. Vereing. Dtsch. Neuropath. Neuroanat., Göttingen 1964, Zbl. ges. Neurol. *184*, 234—235 (1966).

Selbach, H.: Beitrag zur Frage der präsenilen Myelopathien auf vasculärer Basis. Z. ges. Neurol. Psychiat. *167*, 160—161 (1939).

Seze, S. de, J. Guillaume, R. Desproges-Gotteron, S. H. Jurmand et M. Maitre: Sciatique paralysante. Etude clinique, pathogénique et thérapeutique d'après 100 observations. Sém. Hôp. Paris. *28*, 1773—1796 (1957).

Sheehan, S., R. B. Bauer and J. S. Meyer: Vertebral artery compression in cervical spondylosis. Neurology (Minn.) *10*, 968—986 (1960).

Shishova, V. G.: Arteries of the spinal cord in fish and amphibia (russ.). Arkh. Anat. Gistol. Embriol. *47*, 34—40 (1964).

Silbermann, J.: Über einen besonders schweren Fall von infektiös-toxischer Myelitis mit weitgehender Zerstörung des Rückenmarks. Z. ges. Neurol. Psychiat. *116*, 140—160 (1928).

Silverstein, A., and D. E. Doninger: Neurological complications of myelomatosis. Arch. Neurol. (Chic.) *9*, 534—544 (1963).

SIMS, R. T.: The blood vessels of the developing spinal cord of xenopus laevis. J. Embryol. exp. Med. *9*, 32—41 (1961).

SISSON, S.: The Anatomy of the Domestic Animals, 4th ed., rev. by J. D. GROSSMAN. Philadelphia: Saunders 1957.

SKINHOJ, E.: Arteriosclerosis of the spinal cord. Three cases of pure "syndrome of the anterior spinal artery". Acta psychiat. neurol. Scand. *29*, 139—143 (1954).

SOUTOUL, J. H., A. GOUAZE, J. CASTAING, J.-J. SANTINI, Ph. KAPAMADJIAN et B. CHATELAIN: La vascularisation artérielle de la moelle épinière du chat (Felis catus). J. Hirnforsch. *7*, 211—227 (1964).

SORGO, A. u. W.: Die klinische und unfallrechtliche Bedeutung der traumatischen Nekrosezyste im Rückenmark. Wien. med. Wschr. *1950*, 187—188.

SORGO, W.: Paraplegie durch venöse Stauung des Rückenmarks. Zbl. Neurochir. *11*, 109—112 (1951).

SOUREK, K., and I. FUSEK: Syndrome of traumatic involvment of the anterior spinal artery in the cervical spine (tschech.). Rozhl. Chir. *40*, 713—725 (1961).

SPALTEHOLZ, W.: Handatlas und Lehrbuch der Anatomie des Menschen. Bd. II. Zürich-Stuttgart: Hirzel 1954.

SPATZ, H.: Pathologische Anatomie der Kreislaufstörungen des Gehirns. Z. ges. Neur. Psychiat. *167*, 301—351 (1939).

SPERLING, E.: Beitrag zur Problematik der nekrotisierenden Rückenmarkserkrankungen. Arch. Psychiat. Z. Neur. *195*, 337—350 (1957).

SPIELMEYER, W.: Pseudosystemerkrankungen des Rückenmarks nach Stovainanästhesie. Neurol. Cbl. *28*, 69—80 (1909).

SPILLER, W. G.: The syndrome complex of a lesion of the uppermost portion of the anterior spinal and adjoining portion of the vertebral arteries. J. nerv. ment. Dis. *35*, 775—778 (1908).

—: Thrombosis of the cervical anterior median spinal artery: syphilitic acute anterior poliomyelitis. J. nerv. ment. Dis. *36*, 601—613 (1909).

SPITZER, H.: Zur Pathogenese der Tabes dorsalis. Arb. Neurol. Inst. Wien. Univ. *28*, 228—290 (1926).

SPROUL, G.: Basilar artery insufficiency secondary to obstruction of left subclavian artery. Circulation *28*, 259—262 (1963).

STAEMMLER, M.: Über syphilitische Myelose. Beitr. path. Anat. *99*, 34—69 (1937).

—: Beiträge zur normalen und pathologischen Anatomie des Rückenmarkes. I. Zur Pathologie der Blutgefäße des Rückenmarkes. Z. ges. Neur. Psychiat. *164*, 179—194 (1939 a).

—: Beiträge zur normalen und pathologischen Anatomie des Rückenmarks. II. Über markscheidenhaltige Gefäßnervenbündel in Pia und Rückenmark. Z. ges. Neurol. Psychiat. *164*, 669—677 (1939 b).

STAFFELDT, K.: Zur Morphogenese der pathologisch-anatomischen Befunde bei der „Commotio medullae spinalis". Arch. Psychiat. Z. Neur. *204*, 320—341 (1963).

STEFAN, H.: Progressive spinale Amyotrophien. Jb. Psychiat. Neurol. *49*, 5—18 (1933).

STEPHEN, C. R., B. WOODHALL, G. L. ODOM, P. REYNOLDS, M. BOURGEOIS-GAVARDIN, R. C. MARTIN and B. M. BLOOR: Induced hypotension for neurosurgical procedures: A critical analysis. Ann. Surg. *143*, 143—159 (1956).

STERN, K.: Beitrag zur Histopathologie des senilen Rückenmarks. Z. ges. Neurol. Psychiat. *155*, 543—554 (1936).

STERZI, G.: Die Blutgefäße des Rückenmarks. Untersuchungen über ihre vergleichende Anatomie und Entwicklungsgeschichte. Anat. H. *74*, 1—364 (1904).

STOCHDORPH, O.: Zur Deutung histologischer Befunde (Kamm- und Wirbelbildung von Nervenfasern) bei chronischen Kreislaufstörungen des Rückenmarks. Zbl. ges. Neurol. *158*, 257 (1960) — Acta Neurochir. (Wien), suppl. VII, 386—387 (1961).

Stochdorph, O.: Persönliche Mitteilung (1966).

— u. H. Meessen: Die arteriosklerotische und die hypertonische Hirnerkrankung. In: Hdb. spez. path. Anat. Histol. Bd. XIII/ 1 B. S. 1167—1510. Berlin-Göttingen-Heidelberg: Springer 1957.

Stoltmann, H. F., and W. Blackwood: The role of the ligamenta flava in the pathogenesis of myelopathy in cervical spondylosis. Brain 87, 45—50 (1964).

Stone, L., and H. N. Roback: Myelomalacia without thrombosis following indirect trauma. J. Amer. Med. Ass. 108, 1698—1701 (1937).

Stopford, J. S. B.: The arteries of the pons and the medulla oblongata. I. The gross anatomy of the vessels of the hind brain, with special reference to their bulbar branches and relation to cranial nerves. J. Anat. (Lond.) 50, 255—280 (1916).

Stortebecker, T. P.: Disturbances of arterial blood supply to the spinal cord and brain stem caused by spondylosis, disc protrusion and root-sleeve fibrosis. A concept concerning factors eliciting amyotrophic lateral sclerosis. Acta orthop. Scand. 29 (suppl. 42) 1—20 (1960).

Strong, L. H.: Embryology. In: D. I. Abramson: Blood vessels and lymphatics, p. 221. New York and London: Academic Press 1962.

Suh, Th., and L. Alexander: Vascular system of the human spinal cord. Arch. Neurol. Neurol. Psychiat. (Chic.) 31, 659—677 (1939).

Swaine-Latham, P. M.: Case of dissecting aneurysm of the aorta. Trans. path. Soc. Lond. 7, 106—111 (1855/56).

Szilagyi, D. E., R. F. Smith and P. R. Overhulse: Resectional surgery of the abdominal aorta. Arch. Surg. 71, 491—511 (1955).

Tagaki, I.: Über die Folgen der Unterbindung der Arteria spinalis ventralis. Arb. Neurol. Inst. Wien. Univ. 30, 368—370 (1928).

Takahashi, Y.: An autopsy case of the anterior spinal artery syndrome. Acta Path. jap. 9 (suppl.) 905—912 (1959).

Tandler, J.: Lehrbuch der systematischen Anatomie. Bd. II. Leipzig 1926.

Tanon, L.: Les artères de la moelle dorso-lombaire. Thèse Paris. Vigot éd. 1908.

Tarazi, A. K., G. Margulis and K. S. Grimson: Spinal cord lesions produced by aortography in dogs. Arch. Surg. (Chic.) 72, 38—47 (1956).

Tarlov, I. M.: Spinal cord compression. Springfield, Ill.: C. C. Thomas 1957.

Tauber, S., and O. G. Langworthy: A study of syringomyelia and the formation of cavities in the spinal cord. J. nerv. ment. Dis. 81, 245—264 (1935).

Taylor, A. R.: The mechanisms of injury to the spinal cord in the neck without damage to the vertebral column. J. Bone Jt. Surg. 33 B, 543—547 (1951).

—: Vascular factors in the myelopathy associated with cervical spondylosis. Neurology (Minn.) 14, 62—68 (1964).

Teschler, L.: Zur Frage der chronisch progressiven spinalen Amyotrophien (sogenannte Poliomyelitis chronica). Arb. Neurol. Inst. Wien. Univ. 30, 227—246 (1928).

Testut, L.: Traité d'anatomie humaine. 6e éd. Paris: G. Doin 1911.

Thill, O.: Über anämische Erweichung des Rückenmarks. Virchows Arch. path. Anat. 253, 108—115 (1923).

Thiry, S. H. Betz et G. Proyard: Sur un syndrome central de la moelle cervicale sans lésion osseuse apparu après un traumatisme cranien. Neurochir. (Paris) 2, 209—219 (1956).

Thomas, L. M., W. G. Hardy, D. W. Lindner and E. S. Gurdjian: Retrograde brachial angiography in verebrovascular disease. Arch. Neurol. (Chic.) 7, 339—346 (1962).

THOMPSON, G. B.: Dissecting aortic aneurysm with infarction of the spinal cord. Brain *79*, 111—119 (1956).

TIETZEN, J.: Die acute Erweichung des Rückenmarks (sog. spontane Myelitis acuta transversalis). Inaug. Diss. Marburg 1888.

TINDALL, G. T., P. D. KENNAN, R. L. PHILLIPS, G. MARGOLIS and K. S. GRIMSON: Evaluation of roentgen contrast agents used in cerebral arteriography. II. Application of the new method. J. Neurosurg. *15*, 36—44 (1958).

TOM, M. I., and J. C. RICHARDSON: Hypoglycaemia from islet cell tumour of pancreas with amyotrophy and cerebrospinal nerve cell changes. J. Neuropath, exp. Neurol. *10*, 57—66 (1951).

TÖNNIS, D.: Zur Entstehung traumatischer Rückenmarksschäden bei Wirbelverletzungen. Verh. dtsch. orthop. Ges. *47*, 351—356 (1959).

—: Neue Gesichtspunkte zur Entstehung von Rückenmarksschädigungen bei Verletzungen des Wirbelkanals. Arch. klin. Chir. *292*, 522 (1959).

—: Mangeldurchblutung als Ursache von Rückenmarksschädigungen. Münch. med. Wschr. *103*, 1338—1343, 1370—1377 (1961).

—: Über die ischämische Entstehung von Spastik bei traumatischen Rückenmarksschädigungen. Fortschr. Neurol. Psychiat. *29*, 445—463 (1961).

—: Rückenmarkstrauma und Mangeldurchblutung. Beitr. Neurochir., H. 5, 1963. Leipzig: J. A. Barth.

TORR, J. B. D.: The arterial supply of the foetal spinal cord. J. Anat. (Lond.) *91*, 576 (1957 a).

—: The embryonal development of the anterior spinal artery in man. J. Anat. (Lond.) *91*, 587 (1957 b).

—: The dependence of blood supply of the spinal cord on certain aortic segments. J. Anat. (Lond.) *91*, 612 (1957 c).

—: The blood supply of the human spinal cord. Med. Dissert. Manchester 1957/58.

TOYAMA, M.: Zur Pathologie der Myelosen. Arb. Neurol. Inst. Wien. Univ. *33*, 189—210 (1931).

TROSTANETZKY, M. M.: Die Gefäße des Rückenmarks und dessen Hüllen. Vorläufige Mitteilung. Ekaterinoslawsky Med. J. *9*, 448 (1924). Zit. b. NOESKE (1958).

TUREEN, L. L.: Effect of experimental temporary vascular occlusion on spinal cord. Arch. Neurol. Psychiat. (Chic.) *35*, 789—807 (1936).

—: Circulation of the spinal cord and the effect of vascular occlusion. Symposium on blood supply. Assoc. Res. Nerv. Ment. Dis. *18*, 394—437 (1938).

—: Effect of experimental temporary vascular occlusion on the spinal cord. Arch. Neurol. Psychiat. (Chic.) *39*, 455—466 (1938).

TYLER, H. R., and D. B. CLARK: Neurological complications associated with congenital stenosis of the isthmus of the aorta. Neurology (Minn.) *8*, 712—718 (1958).

ULLMANN, M.: Contribution à l'étude du ramollissement de la moelle épinière. Thèse Méd. Paris, Arnette éd. 1938.

VIEUSSENS, R.: Neurographia universalis. Frankfurt: G. W. K. Kühn 1690.

VOGEL, P., u. H. H. MEYER: Über eine akute Querlähmung des Rückenmarks und ihre anatomische Grundlage (Verschluß der vorderen Spinalarterie). Dtsch. Z. Nervenheilk. *143*, 217—228 (1937).

VOGEL, P. J.: Circumscribed spinal arachnoiditis with cavitation of the spinal cord. Bull. Los Angeles Neurol. Soc. *11*, 58—62 (1946).

VOGT, C. u. O.: Zur Kenntnis der pathologischen Veränderungen des Striatums und des Pallidum und zur Pathophysiologie der dabei auftretenden Krankheitserscheinungen. Sitz. Ber. Heidelberg. Akad. Wiss., Math.-nat. wiss. Kl. Abt. B 14, Abh. 1—56 (1919).

VOLLMAR, J., M. EL BAYAR, D. KOLMAR, Th. PFLEIDERER u. P. B. DIEZEL: Zerebrale Durchblutungsinsuffizienz bei Verschlußprozessen der Arteria subclavia („subclavian steal effect"). Dtsch. med. Wschr. 90, 8—15 (1965).

VORIS, H. C.: The arterial blood supply of the brain and spinal cord of the Virginian opossum (Didelphis virginiana). J. comp. Neurol. 44, 403—423 (1928).

VOJIR, R.: Multiple spinal haemorrhage in thrombophlebitis of the subarchnoidal veins. Csl. Neurol. 23, 306—310 (1960).

VULPIAN, A.: Leçons sur l'appareil vasomoteur. XVII leçon. Les nerfs vasomoteurs de la moelle épinière. Paris 1875.

WARTER, P., R. VOEGTLIN et J. M. GRAPPE: Myélomalacie addisonienne. Sem. Hôp. Paris. 97, 2930— (1958).

WECHSLER, W.: Progressive Myelopathien auf Grundlage chronisch-meningitischer Angiitiden. Zbl. ges. Neurol. 158, 259 (1960). Acta Neurochir. (Wien) suppl. VII, 534—538 (1961).

—: Beitrag zur angiodysgenetischen nekrotisierenden Myelopathie (Foix-Alajouaninesche Krankheit). Zbl. allg. Path. path. Anat. 105, 425 (1964).

—: Ist die angiodysgenetische nekrotisierende Myelopathie (Foix-Alajouaninesche Krankheit) eine Mißbildung oder eine Mißbildungskrankheit? Arch. Psychiat. Nervenkr. 206, 131—145 (1964).

WEENINK, H. R., and J. SMILDE: Spinal cord lesions due to coarctatio aortae. Psychiat. Neurol. Neurochir. (Amst.) 67, 259—269 (1964).

WEINGARTEN, K.: Über neurologische Komplikationen nach Aortographie. Wien. Z. Nervenheilk. 20, 257—269 (1962).

—, u. F. WACHTLER: Über Schädigungen des Halsmarks nach Röntgenbestrahlung. Wien. Z. Nervenheilk. 21, 203—222 (1964).

WEISMAN, A. D., and R. D. ADAMS: The neurological complications of dissecting aortic aneurysm. Brain 67, 69—92 (1944).

WIKLER, A., J. MAMOR and A. HURST: Air embolism to the spinal cord following attempted pneumothorax. J. Amer. Med. Ass. 109, 430—431 (1937).

WILKINSON, M.: The morbid anatomy of cervical spondylosis myelopathy. Brain 83, 589—617 (1960).

WILLIAMS, C., and T. TOKARO: Subclavian arterial occlusion. Ann. Surg. 157, 48—55 (1963).

WILLIAMSON, R. T.: Spinal softening limited to parts supplied by the posterior arterial system of the cord. Lancet II, 520—522 (1895).

WILSON, Ch. B., and R. M. LANDRY: Experimental cervical myelopathy. I. Blood supply of the canine cervical spinal cord. Neurology (Minn.) 14, 809—814 (1964).

WILSON, G., and C. RUPP: Spinal cord lesions associated with metastatic tumors. Tr. Am. Neurol. Ass. 72, 125— (1947).

WILSON, S. A. K.: Neurology. London: E. Arnold 1940.

WINKELMAN, N. W., and J. L. ECKEL: Focal lesions of the spinal cord due to vascular disease. J. Amer. Med. Ass. 99, 1919—1926 (1932).

WOLF, G.: Über gefäßbedingte Rückenmarkssyndrome. Fortschr. Neurol. Psychiat. 28, 273—284 (1960).

—: Die klinische Diagnose der Myelomalacie. Tgg. Dtsch. Ges. Neurol. Wiesbaden 1966. Verh. Dtsch. Ges. inn. Med. (im Druck).

WOODARD, J. S., and L. W. FREEMAN: Ischemia of the spinal cord. An experimental study. J. Neurosurg. 13, 63—72 (1956).

WOLMAN, L.: The disturbances of circulation in traumatic paraplegia in acute and late stages. A pathological study. Paraplegia (Edinb.) 2, 213—236 (1965).

WOOLLAM, H. H. M., and J. W. MILLEM: The arterial supply of the spinal cord and its significance. J. Neurol. Neurosurg. Psychiat. 18, 97—102 (1955).

Woollam, H. H. M., and J. W. Millem: Discussion on vascular disease of the spinal cord. Proc. Roy. Soc. Med., sect. Neur. *51*, 540—543 (1958).

Worms, R.: Les accidents nerveux consécutifs aux pertes de sang. Thèse de Paris 1931.

Worthman, R. P.: The longitudinal vertebral venous sinuses of the dog.
    I. Anatomy. Amer. J. Vet. Res. *17*, 341—348 (1956).
    II. Functional aspects. Amer. J. Vet. Res. *17*, 349—363 (1956).

Wyborn-Mason, R.: The vascular abnormalities and tumours of the spinal cord and its membranes. London: H. Kimpton 1943, 196 pp.

Yasuda, T.: Zur Frage der Arachnopathia fibrosa cystica proliferans. Dtsch. Z. Nervenheilk. *143*, 61—76 (1937).

Yates, P. O., and E. C. Hutchinson: Cerebral Infarction: The role of stenosis of the extracranial cerebral arteries. London: H. M. Stationary Off. 1961.

Yoss, R. E.: Vascular supply of the spinal cord.: the production of vascular syndromes. Univ. Michigan Med. Bull. (Ann Arbor) *16*, 333—345 (1950).

Zeitlhofer, J.: Zur Frage der Myelitis necroticans. Wien. Z. Nervenheilk. *3*, 344 bis 368 (1951).

Zeckel, A., u. E. Behr: Pachymeningitis en myelumverweeking na lumbalanesthesie met percaine. Psychiat. Neurol. Bl. *37*, 57—79 (1933).

Zeitlin, H., u. B. W. Lichtenstein: Occlusion of the anterior spinal artery. Arch. Neurol. Psychiat. (Chic.) *36*, 96—111 (1936).

Zeman, W.: Strahlenschäden des Nervensystems. Arch. Psychiat. Nervenkr. *206*, 185—198 (1964).

—, and J. R. M. Innes: Craigie's Neuroanatomy of the Rat. New York — London: Academic Press 1963.

Ziehen, Th.: Die Blutgefäße des Rückenmarks. Hdb. Anat. d. Menschen. Bd. IV/1, S. 68. Jena: Fischer 1899.

Zolnai, B.: Die zwischen der Arteria vertebralis und den vertebralen und zerebralen Venen bestehende Verbindung am atlanto-occipitalen Abschnitt des Menschen. Anat. Anz. *114*, 400—407 (1964).

Zschoch, H.: Die Herz- und Gefäßkrankheiten in der Sektionsstatistik. Erg. allg. path. Anat. *47*, 58—143 (1966).

Zülch, K. J.: Neue Befunde und Deutungen aus der Gefäßpathologie des Hirns und Rückenmarkes. Zbl. allg. Path. Anat. *90*, 402—403 (1953).

—: Mangeldurchblutung an den Grenzzonen zweier Gefäßgebiete als Ursache bisher ungeklärter Rückenmarksschädigungen. Dtsch. Z. Nervenheilk. *172*, 81—101 (1954).

—: On the circulatory disturbances in the borderline-zone of the cerebral and spinal vessels. Abst. IInd Int. Congr. Neuropath. London. Exc. Med., sect. VIII, *8*, 894—895 (1955).

—: Discussion. Acta Neurol. Psychiat. Belg. *61*, 283—285 (1961).

—: Über die Strahlensensibilität der Hirngeschwülste und die sog. Strahlenspätschäden des Hirns. Dtsch. med. Wschr. *85*, 293—298 (1960).

—: Die Pathogenese von Massenblutung und Erweichung mit besonderer Berücksichtigung klinischer Gesichtspunkte. Acta Neurochir. (Wien) suppl. VII, 51—117 (1961).

—: Réflexions sur la physiopathologie des troubles vasculaires médullaires. Rev. Neurol. *106*, 632—645 (1962).

—: Spinale Mangeldurchblutung und ihre Folgen. Tgg. Dtsch. Ges. Neurol. Wiesbaden 1966. Verh. dtsch. Ges. inn. Med. (im Druck).

—, and Ch. Behrend: Pathogenesis and topography of anoxia, Hypoxia and ischemia in man. In: Cerebral Anoxia and Electroencephalogram. Ed. J. S. Meyer & H. Gastaut. Springfield: C. C. Thomas 1961 pp. 144—163.

Sachverzeichnis